振動音響療法

音楽療法への医用工学的アプローチ

MUSIC VIBRATION & Tony Wigram & Cheryl Dileo

世界音楽療法連盟前会長 **トニー・ウィグラム**
世界音楽療法連盟元会長 **チェリル・ディレオ**
工学博士 **小松 明**【訳】

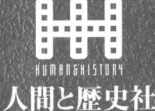

人間と歴史社

MUSIC VIBRATION AND HEALTH
Edited by Tony Wigram and Cheryl Dileo

©1997 by Jeffrey Books

Japanese translation rights arranged with
Jeffrey Books, Cherry Hill, New Jersey, U.S.A.
through Tuttle-Mori Agency, Inc., Tokyo

振動音響療法
音楽療法への医用工学的アプローチ

献辞

振動音響療法の先駆的な開発に携わった
すべてのスタッフと患者に。

トニー　ウィグラム

今は亡き、しかしこれからも、
我が愛するいとこ、生涯の友人
ロバート・アンソニー・マクダネルの記憶のために。

チェリル　ディレオ

謝辞

編者はこの本のために、振動音響療法の研究領域に対して試みられた作業には、多くの人々の貢献があったことを認めたい。

Rektor Olav Skilleは1985年以来、振動音響療法のもつ可能性を、彼の先駆的な業績とともに多くの示唆をしてきた。Robert West博士は、非常に参考になる裏付けと、そして全ての領域に多くの関心を持たせた。

Horizon NHS Trustは、VA療法の発展に関しての財政的貢献を行ないプロジェクトと研究活動を支援した。特に、最高経営責任者・Tom Freeman氏。ハーパーハウス子供サービス（Harper House Children's Service）理事・Barbara Kugler博士。Lyn Weekes夫人、Jenny McNaught夫人、June Cain夫人。彼らはHarperbury病院でのVA療法の臨床サービスを展開した。

振動音響研究と臨床サービスを可能にした財政的援助は、Spastics協会、Oak Tree信託、Platinum信託、そして、Anna Clemence-Mews夫人によるHumphrey Mews記念の、個人の慈善事業の努力を通して寛大に与えられた。

編者はまた、Kenneth Bruscia博士、Bruce Saperston博士、Denise Erdonmez-Grockeさん、Penny Rogers夫人、David Aldridge博士、Kris Chesky博士、Don Michel博士、Petri Lehikoinen氏、Raul Vatsar氏らの国際的な同僚たちの援助を認めたい。

編者は、本書への執筆者諸氏である、Martha Burke, Jos De Backer, Charles Butler, Penelope Johnson Butler, June Cain, Patxi del Campo San Vincente, Miguel Fernandez Jeannine Gingras, Jeff Hooper, Laura Jones, Bill Lindsay, Inaki Fernandez Manchola, Petri Lehikoinen, Jenny McNaught, Jerri Oehler, Jan Persoons, Riina Raudsik, Olav Skille, Kathy Thomas, Esperanza Torres Serna, Jenny Walsh and Lyn Weekesらの協力と卓見に対して深く感謝する。

原稿を校正したKathleen Avinsと、装幀・デザインのNavine Mathewsに特に感謝したい。

そして編者は最後に、どの様なプロジェクトも、家族であるJenny, Robert, MichaelとDavid Wigram、そしてJeffrey Dileo MarantoとJose Ignacio Castanoらの不断の支援なくしては不可能であったことを認めたい。

Tony WigramとCheryl Dileo
1997年1月

目次

序文 viii

第1部　振動音響療法の基礎　　1

第1章　振動音響療法(Vibroacoustic therapy)の発展 ◆ 2
Tony Wigram

第2章　音響学と普遍的な運動 ◆ 20
Miguel Fernandez

第3章　音楽と医学の状況 ◆ 30
Cheryl Dileo

第4章　振動音響療法の可能性ある応用例 ◆ 40
Olav Skille

第2部　研究、臨床・事例報告　　47

第5章　高い筋緊張と痙性を伴う複合障害者に対する
VA療法の効果 ◆ 48
Tony Wigram

第6章　高い筋緊張と痙性の複合障害患者への、音楽と運動に
基づく理学療法と比較した振動音響療法の効果 ◆ 62
Tony Wigram

第7章　健常被験者の振動音響療法に対する
気分と生理的反応の測定 ◆ 82
Tony Wigram

第8章　55歳以上の人工膝関節患者を対象にした、
理学療法中の疼痛軽減のための
Physioacoustic(体感振動)療法の使用 ◆ 96
Martha Burke,　Kathy Thomas

第9章　術後婦人科患者の疼痛管理に対する
Physioacoustic(体感振動)による介入の効果 ◆ 104
Martha Burke

第10章　特発性パーキンソン病への振動音響の利用 ◆ 122
Patxi del Campo San Vincente, Inaki Fernandez de Manchola.
Esperanza Torres Serna

第11章　振動音響(VA)療法の中で、刺激として用いられる
脈動正弦波低周波音の振幅変調の効果 ◆ 130
Tony Wigram

第12章　障害をもつ自閉症青年の振動音響療法 ◆ 142
Jan Persoons. Jos De Backer

第13章　レット症候群の治療における振動音響療法 ◆ 150
Tony Wigram

第14章　重度学習障害をもつ成人患者の振動音響療法 ◆ 160
Tony Wigram, Jenny McNaught, June Cain & Lyn Weekes

第15章　学習障害のあるクライエントの、不安の問題に関する
治療へのSOMATRON(振動音響)の使用 ◆ 174
Jeff Hooper. Bill Lindsay

第16章　気管支肺異形成未熟児のストレス反応に対する
聴覚と振動刺激の比較 ◆ 182
Martha Burke, Jenny Walsh, Jerri Oehler, Jeanine Gingras

第17章　入院小児に対する振動音響 ◆ 196
Laura Jones

第18章　心臓外科患者に対するPhysioacoustic(体感振動)療法 ◆ 206
Charles Butler, Penelope Johnson Butler

第19章　振動音響療法における2つの事例研究 ◆ 216
Olav Skille

第20章　Physioacoustic(体感振動)メソッド ◆ 220
Petri Lehikoinen

第21章　一般医学領域における振動音響療法 ◆ 230
Riina Raudsik

| 第3部 | 臨床および専門家としての問題 | 239 |

第22章　臨床と倫理の検討 ◆ 240
　　　　Tony Wigram, Cheryl Dileo
第23章　振動音響療法のための音楽制作 ◆ 252
　　　　Olav Skille
第24章　振動音響療法と体感振動療法用の装置 ◆ 260
　　　　Tony Wigram

| 日本における音楽振動の利用状況　　小松　明 | 267 |

第Ⅰ章　体感音響装置による受容的音楽療法 ◆ 268

第Ⅱ章　振動音楽と感性振動 ◆ 290
　　　　── 振動音楽(Vibromusic)は、体感音響装置による受容的音楽療法や、
　　　　　　リラクセーションなどで最大の効果を発揮することができる

第Ⅲ章　体感音響装置の振動と低周波振動公害との
　　　　相違について ◆ 310
　　　　── 情報を持つ体感音響振動の有用性についての概念を
　　　　　　体系的に捉えるための考察試論

執筆者　320
参考文献　323
索引　342
訳者あとがき　348

序文

　この本の目的は、現在の振動音響療法に関する、ある程度の効果的な使用についての情報を提供することである。世界中からの研究と臨床の情報には、読者に健康の促進と、音楽振動の可能性のある応用を提供するための知識が含まれている。

　一般的に振動音響療法は、身体的・心理的治療の目標を達成するために、身体に伝えられる音楽と音（聴覚と振動の刺激としての）の使用法と定義することができる。刺激は、単独で、あるいは配列順序により、脈動する低周波の純音を含めることになる。刺激は多くの場合、椅子またはベッドのユニットに組み込まれたスピーカを通して身体に伝えられる。

　これは新生の発展しつつある領域である。また、治療刺激の性質と伝え方にある程度の相違があり、同じような治療の目標を達成することができる様々な製品と共に、現在、実に多くの効果的な使用と音楽振動の応用が実践されている。

　この本の意図は、領域の広範な概観を提供するのではなく、振動音響療法の臨床面、倫理面、研究面に焦点を当てることにある。ここに提供される情報は包括的でもなく、また全てを網羅しているわけではない。これは音楽振動の治療の可能性に関する最初の専門書である。その為、音楽振動療法の実践とその可能性のいくつかの例、その効果に関する対照研究のいくつかの成果、そして、いくつかの指針、その利用のための前後関係を提供する試みがなされた。

　臨床医と研究者の国際的なグループによって詳細に記録された情報は、クライエントまたは彼ら自身のために音楽振動を使用することに興味を持っている専門家と非専門家の両方にとって重要である。こうした情報は、音楽振動機器のメーカーから一般に提供されていないので、この本は"いくつかの間隙を埋め"、そして、音楽振動機器のユーザーとして利益を得ようとしている非専門家たちに情報を提供することができる。

　専門的な読者（特に治療のメソッドとして振動音響療法を使用する臨床医）の

ために、この情報はいくつかの重要な問題に対する答えを示すだろう。それはまた、クライエントに対する効果の評価に興味を持っている人々のために、今後の研究の方向性についての、いくつかの情報を提供するかもしれない。既に述べた通り、これは努力を要する新たな領域であり、さらなる研究が大いに必要である。

専門家と非専門家の両方にこの本が使用されるという点で、提示された情報は技術情報におけると同様に、臨床面、そして研究の深さにおいても異なる意味をもってくる。この本の全ての章が、凡ての読者に等しく近づき易いとは限らないだろう。

この本は、大きな3つの部分に分けられている。それは振動音響療法の歴史的な発展と理論的基礎、研究と臨床試験、最後にこの治療形態の成長から明らかになる倫理と専門的な側面をそれぞれ包含する。

最初の第1部"振動音響療法の基礎"は、一般の情報、そして振動音響療法がどのように発展してきたかその研究、関連した領域の研究、この入口となる音響的基礎に関する情報、音楽への生理学的・心理的な反応。そして健康状態を高めるため、この方法の可能性のある利用の研究を示す。

第2部"研究、臨床・事例報告"は、臨床の方法と装置の記述と調査研究を含む。この部に含まれる章はそれぞれに応じて異なる。研究者はこの方法の利用を支援するために、定量的データを見いだすことができよう。臨床医は、臨床上の特異な問題(疾患)に対するこのアプローチの適用のプロトコールを見つけることができよう。両方のタイプの読者とも、その治療の応用の新しい可能性に刺激されるかもしれない。

第3部"臨床および専門家としての問題"は、音響実践のための示唆、クライエントにこの治療手段を使うための情報と指針、そして、現在、重要であると考えられる禁忌と音響の実践についての提案が含まれる。また、音楽テープが治療のためにどう作成されるか、その例が示される。そして装置のいくつかのタイプの簡単な説明が含まれている。

編者は最初に、治療形態としての音楽振動の利用が急速に拡大し、入手可能な音楽振動装置の品種が増加することに対する懸念から、このプロジェクトを試みる必要を感じた。それは、この作業を導くために役立つ、臨床、研究情報が不足

しているからである。加えて、標準的な実施方法の確立と将来における意見交換のための基本（基礎）を提供するために、倫理面とトレーニング面での問題を明らかにする必要がある。

　この本は、振動音響療法による介入の、臨床と専門家的な面を発展向上させる努力の出発点であると思われる。新たな応用と方法が注意深く試験されるので、確実にこの領域は成長するだろう。

Cheryl Dileo
Tony Wigram

第 I 部

振動音響療法の基礎

第 1 章

振動音響療法(Vibroacoustic therapy)の発展

Tony Wigram

―――― 歴史的背景

　過去半世紀にわたって、音楽療法士および医師は、さまざまな疾患に対する治療としての音楽の応用を進めてきた。振動音響療法――Vibroacoustic therapy "VA療法"は、この流れの中から生まれてきたものであり、そこでは刺激として用いられる音の持つ生理的効果に重きが置かれている。

　"VA療法"の開発に関わる主要な人物の一人に、ノルウェーの教育家、療法家 Olav Skille がいる。彼は、ノルウェーの教育施設で重度の身体的、知的障害を持つ子供たちを対象に仕事をしていた際、バッグチェア(bean bag)に圧着された大きなスピーカを通じて演奏される音楽の使用を進めはじめた。子供たちは、高い筋緊張と、それによって引きおこされる痙攣――痛みを伴う不快なものである――による大きな困難を抱えており、日常生活に支障をきたしていた。Skille は、子供たちが横たわるバッグチェアを介して伝導される音の振動が、筋緊張を和らげ、子供たちをリラックスさせるために役立つのかどうか、ということについて研究を行った。

　彼は、音および音楽についての普遍的な原則として幅広く受け入れられていると規定したことがらに基づいて下記の研究を行った。

1) 低い周波数はリラックスさせる。高い周波数は緊張を高める。
2) リズムのはっきりした音楽は力を与える。リズムのはっきりしない音楽は落ち着きを与える。
3) 音量の大きな音楽は攻撃性を生みだす。穏やかな音楽は鎮静的なも

のとして作用する。

　さまざまな様式の音楽で実験を行った上で、Skilleはこの研究から、低い周波数と、ゆっくりとしてリラックスさせる音楽が、上述の子供たちをリラックスさせることに効果があると仮説を立てた。
　このような実験結果に基づき、彼は"ミュージックバス"と名づけたユニットの製作に取りかかった。"ミュージックバス"と名づけたのは、被験者を音に浸しているように感じたからである。
　この研究と、他の理学療法士、教師、看護師の仕事を通じて集めた事例報告から、彼は、子供たちをリラックスさせるのに"ミュージックバス"が、かなり成功していることを見出した。音楽に含まれる低周波が大きな効果を持つと想定し、リラックスさせる音楽に重ねて、テープに録音した脈動する低周波音の要素を導入した。
　Skilleは、国際・音楽と医学学会（International Society for Music and Medicine）の第1回シンポジウムにおいて、振動音響療法の原則と方法を規定するとともに、それらに関する説明を行った（Skille 1982）。彼は、振動音響の手法を以下のようにまとめた。
　"30〜120Hzの正弦波の低周波音圧を、治療目的に使用する音楽に、混ぜて使用すること"。振動と音楽の要素を取り入れた為、Skilleは当初"低周波音マッサージ"と定義した。
　その後、彼はそれを、振動音響療法——Vibroacoustic Therapy "VA療法"と呼ぶようになった。この治療的介入の基本的手順には、多くのスピーカが組み込まれたベッドまたは椅子に患者を横たわらせることが含まれる。音は、音波を直接伝導するマットレスその他の媒体を通じて身体に伝えられる。
　人体に吸収される音についての研究は限られたものしかないが、Bronerによる研究（1978）において、100Hzでは音のエネルギーの2％が人体に吸収されることが明らかにされた。この研究は空気を介して伝わる振動に関して行われたものである。VA療法では、更に人体と器具表面との接触によって生れる振動の効果が存在する。
　Skilleの研究は広がりを見せ、彼がVA療法に合うだろうと考えた他の疾患をも対象に含むようになった。彼は種々異なる問題に対処するうえで効果的である

ような、さまざまなプログラムのテープ録音を進めていった。複数の音楽を取り合わせたもの、音楽と調和的関係にあるリズムのはっきりした脈動する音波をカセットテープに録音した。

脈動する音は、極めて周波数が近い正弦波音（例えば40Hzと40.5Hz）によって作りだした。2つの音の周波数の差により生ずる唸りが脈動的な効果を生みだし、その周期速度は周波数の差によって異なる。

1987年にノルウェーとフィンランドで行なわれていた研究は、依然として経験主義的な、臨床経験に基づくものが主であり、客観的な研究は行われていなかった。1987年、ノルウェーのLevangerでの会議では、看護師、理学療法士、教師など、数多くのパラメディカル、および教育の専門家たちが集まり、VA機器に関する各々の経験について話し合った（Lehikoinen, 1988, 1989; Saluveer & Tamm, 1989; Skille, 1986, 1989a, 1989b; Wigram & Weekes, 1987）。

Skilleの定義によるVA療法は、ヨーロッパの他の地域へも広がりを見せ始めるとともに、アメリカにおける時を同じくした発展に基づく新たな知識が明らかになっていった。Somasonics社は、振動音響マットレスを生産していたが、それはマットレスを介して音楽が再生され、身体に振動として音楽が体験できるものであった。

Standley（1991）の明らかにしたところによると、触振動覚的および聴覚的刺激があると、指の体温が上昇するが、これは深いリラクセーションを示すものである。Madsen他（1991）は、学生を対象とした実験で、身体的反応（physical behavior）に関しては群相互間に大きな違いを見出すことはなかったものの、学生たちが自らの受けた触振動覚的刺激に対して、言葉によって肯定的な反応を示したことを見出した。

Darrow & Gohl（1989）の明らかにしたところによると、聴覚障害児は、聴覚的刺激に振動的刺激を組み合わせた場合、聴覚刺激単独の時よりも、高い成功率でリズムの変化を特定した。

Pujol（1994）は、触振動覚的刺激、楽器、および、あらかじめ作曲された種々なメロディがもたらす、重度精神遅滞児・者の生理的、行動的反応への影響について研究した。

触振動覚的刺激が与えられた治療条件でも、触振動覚的でない刺激が与えられた治療条件下でも、被験者の呼吸、脈拍、行動面で、観察されるリラクセーショ

ンには大きな変化は見られなかった。

　医学界とパラメディカルの一部に、VA療法への関心が存在していた一方で、VA機器の商業面での発展は、この分野での数少ない客観的研究の蓄積を、すぐに追い抜いていった。その結果、さまざまな種類の振動機器が大量に市場へ姿を現したが、それらの多くは、有効性を裏付ける科学的根拠に乏しいものであった。加えて、さまざまなシステムによって用いられる異なる刺激は、成長しつつあったこの領域に混乱を生じさせた。

　音楽の振動、音楽と低周波音振動を用いる治療としてのVA療法の発展は、下記のような、的確に実証された一連の知識が既に存在していることを認識することが重要である。それは、音楽療法の領域において生みだされてきたものであること、音楽の持つ心理的・生理的効果、そして振動と超低周波音波の持つ生理的効果などを説明づけるものである。

─── 振動についての研究

　被験者の、振動への感受性を調査した研究は、かなりの数に上っている。いくつかの研究は、振動に対する皮膚の閾値に極めて限定的に焦点を当てている (Verrillo, 1962)。

　特定の振動による刺激、多くは手に対するものの持つ効果に関する研究 (Roland & Neilsen,1980; Verillo,1962; Berglund U. & Berglund B., 1970; Skoglund & Knugsson,1985) が行われ、さまざまな成果が得られた。RolandとNeilsen (1980) による研究では、100Hzの正弦波の機械的刺激が、電磁バイブレータによって与えられ、健常な被験者、そして、脳半球の片側上視床障害 (Unilateral Suprathalamic lesions of the hemispheres) の患者の手の、8ヶ所のさまざまな部位での測定が実施された。この研究が明らかにしたところによると、種々に異なる閾値の分布は、パッチーニ小体こそ閾値刺激によって活性化されるレセプタであることを示すものである。しかし脳損傷の患者に対し、刺激と反応について同様の測定を行ったところ特別な違いは見られなかった。

　この研究で得られた重要な所見として、機械的な正弦波は、極めて非特異性 (unspecific) の刺激であり、皮膚および皮下組織内のさまざまなレセプタを数多

く活性化させることが挙げられる。この研究は、パッチーニ小体が全体にだいたい同じ密度で存在し、100〜400Hzの高周波振動に反応する唯一知られたレセプタであることをはっきりさせた。

　SkoglundとKnugsson（1985）は、高周波、低振幅の振動がもたらす、人間の皮膚内の血管運動の変化の影響について研究した。皮膚温測定に赤外線サーモグラフィ技術を用い、皮膚内の表面血流を測定した結果、弱い振動は皮膚温の上昇を引き起こすことを明らかにしたが、これは血管の拡張を示すものである。

　一方、強い振動は血管収縮を引き起こし、その結果、皮膚内の血流が減少する。最も良い振動周波数帯は100〜300Hzであり、彼らは、150Hzで再現性のある効果を得た。この研究もまた、さまざまな周波数と振幅の正弦波パルスを作り出す電磁バイブレータを用いて、手に対する感覚的振動の影響に焦点をあてたものであった。

　WedellとCummings（1938）は、手のひらに対する機械的振動の効果を見る実験において、振動感覚機能の疲労の問題を研究した。この論文の中で彼らは"機械的振動の知覚については科学的関心が欠落しているが、これはおそらく、振動は日常的に感じられているものではあるが、人類が環境へ適応するにあたって重要な役割を果していると思われないことに起因している"と述べている。

　彼らの研究は、Western Electric社の聴力測定装置によって、被験者の手のひらへ当てられた金属棒に対して生みだされる64から1024Hzまでの振動の発生について検討を行った。閾値を10から40dB上回る上述の周波数に関して、3分間、読み取り記録した。第1に、疲労の程度は、刺激の周波数に左右されることを明らかにした。そしてこの実験の要旨のなかで、手のひらに与えられた振動による刺激への知覚感度は、3分間の持続的刺激の後では、5〜15dB低下したと結論づけている。

　第2に、知覚感度の低下は、用いられる音の周波数が高く、強度が大きいほど顕著であることを明らかにした。最後に、ある特定の周波数での3分間にわたる刺激の後の感度低下は、疲労の生じた周波数で測定しても、それより高い周波数で測定しても変わらない一方、疲労の生じた周波数より低い周波数では小さくなることを明らかにした。

さらに研究は、使用される音の強度レベルのもつ重要性について示唆を与えている。触振動覚的な知覚の順応と回復に関する研究において、Berglund U.とBerglund B.（1970）が明らかにしたところによると、知覚される強度は、刺激時間が長くなると幾何級数的に低下する。彼らは、円形のプラスチック製のボタンを介して指先に与えられる250Hzの正弦波音を用いた。そして以下のことも明らかにした。すなわち、知覚される強度の低下は、強度が高レベルであればより大きく、また強度が高くなればなるほど完全な順応までに要する時間は長くなる一方、回復の過程は早く、数分しか要しないことである。

Berglund U.とBerglund B.（1970）はまた、触振動覚的刺激の知覚は複雑であり、評価が難しいことも明らかにした。知覚されたものとしての振幅、周波数、持続時間に対して働く、実際の振幅、周波数、持続時間の間の相互作用は、心理的生理的研究にとっての興味深い問題を提供している。

Skoglund（1989）は高周波（150〜250Hz）のもたらす皮膚温への影響について特に関心を払い、血管拡張に関する研究を行った。20〜70歳の健康な男女80名を対象に行われた計130回の振動に関する実験で、顔、手、足の部位、腕、胴を含む体表域がテストされた。彼もまた、体温変化と血管拡張の測定に赤外線サーモグラフィーの技術を用いた。

結果は、血管拡張が振動を感知する機械的刺激受容器からの求心性の伝達によって、皮膚血管の緊張を抑制するためである、との見解を裏付けるものであった。

先行する実験と同様に、彼もまた、数回の比較実験で試みた高振幅の振動が血管収縮を引き起こすことを明らかにした。さらに、与えられた刺激に対して起こる温度の上昇は、刺激の開始時に皮膚の全般的温度が低ければ低いほど大きいことを明らかにした。

物理療法の分野で振動アプリケータ（Vibratory applicators）が、治療用機器として一般的になった所では、この治療技術を用いた振動による刺激に対する筋肉の反応を主眼とする研究がいくつか存在する。

Stillman（1970）は、振動計測された刺激に関する予備報告を行った。1964年、オーストラリア神経学協会年次総会（Australian Association of Neurology Annual Meeting）で、低振幅、高周波の音が人間の骨格筋へ与える影響について

の最初の報告のひとつがなされたが、それは、機械的振動を与えられた筋肉で、主要な拮抗筋が相互に弛緩するという不随意的、非同期的な運動単位の収縮作用についてのものであった。

HagbarthとEklund（1966）によって行われた実験では、この反応はTVR（Tonic Vibration Reflex：緊張性振動反射）として確認された。

Stillman（1970）は、振動モータ（Vibratory motor）刺激がもたらす3つの主要な効果を、筋肉の活性化、能動的筋収縮の強化、筋収縮の抑制と特定した。Stillmanは、随意筋の収縮に対して、振動モータ刺激を加えることは"始めの収縮が、柔軟か、あるいは硬い抵抗力に抗する"ものであったかということに応じて、より強い筋緊張をもたらす結果にもなれば、より大きな筋肉運動の幅をもたらす結果にもなると提唱した。

痙性片麻痺、脊椎性四肢麻痺、重度の不完全四肢麻痺を対象にしたいくつかの研究において、彼は、握力、肩の安定性、肢体の機能的使用と、筋肉運動の幅における改善を明らかにした。

この研究において、振動による計測された刺激作用によって起こされた緊張性振動反射は、筋肉の活動における改善をもたらしたが、それは、物理療法の実習生に、自らの筋肉の痙縮を想像するためのヒントを与える程であった。

振動モータの刺激は筋肉を活性化するが、その結果として、Stillmanは、何人かの患者において、彼が見出した数多くの副作用も挙げている。すなわち、パーキンソン病患者に付与した際の、痙攣中の筋肉の痙縮、および間代性痙攣（clonus）の亢進。振動モータ刺激中の、非痙性不完全麻痺筋肉の、痙攣中の筋肉への広範な反応、および他の筋肉への全体に拡がる反応。とりわけ骨質の突起への振動モータ刺激からくる不快感である。

これらはStillmanが用いた、一般市場で入手可能な電動式の振動マッサージ器であるPifco Vibratory Massagerによって与えられた特定の振動モータ刺激、刺激効果であることに注意を払うことが重要である。このバイブレータは周波数50Hzで作動し、わずかに湾曲した直径3.5cmほどのプラスチックの円盤を介して振動を伝えるものである。

HagbarthとEklund（1968）は、スウェーデンで機械的振動の作用に関して、さらに研究をいくつか行った。彼らの研究は、緊張性振動反射に関する諸研究の

足跡をなぞるものであった（Eklund & Hagbarth, 1965）。

　彼らが1968年に行った研究は、さまざまな種類の中枢性運動障害（central motor disorders）、特に痙攣と筋強剛に関連する障害を持つ患者の、筋肉における振動の効果に特別の注意を払い計画された。筋肉における振動の効果を、実験が行われている時点と、リラックスした時点の両方、さらに患者が病気に冒された肢体を意図的に動かそうと試みている時点で検討した。用いたバイブレータは、円筒形の形状で小さな電動モーターを内蔵したものであった。筋肉の腱の上に、ゴムを用いてこのバイブレータを固定し、モーターを150～160Hzの速度で回転させた。

　クライエントには、75名の上位運動神経傷害（upper-motor neuro lesions）患者、10名のパーキンソン病患者、5名の小脳症候群患者が含まれていた。振動反射の強さと持続時間が、痙攣中の筋肉では正常な筋肉と比較した場合、異なる場合もあることを明らかにした。また、痙攣の患者においては、被験者が振動が与えられている筋肉を収縮させようとしているか、あるいはその拮抗筋を収縮させようとしているかに応じて、振動は随意的な力を高めもすれば、低下させもすることを明らかにした。

超低周波音波と低周波音

　1983年から1985年にかけて、スウェーデン国防省資料局のForsvarets Materielverk（FMV）は、低周波音と超低周波音波に関する文献と、論文抄録の大がかりな収集を行った。

　FMVは騒音問題全般について関心を抱いており、論文の調査にあたっての大きな重点となったのは、1980年にデンマークのAalborgで開かれた、"低周波騒音と聴力"と題された会議に由来するものであった。興味深い論文の抄録への序文の中で、FMVは、以下のように述べている。"超低周波音波が音響学における新しい概念などではないということは言うまでもない。定義どうりに言えば、これは20Hz以下の周波数の音波を意味する。これは、一般に〈聴くことのできない音〉と言われているものである"。（P5）

　FMVはさらにこう続けている。"我々は何らためらうことなく〈超低周波音波〉

ではなく、人間に対する影響が懸念される〈低周波音（100Hz以下）〉について話すべきであるとの意見に賛成する"。(P6)

　FMVは、一般的に超低周波音波は普通の人間にとって直接的な問題となるものではなく、FMVの研究もこれを裏づけるものだと述べている。FMVは、20〜100Hz帯域の低周波障害については充分な研究がなされていない一方、人間は職場でも家庭でも、余暇を過している間にも、低周波の悪影響によって苛立たせられているが、このことには充分気がついていないと指摘している。人間が作り出してしまう高レベルの100Hzまでの低周波騒音、特に超低周波騒音が、多くの環境中に存在していると報告されている。

　FMVは、音圧レベルが等しい場合、20〜100Hzの帯域の騒音の方が超低周波音波（20Hz以下）よりもはるかに重大であり、超低周波音波に起因する潜在的危険性は、著しく過大に評価されているとみなしている。

　身体の中に低周波音響振動を発生させる方法として、音響的励振が使用されている。励振周波数が超低周波音波領域へ向って下がっていくに従い、音響的励振に対する身体の反応は、次第に、機械的振動によって起こされる反応と同じようになっていく。低周波音がそうであるように、身体の大きさと比較して音の波長が長い場合、結果として均一な加圧の励振となり、単方向の振動励振よりもスティフネスが高くなる。ゆえに共鳴が生じる。

　このため、振動も、低周波騒音も共鳴を起こしうる点では共通しているが、低周波騒音が人体に及ぼす影響は、振動によるものとは異なることを考慮すべきである。

　振動の人体への伝導率は、より高いことが多い一方、音響エネルギーは人体には極く少量しか吸収されない。このため、振動によるものと同程度の反応の大きさのレベルを得るためには、高レベルの音響が必要とされる。超低周波音波を用いるならば、何らかの問題の原因と、原因となり始めるような効果を生みだすには、少なくとも130dBが必要となろう。

　Von GierkeおよびNickson（1967）は、超低周波音波による身体全体への励振は、しばしば特別な関心の対象となることを明らかにしたが、身体への空気を介して伝わる音による励振と、身体への振動による励振とを区別することは難しい

と結論づけている。

　低周波振動あるいは低周波の音場にさらされる者は、腹部の振動を押えるために腹部にベルトを着けるべきであると提案されてきた。BrianとTempist（1980）はさらに、超低周波音波が極めて危険なかたちで人間に影響を及ぼすことがあると示唆している。例えば平衡感覚の変化、見当識障害、吐気である。

　彼らはまた、超低周波音波に曝されることが、ある種の交通事故の原因であるかもしれないと主張している。振動と超低周波音波が疲労、不快感、追跡課題での間違いの原因になることは既に知られている。さらに聴覚に影響を及ぼし、諸器官内のバランスを乱している可能性もある。

　吐気、パニックあるいは病的高揚感を感ずることなどのように、低周波騒音が一部の人々に及ぼす居心地の悪い自覚できる体験ないし作用とは、症状として端的なものであり、主として高レベルの低周波騒音、そして極めて高レベルの超低周波音波に関係していることを指摘しなければならない。もちろん、超低周波音波は計測不能で、潜在的に危険なものである物理的影響を、我々が感じとれるようなかたちで人体に作用している。

　音は、さまざまなかたちで身体の組織に作用する。人体のなかでさまざまな種類のガスあるいは空気を含んでいる部分は、均質で各種のガスを含んでいない部分に比べると、超低周波音波に対する感受性がより強い。このため人体には、低周波音から大きな影響を受ける可能性のあるさまざまな種類の空洞が存在する。例えば、

　　a）肺──胸に囲まれている。
　　b）鼻──骨に囲まれている。
　　c）ガスを含んだ腸。
　　d）鼓膜につながるものとしての空気で満たされた中耳。
　　e）液体で満たされた内耳につながるものとしての空気で満たされた中耳。

　などである。

── 超低周波音波が人間に与える影響

　Alford 他（1966）は、21 〜 33 歳の 21 名の男性を対象に、超低周波音波（20Hz 以下）が人間の生理機能に及ぼす影響について検討する研究を行った。
　実験室の中へ 2 〜 12Hz 間の純音による刺激が、119 〜 144dB の範囲で加えられた。結果として以下のことが示された。すなわち "刺激を与えている間とその後で、心電図に何の変化も観察されなかった。脈拍数は 6 名の被験者において、最も強い刺激の間、毎分 6 ないしそれ以上の増加が見られたものの、他の 5 名の被験者においては、同様の刺激に対して脈拍数が毎分 6 低下した。呼吸機能はインピーダンス肺撮影法（impedance pneumography）で観察された限りにおいては、すべての被験者において、低周波による刺激に曝されている間も正常であった。しかし 7 名の被験者は、140dB SPL（音圧レベル）以上の刺激が与えられた時に、呼吸数が毎分 4 ないしそれ以上増加した。これらは、おそらく有意の変化とはいえない"（Alford 他、1966、P14）。
　これらの実験においては、身体の振動、見当識障害、精神錯乱、感覚の消耗、音響暴露後の疲れに関連した不快感を訴えた被験者はいなかった。

　他の研究においては（Englund 他、1978）、40 名のパイロットが 3 つの群に分けられた。第 1 の群は 14Hz の超低周波音波に晒され、第 2 の群は 16Hz の超低周波音波に晒され、第 3 の群は 50Hz の交流によって発生させた騒音に晒された。その結果は、一時的な閾値の移動、血圧の変化、覚醒度の低下、時間理解における反応時間の多少の増大と変化を示すものであった。この研究は、低レベルの超低周波音波であっても、我々の労働環境、および能率、注意力に影響を及ぼすことを明らかにしたのである。

　健康な男性被験者を対象に、16Hz の周波数を用いた実験では、心電図の活動度、および脈拍数に有意の変化は見られなかった（Landström 他、1981）。しかし、この実験における大部分の事例において、超低周波音波は拡張期血圧の上昇、および収縮期血圧の著しい低下を引き起こした。拡張期血圧に対する作用は、統計的に有意であるが、収縮期血圧に対する作用は、被験者群全体に対して計算した場合、有意のものではない。

同じ実験の中で、呼吸数を記録することを目的に、被験者の胸部に圧力プローブを付けて呼吸の測定が行われた。ここでもまた、ほとんどの事例において、超低周波音波への曝露中における呼吸数の減少がみられたものの、その作用は小さく、データ全体に対して計算した場合、有意のものではない。

　低周波音の持つ催吐性効果に関する検討も、日本で行われた研究においてなされた（山田 他 1983）。彼らはこの研究において、重度の聾を伴う者と比較した場合の、正常な聴力をもつ者に対する低周波の作用を測定した。この研究はまた、低周波が身体のさまざまな部位に対して及ぼす感覚作用についても着目するものであった。

　使用された周波数帯域は8～1000Hzであった。8～12Hzの間では、感覚は、耳、胸部、臀部、腹部で体験された。12～160Hzのあいだでは、この体験は主に胸部においてであった。200Hzでは、この体験は主に脚においてであり、250Hz以上では、主に耳において感じられた。重度の聾者は、正常な三半規管を有していたが、その閾値は高くなっていた。ゆえに、三半規管は、環境中に存在する低周波音レベルでの低周波音に対する感覚器官ではない。

　吐気の作用に関しては、この研究では吐気が三半規管の振動からではなく、聴覚経路、脳、自律神経系、および胃を介した伝達から起きると推測している。

　彼らはまた、以下のように結論づけている。すなわち、重度の聾者は、我々の予想どおり、振動を感ずることで低周波音を探知する。正常な聴力を有する者もまた、高レベルの低周波音を、耳以外の身体の部位で探知することが可能である。

　これらの実験で用いられた設備は、部屋の最上部に直径約76cmのスピーカを複数とりつけて用いるコンクリートブロック製の低周波室であった。

　最終的に人間に対して及ぼす超低周波音波の心理的・生理的な効果に関する研究（Moller 1984）は、16名の被験者に多くの心理学的課題を課し、その処理中に被験者を3時間、聞き取れない超低周波音波、聞こえる超低音、交通騒音、および静かな対照条件に晒して行われた。心臓血管および聴覚の領域で記録がとられ、また被験者は、雑音への曝露の間にアンケートに回答した。実験は、超低周波音実験室で行われ、超低周波音波は16個のスピーカによって発生された。この事例における刺激は、以下の条件によって与えられる超低周波音波周波数帯域

におけるランダム雑音であった。

a) 静かな背景雑音（35dB）。
b) 約70dBの交通騒音。
c) まだ聞くことができる高さのランダムな超低周波音波周波数の最も高いレベル。
d) 予備研究において大きく苛立たせるとされたレベルよりも20dB上のレベル。

　刺激が与えられている間に、心臓血管における測定が行われるとともに、被験者は特定の順番で9つの検査を行うように求められた。この実験から得られた結果のいくつかは、非常に興味深いものであった。

　被験者が交通騒音を与えられている時には、他のどの条件に比べても、より強い目眩が見られた。頭痛は全ての音響条件下で感じられたが、その度合は、音響条件b)において、他の条件よりも高かった。耳での圧迫感は、とくに高い超低周波音波レベルで見られた。被験者が吐気を催すことは、被験者がより多くの実験に参加した時、とりわけ3度目の検査を行った後に見られた。収縮期および拡張期血圧は、検査の行われた日と深い関連があり、最初の日に、他の日に比べてより高い数値が見られた。

　結論として、以下のことが示された。すなわち、聴覚閾値をわずかに上まわる超低周波音波は、耳での圧迫感を与え、また不快感の程度において、より高い度合いが見られる。このような超低周波音波は、頭痛、吐気、疲労、目眩は引き起こさず、また循環系に影響を及ぼすこともない。心臓血管系に対しては何も影響はみられず、被験者の行った9つの心理学的課題のうち成績が低下したのは、ただ1つにおいてのみであった。閾値を下まわる超低周波音波には何の作用もなかった。

　イギリスの音響および振動調査研究所において、振動に対する人間の反応についての数多くの研究が行われた。Griffin（1983）は、身体の振動が不快感や苛立ちの原因となり、さまざまな活動の妨げとなって健康に対する危険を引きおこし、乗物酔いを発生させると報告した。彼は、振動の種類、個人差、および他の

要因に応じて、振動のもたらす作用は非常に異なると考えた。この論文の中で、Griffinは、とりわけ機械的振動のもたらす作用を検討することに関心を払った。

彼は、振動に対する一般的な反応として以下の5つを特定した。

 a）振動の心地よさ、あるいは心地悪さ。
 b）活動へのさまたげ。
 c）健康が損われること。
 d）乗り物酔い。
 e）生体力学的反応。

振動の不快感に関しては、身体の振動から起こる感覚に関連している。この点に関して、彼は、振動が何らかのかたちの不快感を発生させるかどうかによって、我々が振動を体験する状況にいくつかの区別を設けている。例えば、遊園地においては楽しく感じられる振動が、別なかたち、すなわち車の中で感じる時には不快なもの、建物の中で感じる時には間違いなく恐ろしいものとなることを考えれば、そこでは心理的な要素が働いている。

活動への妨げに関しては、長時間振動に晒されることは疲労感を引き起こすものの、振動と疲労、そして疲労と活動の遂行能力との関係は、はるかに複雑なもので、依然として数量化されていないと述べている。

健康については、彼は、より高い多量の振動が身体に対する生理的危険をもたらすと提唱している。乗り物酔いについては、0.5Hz以下の周波数が、顔面蒼白、発汗、嘔吐などの徴候や症状の原因のひとつであるとしている。

船酔いは、主として垂直な動きに関連しており、乗り物酔いに結びつく環境には運動感覚受容器（眼、前庭系など）での不慣れな感覚のパターンに由来するある種の運動の知覚が伴っている。このように、低周波音が乗り物酔いの唯一の原因であるというわけではない。

振動の特定の効果を評価する際に考慮しなければならないもう一つの要素として、生理学的、心理学的側面における個人差がある。別の言葉で言うならば、若者と高齢者、男性と女性、外向性の人と内向性の人とでは反応が異なるのである。共鳴と体格については、大柄な人と小柄な人とでは大きく異なるであろうし、また、肉のたるんだ人と筋肉質の人とでも異なるであろう。

共鳴現象は、振動音響（Vibroacoustic）の領域では、かなり重要なものとして捉えられている。Skille（1989a, 1989b）とWigram（1993）は、使用周波数によって変化する限定された振動効果の感覚について報告している。39名の健常な被験者に対する短期間の研究（Skille & Wigram, 1995）は、30Hz～50Hzの周波数は、大部分の被験者が脚で感じ、60～70Hzの周波数は胸と頭で感じたことを明らかにしている。

　より大規模な研究は（n=52）以下のことを明らかにした。すなわち、被験者は、30～70Hzの周波数を、同じ身体の部位でも、主要な感覚として感ずることもあれば、副次的な感覚として感ずることもあると常に訴えた。被験者間にも違いが見られ、また、使用された6つの周波数の各々が何度も繰り返されるのに際しても違いが見られた。さらに、特定の身体の部位をはっきりさせるよう求められた際にも、被験者間で違いが見られた。そこで、部位を主な領域――脚、腹部、胸、頭、腕、手、全体的な効果――にまとめたところ、反応に一貫性があらわれはじめた（Wigram 1996）。

　これらの研究から結論として言えることは、振動および低周波双方への関心が、何らかの重要な、あるいは刺激効果を評価するパラメータとしての不快感、生理的変化、苛立ちなどの作用に、焦点が集まってきたことである。
　実際、スウェーデン国防省資料局が着目したのは、自然界における超低周波音波とその伝播、建築物、輸送機関、運搬手段における超低周波音波の存在（船舶、航空機、車輌、および他の自然界に存在する超低周波音波源を含む）、産業的な発生源、そして民間および軍事的発生源についてであった。

─── **音楽の振動**

　生理的活動に対する音楽と振動のもつ治療的効果に関する最も早い研究のひとつにTeirich（1959）によるものがある。彼は、ベルンの聾唖者Parson Sutermeisterについての事例研究（Katz & Revesz, 1954）に触発された。Sutermeisterは生まれつきの聾ではなかったが、髄膜炎によって聴力を完全に失い、その後すぐに言葉を失った。彼は59歳のときに初めて自らのもつ音楽を楽しむ能力に気づき、

そして音楽は彼の人生観を完全に変えてしまった。

　憂鬱に傾きがちだった彼の性向は、明るく満足感に満ちたものとなった。音楽は彼の生活になくてはならないものとなり、定期的にコンサートへ出向くようになった。彼は非常にはっきりと音波を受けとることができたが、その方法はヘレンケラー（指の触覚によるもの）とは違って"振動に対する内的感覚"によるものであった。

　Sutermeisterはこれについて次のように説明している。"私が主に音を受けとる場所は背中だ。音はここから内へ入ってゆき、私の胴全体をめぐって流れてゆく。そして私の胴はリズミカルにたたかれ、音楽の強さに従って、あるいは大きく、あるいは小さく響く中空の器のように感じられるのだ。しかし、頭や手にはどんな小さな感覚もない。頭はもっとも鈍感だ"（P7）。

　Teirichの研究はまた、小さな教会の内部におけるオルガンの反響に対する彼の関心に動機づけられたものでもあった。従って彼はその後の研究にオルガン音楽を使用した。Teirichは、背中、とりわけ腹腔神経叢（みぞおち solar plexus）の部位へ向けて直に振動を発生させるためのスピーカを内蔵した長イスを組み立てた。彼は、中音域スピーカを4個、さらに複数のツィータ（高音用スピーカ）を用いたが、それらは20Hz～16Khzまでの再生帯域を持つものであった。

　彼はバッハのトッカータとフーガ・ニ短調を用いたが、それは自らの体験から、このオルガン音楽の低音が腹腔神経叢を文字どおり"動かす"ことを見出だしていたからであり、トッカータ・ニ短調が特別なかたちで感情を満足させるとともに、数多くの連想を喚起するものであると捉えたからでもあった。

　彼は、同僚の医師を被験者群として用い、このような実験に参加した者から興味深いコメントをいくつか得た。医師のひとりはこう報告している。"腹腔神経叢が直ちに熱を放射して暖かった。この暖かさは全身に拡がっていった。腕に特筆すべき感じがあり、また低音によって浮んでるような感覚が与えられた"（P9）。

　精神科医による報告では、両手にまず振動が起こり、胃の周りの緊張が心臓へ移動し、その後、胃が完全にリラックスした時には、完全に消えた、と表現されている。

　彼はまた、音楽好きの患者を対象にした実験も行った。そのうちの1人はこのような効果を以下のように表現している。"それは両手における力強い振動感覚、

全身における暖かさで、非常に気持ちのよいものだった。しばらくして、夢に似た状態となった。鏡の前に身を置く1人の女性が、細密画の中でのように、非常にはっきり見えた。この光景には鮮やかな色彩が伴っていた。別の機会では、私は何もイメージは見なかった"（P10）。

他の音楽好きな被験者はこう述べている。"それは非常に特筆すべきものだった。私は、1番小さな音ですら腹腔神経叢だけで聞くことができた。しかし耳では何も聞くことはできなかった。この体験に先立って行った自己トレーニングにもかかわらず、この時、両手両足は冷たいままだった。それは原初的な体験だ。残念なのはあまりに短い間の体験であることだ"（P10）。

この研究は、VA療法黎明期のパイオニアたちの眼に示唆に富んだものとして映った。ここに記述した体験の数々、そして音楽療法の原理と応用から医学の領域で用いられた音楽、および、両者の応用の中から音楽と低周波振動の使用を伴う治療としてのVA療法が登場したのである。

結論

結論として、過去15年にわたって、VA療法は進歩をとげたが、その進歩は音楽療法士、音楽教育者、音楽療法教育者、心理学者、生物学者、医師、看護師、教員といったさまざまな専門家を巻きこむものであった。

治療にとっての理論的基礎となるものは、音楽療法、医学における音楽、振動の研究、低周波音および超低周波音波の領域における研究、といったさまざまな情報源に由来している。

研究の数が非常に限られており、しかもその多くはこの介入の有効性、および信頼性を立証するものではないにもかかわらず、治療プログラム、そして慢性、急性両方の疾患を伴う人々を対象にした臨床分野への応用が進展を見せて来ている。治療効果の根拠に関してはさまざまな推論がされており、心理学的事象に結びつけるものもあれば、生理学的事象に結びつけるものもある。

music vibration

第2章

音響学と普遍的な運動

Miguel Fernandez

"すべては運動しており、我々は運動の一部を感じている"
　この言葉は音響学の領域で目につく様々な問題を理解する鍵となるものである。現実の運動と、我々の運動に対する知覚とは、ただ1つの現象——我々が感覚的知覚の過程を通じて、自らを取りまく世界に触れること——に相反する反対の捉え方である。
　これらの感覚機能は、我々の触覚と聴覚を刺激するかたちで、まわりに生みだされる小さくて速い運動からの情報を受け取ることに特化したものである。触覚と聴覚とは2つの異った領域であるが、同じ要因によってこれら2つの感覚が同時に刺激される場合もある。即ち、触覚的周波数帯域の上方部、および聴覚的周波数帯域の下方部である。両者は評価が困難な現象を起こすが、それは、そのような現象が主観的知覚の領域に入ってしまうものだからである。
　それでも我々は客観的視点からこの現象——波の機械的生成についての基本的な一般化に目を向けた研究を試みなければならない。このような手法によってこそ、要因をよりよく確認することができ、人間の生理機能に対する作用について、正確に推論を下すことが可能になる。この検討作業は、発振（oscillation）と振動（vibration）の違いという重要な概念からスタートする。

── 発振（oscillation）

　発振とは、外的な力が加えられたとき、歪みや形の欠落なしに——正弦関数に従って——静的な均衡点に中心をおいて、物体が起こす運動と定義される。

物体とは、振動の作用を受けるあらゆる形状、形態あるいは構成の質量、または構造と定義される。

　物体に弾性があり、加えられた力が分子の均一性を保っている凝集的な力を壊すのに充分なほど大きく、発振的な運動を起こすことができる場合、物体は歪む。このことを物体が振動の状態に入ったと言う。

　第1のケースのように、発振によって物体が歪まない場合、運動は等時性のものであり、そこでは運動は常に同一である。このため、単位時間内に起こった運動数は発振周波数として特定され、純音あるいは正弦音と呼ばれる。正弦音という名称は、変位が三角形の中で形成される角の正弦関数に従っていることから説明される。

　第2のケース、力が物体を歪ませるのに充分なほど強い場合では、各々の分子、あるいは分子の集団が、数多くの等時性の運動を伴って発振するが、このような運動は、なによりも物体のもつ弾性的特性に由来し、複合発振周波数、または純音をひきおこす。

　それらの間には、最もゆっくりした運動で"基音"と呼ばれる最も低い発振周波数と、発生した他の運動が"部分音"あるいは"倍音"と呼ばれる付加的な周波数を作り出すようなかたちで、はっきりとした階層が出来ている。

　ここで、部分音には基音によって割り切れるものと、割り切れないものがあることが明らかになる。前者の場合、部分音は、"部分高調波（partial harmonics）"、あるいは単に"高調波（harmonics）"と呼ばれる。高調波は、古代ギリシア人が調和級数に従って説明づけた比率で続いてゆく。

　この級数において、ある一つの部分音を基音で除算した数は、その部分音の序数あるいは順番（例えば、4次高調波、12次高調波、123次高調波等）が、スペクトル全体におけるすべての部分音との関わりにおいて生じていることを意味する。このことは"複合音（Complex Tone）"として知られているものを生みだすが、"複合音"の主要な周波数値は基音であることが知られている。

　部分音が"基音"で割り切れない（倍音の関係にならない）場合、その部分音は"部分不協和音（partial inharmonic）"と呼ばれるが、この部分音は調和級数のうちにとどまらないことが明らかであり、スペクトル分析を行った場合にのみ得られるものである。

　この分析では、例えば4次部分不協和音、15次部分不協和音など、小さな次数

の部分不協和音から大きな次数の部分不協和音まで順番にならべると、それらすべての組み合わせが"雑音（noise）"として知られるような効果を生み、それらの周波数は（計算では）数量化できないという結果が得られる。

　いずれの場合でも、基音が1次部分倍音となるが、それは、1次部分倍音をそれ自体で除算すると1となるからである。

　音（tone）と雑音（noise）という既に知られた単語が、ここでは純粋に物理学的な文脈を伴うものとなる。さらに、要因と効果を同じ方法で説明することが広く行われているけれども、我々は客観と主観という2つの異なる領域に入ろうとしていることを忘れてはならない。両者を取り混ぜてはならないのである。これらの語に混乱が生じた場合には、極めて多くの過ちを犯すことになり、客観、または主観という、それぞれ独立した立場において、どのような文脈の中で用いられているのかが不明確になる。

　論理的なプロセスは一連の連鎖、即ち、運動を起こさせるもの、運動が伝えられる媒体（例えば空気）、および連鎖の最後の輪を形成する受容器（receptor）によって見いだすことができる。理想的な連鎖を見いだすことができる仮想の世界では、反応を起こさせるものは完全な振動を発生し、送振（transmitter）または伝達媒体（例えば空気）は運動エネルギーを歪みなく運び、全エネルギーを同じ密度で受振可能な最小の抵抗（resistance）しか示さず、発生源で起こされた運動は、完全な反応で受振されるだろう。媒体は完全かつ均質であり、また、その大きさに限界はなく、力の変化にも、特定の点での力の受容にも何の障害もきたさないだろう。

　達成された効果は、時間とともに成長する"球面波"として表わされるような、増加と一致した大きさの場の形をとるだろう。

　この球が成長するとともに"平面波"を起こす表面と呼べる小さな場の領域ができる。

　波とは、それが動く時にエネルギーを運ぶけれども、現実に何らかの物を移動させることはない乱れであり、この波の面において等しい活動状態にあるすべての点の幾何学的配置のことを"波面"と呼ぶことを思い起こさねばならない。

　しかしながら現実の生活では、これらの連鎖は理想的なものからは程遠い条件のもとにある。エネルギーの伝達手段は等方性ではなく、実際には様々な素材が組み合わせられたものであり、同じ次元は限られる。この場合、力は、複数の点

図1　伝達過程

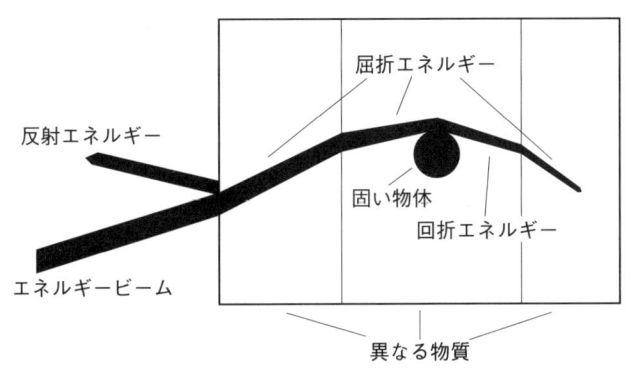

（図中ラベル：屈折エネルギー、反射エネルギー、固い物体、回折エネルギー、エネルギービーム、異なる物質）

に同時に、あるいは、しばしば励振的な物体の不規則性に起因する小さな時間の遅れを伴って加えられる。

　伝達媒体を形成する素材（これらは常に可撓性と弾性をもつ）を通して伝達される分子の運動に応じ、諸次元との関係において、力が進む方向に応じ、横変位、縦変位、あるいは混在的変位と呼ぶ。この伝達プロセスでは、中間の形状の変化は、反射、屈折、回折、吸収などの出現をもたらすが、これらは組み合わせられるかも知れないし、相互に作用しあったりするかも知れない。

　"反射"とは、音響エネルギーが面に接触したときに生じる方向の変化のことである。
　"屈折"とは、エネルギーの力が異なる構成の構造をもつ素材を通り抜け、その結果、音波の伝播速度が変化するときに生じる方向の変化である（**図1**）。
　"回折"とは、力のエネルギーが物体の境界に対して衝突し、まわりに分散したときに生じる屈曲のことである。
　"吸収"とは、分子の摩擦によって、機械的エネルギーが熱に変換されることであり、その際、エネルギーの力は、ぶつかった物体内で吸収される。

　物体は、励振的な力が続いている間振動を保つが、ひとたびこの力が消えると振動は徐々に失われ弱まり、初期の静的な均衡点が物体を本来の弾性的状態へ戻

し静止するだろう。この過程全体の中で新しい現象が姿を見せる。すなわち"共鳴（resonance）"である。

── 共鳴（resonance）

　物体は、外部からの力による励振の結果、活動性が起こるだろう。そして、物体が、最小の力で最大の振動変位をもたらすようなこれらの活動性が、特定の音によって引き起こされる場合、それを「鋭い共鳴」と言う。

　これに対して、活動性がいくつかのよく区別できる音によって起こる場合「広い共鳴」と呼ばれる。前者はヴァイオリンの1本の弦を弾いたときの効果、後者はドラム上部の表面をロール打ちしたときの効果にも例えられる（**図2**）。

　こうしたことから共鳴現象においては"Qの値（Quality factor）"を忘れてはならない。共鳴している物体の振動変位（活動性）と、共振周波数の帯域巾を表す要素である（**図3**）。

── 振動音響（Vibroacoustics）

　振動音響は、起動側／伝送──受振側という、典型的な系であるが、これはそれぞれ、音響を発生する電子装置、音響を伝送する媒体であるベッドまたは椅子、および患者によって成り立っている。

　電子装置では、一方では低周波の発振と振幅変調波を発生させ、他方では音楽プログラムの再生が行われる。低周波発振器は、非常に低い周波数の唸り（beat）を生成するために、異なるチューニングの2つの正弦波を発振することにより発生させる。唸り（脈動）の周波数は、"発振周波数1"と"発振周波数2"の差によって生じる。その効果は、ピーク強度に達し次に消えていく繰り返しの正弦波音によってもたらされる。

　発振器によって発生する、加算的なあるいは異なる周波数は、ある場合、同相になりエネルギーが加算され、他の時は逆相になり静止して、その結果、低周波の非常に遅いトレモロの効果になる。

図2　鋭い共鳴

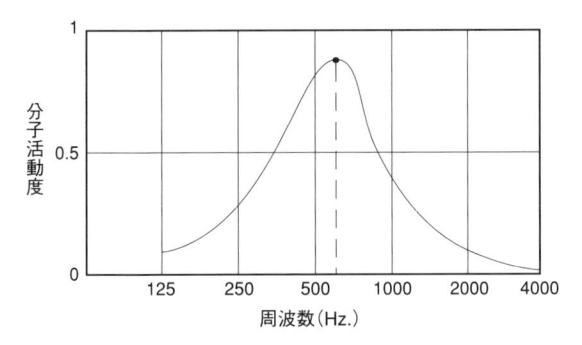

(縦軸: 分子活動度　横軸: 周波数(Hz.))

広い共鳴

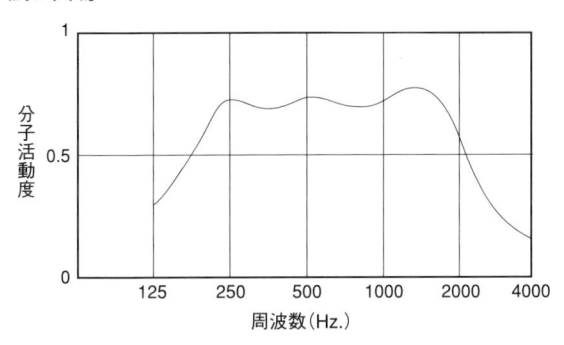

(縦軸: 分子活動度　横軸: 周波数(Hz.))

図3　Q要素（クオリティファクタ）

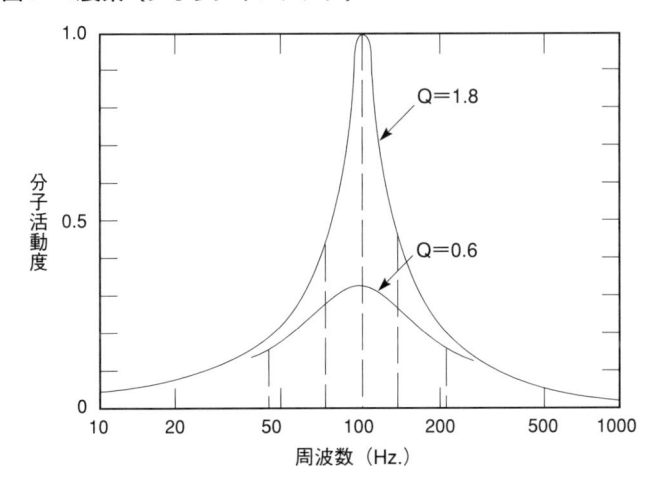

Q=1.8
Q=0.6

(縦軸: 分子活動度　横軸: 周波数 (Hz.))

発振信号を振動に変換したとき、倍音を発生せず完全な正弦波音を発生させるために、発振器は歪みがあってはならない。このエネルギーは電流の形で、機械的な動作に変換することができる変換器（transducer）を含むシステムを通ってゆく。通常この変換器は、椅子あるいはベッドのなかに配置されたスピーカである。このスピーカこそが"連鎖"の中で最重要であり、欠くことのできない部分なのである。

───── スピーカ（loudspeakers）

　この装置は円錐形の堅い膜（コーン紙、振動板）を持っており、この膜が一方を占める2つの質量が集まったり離れたりしてを、磁界を発生させるシステムによって制御された運動で、膜を動かす動作が得られる。この膜で刺激（励振）を受ける部分は、円錐の頂点であり、力が膜全体に伝播して膜を動かす。
　このシステムは、1次の起動──伝送──受振、というプロセスが、より小さな、付加的な起動──伝送──受振、というプロセスを、ある比率で無限に伝えていく。その結果このプロセスは、Christiaan Huygensが17世紀後半に解明したような、ほとんど顕微鏡的なスケールにおいてまで繰り返されることになる。彼は以下のように述べている。"波面における全ての点は、2次的な波の発生の中心と考えることができる。この2次的な波が互いに重なりあって新たな波面を形成し、さらに同様のプロセスがこのあとも続いてゆく"。
　磁界内の吸引、反発作用の動きによって膜の分子に運動が加えられ、同じ膜の他の分子に次々と伝え、最終点に到達するまでこの過程を繰り返し、残余のエネルギーの一部分は、膜のサスペンション機構で消費される。また、残余のエネルギーの他の一部分は反射して、再び後ろに向ってスピーカの円錐に戻る。
　反射された波は外へ向う波とは反対の方向に進み、膜を変形させて振動し始め、一連の定在波を発生させる。これは、この過程によって歪められる倍音を発生させる。
　歪みによって発生されたこれらの倍音は、基音よりもはるかに高い周波数を持ち、基音よりも容易に聴取されるため、システムの働きに混乱をもたらす。これは、空気を介した音の感度が4000Hz付近で最も良くなることを思い出させる。

この周波数以下では、聴覚の感度は連続的に不規則に低下する。30Hzの音を4000Hzと同じ強度で知覚するためには、ほぼ100万倍も大きなエネルギーを必要とする。
　このことは、我々の聴力が原因と効果に対して直線的に対応しているのではなく、エネルギーレベル、周波数、感覚の発生に関してランダムなカーブを描くものであることを示している。
　低周波（30Hz以下）は、環境中における空気を介した音としては聴取不能である。しかし低周波は触覚（触振動覚）によって完全に知覚される。骨を介した音響エネルギーの伝達をする機器がその例である。ここで音の周波数を上げていくと、空気を介した鼓膜による音の聴取能力は高まる一方、触覚的方法による音の知覚は低下する。
　スピーカが品質の悪いものである場合、あるいは良いスピーカであっても、高いレベルのエネルギーを生みだす高出力で作動させた場合、同じ結果が生じ、スピーカの膜で発生する倍音が非常に高いエネルギーレベルに達する。このことは、触覚を通して知覚される基音と重なり、空気を介してはっきりと聴取可能な音につながるが、現実に存在しているのは、基音と一連の高次倍音からなる複合音である。
　音の知覚の中で生みだされる偽りの効果は、情緒的なレベルではさほどの問題は起こさないが、例えば質量の共鳴現象などのような別の概念では著しく変えられるかもしれない。先に述べたように、極めて狭い周波数幅で共鳴する物体があり、そのような物体は鋭い共鳴体である。異なる周波数に対して反応する複数の鋭い共鳴体が機械的に組み合わされると、それらは、一様ではない新しい物体を形成する。この物体は、すべての鋭い共鳴体に対応する諸周波数にまたがる周波数帯域に対して共鳴する。従ってこの共鳴体は広い周波数の共鳴体となる。
　人体は、密接に結び合わされた様々に異なる質量によって形づくられる広い共鳴体の一例である。これらの質量は、その各々が鋭い共鳴周波数をもっているはずであるが、それらが機械的に組み合わせられて、別のより大きな質量を構成する。そしてこの新しい質量の集合体は、ある別の共鳴周波数に対して反応するようになる。
　ここでまた、我々は何度も繰り返し現れるモデルに出会う。いくつかの小さな質量がより大きな質量を形成し、そしてこれらの質量がいくつか一緒になって、

さらに大きな質量となり、それらを刺激する様々に異なる音への反応を見出しながら際限なく構成されてゆく。

純音は、与えられたその周波数に対して特異的に共鳴する質量にのみ活性を起こす。一方、複合音は、いくつかの純音から形づくられており、同時に様々な領域で共鳴を起こす。

このため、電気系が歪みのない純音を発生させることが可能であれば、共鳴の活性は、人体の狭い部位になる。すなわち、鋭い共鳴体として特定の音に対して反応する部位である。歪みが発生すると、歪みの大きさと歪みによって、いくつ倍音が生みだされているかに応じて、身体の複数の部位が共鳴振動する。エネルギービームが質量内の異なる密度にぶつかると、屈折効果と回折効果によって方向の変化が起こる。このことは、患者の身体内で、好ましくないエネルギーの配分を起こし、その結果、ある部分が過度のエネルギー集中を伴う反面、他の部分では共鳴振動の活動がほとんど存在しないようになる。

エネルギーの伝達の変化に際して生じるもう一つの問題は、これらの要素群の拡散速度の違いに起因するものである。スピーカシステムは、スピーカのコーンに触れている空気の中へエネルギーを配分し、空気が音のエネルギーを患者まで運ぶ役割を担う。しかし、スピーカが、ベッド、または椅子のフレームを構成する木材、あるいは金属に取り付けられていると、そのことによってエネルギーの一部が移動する。

異なる素材ではエネルギー拡散の速度が同一ではないため、拡散は相異なる時間の遅れを伴いながら、受容点へ到達する。このことは、加えられたエネルギーが受けとられるのに伴うリズムに変化を起こすが、この現象は"位相歪み"として知られているものである。

電気的なシステムが、一連の音楽（音楽プログラム）を再生する場合、音楽の和声上およびリズム上のベースを作り出している楽器から生まれる低周波に関して、このことを考慮することも必要であり、また、そのような低周波は、唸りのリズムにも時間的な変化を生みだすため、正弦波発振器の音とぶつかり合ったり、干渉するようであってはならない。

これを回避するために、正弦波発振器と偶然一致する同一の音を、フィルタによって音楽から除去することも可能である。音楽の知覚のレベルでは、これが音楽の性質を変えてしまうことはない。それは、耳が失われた情報（周波数）を回

復するからである。例えば、オルガンで純正な主要和音を弾くと、各音の和、差、いずれかによるヘテロダインプロセス（heterodynous process）によって和音より2オクターブ下の音が知覚される。目的は、刺激からの基音と倍音の衝突を回避することである。このため、音楽からこれらの周波数をフィルタで取り除くことができる。

––––– 結論

　振動音響刺激（vibroacoustic stimuli）から体験される生理的効果を理解するには、以上のような音響学的プロセスとの関連性を考慮に入れる必要がある。複合音は、身体の全体と部分的な振動を刺激し、人間の特定部位に対する振動の知覚効果と、身体全体の振動として体験される全身的な振動を起こす。
　振動を感じる機械的受容器は、特定の周波数帯域に対して反応するものであり、従って振動の感覚は、周波数と基音の上にある倍音に依存する。

第3章

音楽と医学の状況

Cheryl Dileo

——— はじめに

　さまざまな多くの病態、とりわけ医学的疾患の治療における音楽の使用を対象とする研究は広がりを見せている。このような研究は一般的に非侵襲的な治療アプローチとしての音楽の使用と、その効果を支持するものである。特に音楽は医学的疾患に関連する不安、疼痛の問題に働きかけるものであることが示されてきた（Maranto 1996, 1993a, 1993b）。

　振動音響（VA）療法の効果、とりわけ医学的疾患を伴う身体に直接加えられる音楽と低周波音の効果について検討を加えた研究は、今の所、ごく限られたものしかないが、VA療法を使用することの根拠に科学的背景がないわけではない。

　本章の目的は、刺激としての音楽の効果を明らかに示す意図のもとに、これらの研究にスポットライトを当てることにある。本章の説明によって、音楽および低周波による刺激を系統的な方法で研究するための、将来へ向けて何らかの方向性が与えられることを望むものである。

　本章で取り上げる項目には、音楽に対する生理的、および心理的／感情的反応、ならびに医学的治療における音楽の効果が含まれている。これらの項目は、他においても（Bartlett, 1996; Hodges, 1980; Maranto, 1996, 1993b; Standley, 1995, 1992, 1986）広範囲に要約されているので、本章は、踏み込んだ再検討の場というよりも、これらの成果に焦点をあて、説明を加えるためのものとする。音楽に対する生理的、および心理的反応についての部分は、その大部分が、これらの現象の研究室での研究を扱ったものであり、音楽療法における臨床的研究を扱ってはいないことに注意されたい。

この報告はその検討の中で、分類（生理的反応／心理的反応）されているように見えるかもしれないが、読者はこれらの現象が相互に無関係であるような印象をもってはならないことを、本章のはじめに強調することは重要である。
　著者（生体心理社会学的アプローチ〔biopsychosocial approach〕を採用している）は、これらの反応は相互に関連し、分離することは不可能なものであると確信している（Maranto, 1996, 1993a, 1992, 1991）。特に、生理的な反応は影響があり、心理学的、および社会現象によって影響される。その逆も同様に然りである。しかしながら、このような関係の性質は複雑であり、研究において直接、焦点を当てられてはいない。

──── 音楽による生理的反応

　音楽による生理的反応に関する研究の典型的なものは、いろいろなタイプの音楽（刺激的音楽／鎮静的音楽）、あるいは音楽のさまざまな要素、これらの刺激が生理的状態にどのような影響を及ぼすかを測定するものである。多くの場合、研究の対象となる生理的状態には次のものが含まれる。心拍数、皮膚温、皮膚電気抵抗、血圧、血流量、呼吸、消化／胃の動き、筋肉と運動反応、脳波、生化学的反応、などである。
　音楽と心拍数の効果について調査した研究では、結果がさまざまで、それらの所見を一般化し、音楽による心拍数の反応に定まった傾向（増加、または減少）があることを示すのは困難である。
　それでも何らかの傾向を示さなければならないとすれば、刺激的な音楽、例えば"打楽器的、速いテンポ、極めてリズミカル、強い動きなど"（Bartlett, 1996, P348）は心拍数を増加させる。同様に、鎮静的な音楽、例えば"旋律的、遅いテンポ、レガートを用いたものや、穏やかな動きなど"（Bartlett, 1996, P 349）は、心拍数を減少させる傾向にある。相当数の研究が、心拍数に対する音楽の効果を示していない（Bartlett, 1996; Hodges, 1980; Maranto, 1993b）。
　音楽と皮膚温についての研究は、その大部分が、音楽が皮膚温を上昇させる（リラクセーションを示す）ことを支持している（Bartlett, 1996; Hodges, 1980; Maranto, 1993b）。

皮膚電気抵抗（GSR）に対する音楽の効果を検討する研究は、音楽とGSRの関係が明確な傾向を伴う変化をもたらすことを示唆している。これらの研究のいくつかは被験者の音楽体験についての分析が、肯定的な感情とGSR反応との間の明確な関係を示している。

血圧に対する音楽の効果は、文献において判断されたように、明確に述べることはできない。とはいえ、音楽のもつ血圧を低下させる傾向、あるいは何の作用ももたらさない傾向が指摘されている（Bartlett, 1996; Maranto, 1993b）。

血流量に対するする音楽の影響は明確なものではなく、血流量に対して音楽が影響を示す結果もあれば、何も示さない結果もある（Bartlett, 1996）。

呼吸に対する音楽の効果に関する研究もまた、相違する所見を与えた。しかしながら大多数の研究は音楽的刺激に応じて呼吸数の増加を示している。呼吸に対して音楽がもっている同期化／同調化効果についてある程度の認識がある（Bartlett, 1996; Hodges, 1980; Maranto, 1993b）。

胃の運動性、および胃の収縮に対する音楽の影響を調査した数少ない研究は、音楽的刺激の結果、これらの活動の変化を支持している（Bartlett, 1996; Hodges, 1980; Maranto, 1993b）。

音楽による筋肉／運動の反応を調査した研究は、鎮静的な音楽が筋肉の弛緩を増進させる傾向を明らかにしている。さらに、リズミカルな刺激は、応々にして筋肉の活動に影響し、運動の同期化の助けとなる（Bartlett, 1996; Hodges, 1980; Maranto, 1993b）。

音楽の脳波に対する作用は、用いられる音楽の種類、被験者の音楽学習と年齢に応じて変化する。そのために、このような研究の結果を一般化することは難しい。とはいえ、音楽家は音楽聴取体験の非音楽家よりもα波をより多く発生させるある程度の傾向がある（Hodges, 1980; Maranto, 1996）。

試みとしては比較的新しい領域のもので、音楽に対する生化学的反応を調査した研究の結果は、ストレスホルモンレベル（コルチゾール）および免疫反応（分泌型IgAとインターロイキン-1）に対する音楽の確かな効果を示している（Bartlett, 1996; Maranto, 1993b）。

これらの研究を分析、解釈する際に、いささか矛盾する結果に困惑する。これらの異なる結論に対する多くの説明は次の通りである。

1. Dainow（1977）が示唆したように、不適切な統計的分析、不充分な評価管理、標準化されていない測定技術、被験者への異なる指示、被験者側の予測、音楽的刺激の量、被験者の音楽に対する意識の影響、不完全な設備、標準以下のベースライン、以上が研究所見と一般概念化の可能性に大きく影響している。
2. 音楽に対する被験者の反応は、同一で予期できるものであるという誤った考え方に左右されていることが多い（Thaut, 1989b）。
3. 精神生理学的過程は各個人に特有であり、注目のしかたと処理に差異を含んでいる（Lacey, 1956）。
4. 音楽上のできごとに対する認識の解釈が、自律的反応度に影響を及ぼす（Schacter, 1957, 1964）。
5. 自律的反応度の差に起因する各個人に特有な反応パターンが存在する。この差とは、年齢、健康、ライフスタイル、適応性、および状況変化のような要素に起因する（Thaut, 1989b）。
6. 個人は、さまざまな状況に対する個人的な解釈の結果として、特有の感情的反応を示す。
7. 個人的な態度、嗜好、および非音楽的連想が、生理的反応に影響を及ぼす（Harrer & Harrer, 1977）（Maranto, 1993b, P410）。

"音楽に対する生理的反応についてのある種の文献を解釈する際、大きな注意を払わねばならないのは、音楽的刺激の標準化の欠如がある。すなわち、さまざまな研究において、さまざまに異なる音楽が生理的反応の測定のために用いられている。また、研究者が「刺激的」「鎮静的」音楽に関して、あいまいなカテゴリーを用いてきたのである"（Maranto, 1993b, P409）。

明らかに、今後これらの問題点のいくつかに取り組む研究が必要である。

―― 音楽による心理的／感情的反応

音楽による心理的／感情的反応を明らかにし評価することには大きな困難がある。実際これらは"複雑なものであり、複数の異なる独立した決定要素を持って

いる可能性がある…。研究者はしばしば感情の位置付けに対する洞察を得るために、外部からの環境要因を取りのぞく、あるいは無効にすることに関心を持っている。気分／情動反応の比較的不安定な特性は、この作業を困難にしている"（Abeles & Chung, 1986, P291）。

それにもかかわらず、この章では、現在までの研究所見のうちのいくつかについて要約を試みることにする。

訓練された音楽家は、そうでない者に比べて、音楽に対してより強い感情的反応を示す傾向がある。けれども、この傾向は注意深く解釈されなければならない。同様に、鑑賞者の性別は音楽による感情的反応と関係があるが、その所見は入り混じっている。しかし女性の高い情動的反応は、性別間の差による関係があるように見える（Abeles & Chung, 1996）。

鑑賞者の現存の気分は、音楽による情動的な反応に影響するように見える。演奏された音楽についての熟知度と情動的な反応の関係は、それほど明らかではない。気分の反応が認識の評価と関係のあることは同様に示唆された（Abeles & Chung, 1996）。

他の研究は仮説として、音楽が"不安、象徴的な性的喚起、対人的相互作用、自己概念、課題成績"に影響することを示した。（Abeles & Chung, 1996, P310）。

情動的な反応に関連した音楽の要素についても同様に調査された。特定の音楽の要素に関する研究に決定的な所見こそないが、情動反応と音楽の要素との間には関係が存在するように見える。そしてそれらの関係はやはり被験者自身の特性によって影響される（Abeles & Chung, 1996）。研究を展望し、とりわけ音楽による感情的反応に関して、まだわずかなことしか言及されれていないことを知り驚かされる。これらの知識を超える音楽療法の臨床的使用は何時なのか。それが如何に複雑であっても、臨床の実際に対して、より多くの強固な根拠を提供するために、再び多くの努力をこの領域へ傾ける必要がある。

医療における音楽の効果

医療における音楽の効果を立証する文献は急速に増えつつある。音楽は、医学の以下の専門領域で、成功裏に使用されている。すなわち、新生児の集中治療、

小児科、理学的リハビリテーション、呼吸器科、外科、疼痛の管理、集中治療、産科婦人科、腫瘍学／末期疾患である（Maranto, 1996, 1993a）。

　これらの現象を証明する研究室や臨床での調査研究は文献化されており、十分に実証や検討がされている（Maranto, 1996, 1993a）。

　この章では、これらの領域を、生理的反応、心理的反応、行動反応、精神生理学的反応によるアウトライン形式で簡潔に要約した（from Maranto, 1996, 1993a）。精神生理学的反応は、両方の領域と関係のあるもの（例えばストレスと疼痛の反応）である。

——新生児学
生理的反応…体重増加が速まる ◆ 食物摂取の増大 ◆ 嘔吐および吐気の軽減 ◆ 酸素飽和度の上昇 ◆ 入院期間の短縮
行動反応……泣きの減少 ◆ 行動状態の改善

——小児科
心理的反応…病気に関する言語表現の増大 ◆ 子供の疾病への家族の適応促進 ◆ 気分の改善 ◆ 恐怖の軽減
行動反応……行動障害の軽減
精神生理学的反応…不安の軽減 ◆ ストレス症状の軽減 ◆ 痛みの軽減

——理学的リハビリテーション
生理的反応…組織化されたリズミカルな運動 ◆ 運動機能の向上 ◆ 望ましい運動の強化 ◆ 筋緊張の低下
心理的反応…治療への動機付けの改善

——放射線医学
精神生理学的反応…心配の軽減 ◆ 不安の軽減 ◆ 痛みの軽減

——呼吸器科
生理的反応…気道抵抗の改善 ◆ 努力性呼気流量の増加 ◆ 努力性肺活量の増加 ◆ 呼気ピークフローの増加 ◆ 呼吸数の減少 ◆ より少ない心拍数増加

――外科
生理的反応…収縮期、拡張期と平均動脈血圧の低下 ◆ 心拍数の減少 ◆ ストレスホルモンレベルの低下 ◆ 呼吸数の減少 ◆ 筋緊張の低下 ◆ 緊急現象(emergence phenomena)の改善 ◆ 鎮痛剤の必要量の減少 ◆ 麻酔剤の必要量の減少
心理的反応…音楽的体験に伴う満足感
行動反応……身体の運動の減少 ◆ 顔の表情の改善 ◆ 苦痛の言語表出の減少 ◆ 苦悶と譫妄状態の減少
精神生理学的反応…リラクセーションの増進 ◆ 不安の軽減 ◆ 痛みの軽減 ◆ 鎮静剤の必要量の減少

――疼痛の管理
生理的反応…鎮痛剤の必要量の減少
行動反応……苦痛の言語表現の減少
精神生理学的反応…自己管理処理の増強 ◆ リラクセーションの増進 ◆ 痛みに対する耐性の向上

――集中治療
生理的反応…心拍数の減少 ◆ 血圧の低下 ◆ 医学的合併症の減少 ◆ 呼吸の改善 ◆ 心筋梗塞の割合が減少 ◆ 死亡率の減少
心理的反応…気分の改善
精神生理学的反応…不安の減少

――産科／婦人科
生理的反応…分娩時間の短縮 ◆ より規則的な呼吸 ◆ 子宮口拡大時間(dilation time)への影響
心理的反応…痛みからの気晴らし効果 ◆ 分娩時間の短縮 ◆ ラマーズ法の効果促進 ◆ 出産の幸福感の増強
精神生理学的反応…痛みの軽減

――― 腫瘍学／末期の疾患
生理的反応…化学療法による副作用の減少 ◆ 嘔吐の軽減 ◆ 嘔気の軽減
心理的反応…活力の改善 ◆ 気分の改善 ◆ 自己開示の向上
精神生理学的反応…緊張／不安の減少 ◆ 身体的不快感および苦痛の軽減

――― 理論的な概念

　要約するために、いくつかの理論的な概念がある。それらのいくつかは研究に基づき、医学とストレス管理に音楽を使用する根拠と論理的基礎を与えるものである（Maranto, 1993b）。

1) 音楽は、生理的反応を引き出す。但しそれらの反応の方向を一貫した方法で予測することは困難である。
2) 音楽は心理的な（気分／感情反応）誘発をする。
3) 音楽は心像および連想を呼び起こす。
4) 音楽は認知的反応を引きだす。
5) 音楽は生理的で、かつ、あるいは、心理学的同調化の可能性を持っている。
6) 音楽による生理的、心理的、および認知的反応は、各個人に特有のものである。
7) 音楽は心理的、認知的、および生理的反応を同時に誘発することができる。これらの反応は相互に関係する。
8) 誘発される心理的、または生理的反応は、個人の音楽の履歴、理解、嗜好が重要な要素となる。かつ、あるいは、さらに多くの個々の変数要素が、音楽による反応に影響を及ぼすかもしれない。
9) 音楽の要素も、音楽形態も、心理的、生理的反応に影響する。
10) 音楽は（他の治療法と組みあわせたとき）増強、または減少する効果があるかもしれない。
11) 音楽による心理的、生理的反応は一貫せず、または矛盾するかもしれない。

12) 音楽による生理的、心理的、または認知的反応は、音楽の訓練により変わるかもしれない（Maranto, 1993b, P414-415）。

── 振動音響療法のための関連事項

　音楽の生理的心理的効果、医療における音楽の効果など、この簡潔な要約から導き出されるVA療法を実践するための多くの含意・関連事項が存在する。

1. VA療法の生体心理学的側面は、研究と治療の中で取り組まれるべきである。
2. 音楽には、いくつかの生理的、心理的効果が知られているが、これらについてもVA療法で確定しなければならない。この種の研究も試みられるべきである。
3. 低周波音を用いない治療の場合と同様に、VA療法で用いられる音楽は、患者の個人的なニーズ、音楽歴、嗜好などを考慮に入れたものでなければならない。さらに、使用される低周波の選択は、やはり個別的なプロセスでなければならない。
4. 音楽家／非音楽家、および性差はVA療法において考慮される必要があるかもしれないし、使用される低周波と同様に、音楽の選択にも留意すべきである。これらの差異もVA療法に関連付けて、研究する必要がある。
5. VA療法による患者の認知の反応が確認されるべきである。
6. VA療法による生化学的反応は、将来必然的に調査が行われるべき領域である。
7. 本章（およびこの本）に記述された医学的介入の領域は調査の機が熟している。患者に対するVA治療の有効性は、禁忌（第22章参照）とともに、注意深く研究されるべきである。
8. ほとんどの研究は、音楽療法とVA療法の有効性を比較していない。これは、調査すべきもう一つの重要な領域である。

この短い章によって、VA療法の研究と臨床の実践を視野に入れたこれらの情報が、より広い文脈のなかで読者に与えられることが望まれる。この治療形式には固有の（本来的な）、数多くの可能性が必ずある。

第4章
振動音響療法の可能性ある応用例

Olav Skille

——— 応用の動向

　振動音響（VA）療法を発展させようとする最初の動きは、音楽によってリラックスさせ、緊張を低下させる治療の可能性によるものであった。この動きは拡がりを見せ、その他の病理学的障害をも含めるようになった。

　この治療的アプローチは絶え間ない発展を続けており、現在の応用のすべてを包括的に概観して読者に提供することは、本章の範囲外である。この手引書の臨床と研究の各章は、振動音響療法の広い適用の可能性を示し、その補足と開拓的な根拠を与えるものである。

　著者は、ノルウェーにおける振動音響療法の発展に大きな影響を及ぼした。そして、異なる職業に携わる多くの同僚が、さまざまな臨床母集団に対するその効果を検討する目的で、いろいろなタイプの振動音響機器を使い始めた（Skille, 1982a, 1982b, 1986）。

　80年代半ば、ヨーロッパでは、振動音響機器の商業的な生産は全く行われておらず、そのような機器の大半は研究目的で作られたものであった。私は、自らの振動音響療法マニュアル（1986, 1991）の中で、このような機器を用いた実験を行うセラピストやスタッフは、まず自ら試してから、患者に対して用いることが重要であり、不可欠であると勧告した。

　その後、提出された報告は、この治療が主としてスタッフにしばしば見られたいくつかの異なる疾患に対して効果があることを私に示した。このようにして振動音響の持つ、さまざまな応用の可能性が明らかになり始めたのである。

　多くの実験から生みだされた個々の事例としての成果は、統計的に意味をもつ

というよりも、役に立つ手引きとなるものとして捉えられるものである（Skille, 1987, 1989a, 1989b, 1992）。試みられたほとんどの研究は追試をされていないが、振動音響療法についてのある程度の量の客観的研究が行われてきた。一方、この方法論による幅広い臨床への応用が行われ、明確な効果が数多く報告されてきた。

集められた報告は、5つの主だった臨床／病理学的領域で、1）痛みの障害、2）筋肉の異常、3）肺疾患、4）全般的な身体の疾患、5）心理学的障害、である。

痛みの障害

疝痛、腸管疾患、結合組織炎、片頭痛と頭痛、腰痛、月経痛、月経困難、月経前緊張症、ベヒテレウ病（強直性脊椎関節炎）、首と肩の痛み、多発関節炎、リウマチ、を対象とした振動音響療法の効果的な使用について報告されている。

これらの疾患を対象に行われた治療のいくつかは成功をおさめている。推奨される使用周波数には、かなりの幅がある。例えば、多発関節炎に対しては、40〜60Hzの周波数を用いることが推奨される一方で、片頭痛と頭痛に対しては、70〜90Hzの周波数を用いることが推奨される。腰痛は50〜55Hzの周波数で治療されるべきである。

他の周波数ではなく、ある特定の周波数を用いることに対する根拠は、個々の事例によるものであり、何らかの研究成果に基づくものではない。50件以上の報告において、結合組織炎の治療を受けた患者の50％以上で、痛みの症状を軽減させることに成功したことが示されている。

感覚器および機械的受容器に対して音楽の振動が及ぼす効果については、Chesky & Michel（1991）、およびChesky（1992）が痛みに関する研究において詳細な分析を行った。Music Vibration Table（MVT™）を用いた彼らの研究は、音楽単独、あるいは特定の周波数帯（60〜600Hz）を用いたプラセボ治療と比較した場合、この刺激からもたらされる痛みの軽減に対する効果が有意であることを明らかにした。Michel & Chesky（1990）は、痛みの寛解をもたらすとして知られる周波数範囲（ほぼ100〜250Hz）で、より大きな効果を発揮させるよう調整された機器を用いた。

筋疾患

振動音響療法は、筋肉の問題、とりわけ痛みを伴う病状を引き起こす可能性のある筋肉の問題を軽減するために用いられてきた。

脳性小児麻痺では、筋緊張を低下させるための振動音響療法の効果を調査した研究者から多くの注目を集めた。脳性小児麻痺をもつ人は、過度な興奮、強い刺激、あるいは突然の刺激に対して痙攣を伴う反応をする。このため、60Hzレンジの低周波を用いたリラックスさせるような音楽が重要である。振動音響療法とともに行われる一部の治療は、セッションの間、あるいは直後に、能動的理学療法を行うことも必要とされる。

その他の筋疾患で用いられたものは、多発性硬化症、レット症候群、痙性、筋肉過剰使用症候群を含む。

イギリス、ハートフォードシア（Hertfordshire）のハーパー・ハウス子供サービス（Harper House Children Service）における、レット症候群の小児、成人対象のクリニックでの研究によって、既にクフイエントからVA（振動音響）に対する肯定的な反応が示されている。具体的にはクライエントのリラクセーションレベルの上昇、不安の減少、手むしり動作（hand plucking）の減少、過呼吸の減少が指摘されている（Cass他, 1994; Wigram & Cass, 1995）。

筋肉痛に苦しむ人々を対象にしたVAに関する事例報告は興味深い。ある印象的な観察例は、特定の筋群での痛みに対する治療の間、患者がリラックスするにつれ、損傷を被った特定の筋群に痛みが集中することが体験された。振動の効果は、その領域周辺の他の全ての筋群、あるいは筋肉繊維をリラックスさせた。このように、この治療は、痛みと不快感の第一次の元を明らかにし、非常に正確に位置を指摘したのである。

肺の障害

さらに個々の事例に基づく結果は、喘息、嚢胞性繊維症、肺気腫症、変染色性白質ジストロフィー（metachromatic leucodystrophy）を含む特定の肺の障害に関して、VAが何らかの効果を示した。

患者が肺臓をきれいにしておくため、肺分泌物を咳をして出さなければならない点で、変染色性白質ジストロフィーと嚢胞性線維症は類似性を持っている。振動音響療法はこのことを、肺内部の振動を発生させることにより、肺下面の粘液

を動かし、咳反射を生じさせるような手助けをする。Skilleはノルウェーにおいて1994年までに、この障害を持つ4人の小児が、毎日振動音響療法を受けていることを報告している。

喘息疾患は、振動音響療法によってより楽な呼吸、喘鳴音の軽減、肺からの痰の粘性の低下が促進されることによって和らげられる。重度の喘息症状はときに気管支痙攣を引き起こすため、振動音響療法の鎮痙効果は、喘息発作の激しさを軽減するのに役立つ。ここでもまた、これを裏付けるものとしては個々の事例の報告しか存在しない。

全般的な身体の疾患

この範疇に含まれる臨床的問題には以下のものがある。すなわち、褥瘡潰瘍、血液循環の減少、術後回復期である。

血圧、脈拍数を低下させること、および血液循環を改善することに、振動音響療法は効果があるとする考え方がある。血液循環の低下によって紫色になった両脚が、より健康的なピンクないし赤い色へ変わったという個々の事例報告がなされている。けれどもこれらの研究は相反する資料を提供している。

振動音響療法は、神経外科病棟では昏睡状態に試みられてきた。それらが好結果をもたらす効果があったとする記録された証明はない。

心理的障害

VA療法の心理的状態への作用は、生理的な状態に寄与するか、またはしない可能性を持っている。この種の問題において振動音響療法は以下の治療に用いられている。すなわち、不眠、不安障害、自傷、攻撃行動、自閉、抑うつ、ストレスである。

自閉症は器質性の疾患と考えられており、そのため厳密に言えばこの群に含めてはならない。しかし、疾病の観点から見れば、自閉症をもつ人には身体的障害として明白なものはない。自閉症における振動音響療法の有効性として挙げられる主なものは、クライエントをリラックスさせ、他者と接触することに対する抵抗を弱めて、対話に対してより開かせることである。振動音響療法は触覚的な体験なので、身体的な喜びの感情を刺激する可能性がある。

VA療法を用いた不眠症の治療が行われてきており、クライエントがより速や

かに眠りにつき、また通常よりも長い時間眠っていたなどの報告がある。
　振動音響療法を用いた抑うつのクライエントの治療も行われてきたが、彼らの状態に変化が生まれたことを示す有意な証明はない。

─── **要約**

　この短い報告は、長年の臨床経験を経て明らかにされた振動音響療法の可能性のある応用例について述べたもので、発展しつつあるこの領域全体をカバーするものではない。この本に詳細に記述された臨床面からの資料にも、ヨーロッパとアメリカにおける、より多くの振動音響療法の成果を証明する情報が与えられている。
　本章では主に、多くの病理学的疾患を対象にして得られた臨床経験からの報告を要約して、振動音響療法の広範な可能性を示そうとするものである。

music vibration

第**2**部
研究、臨床・事例報告

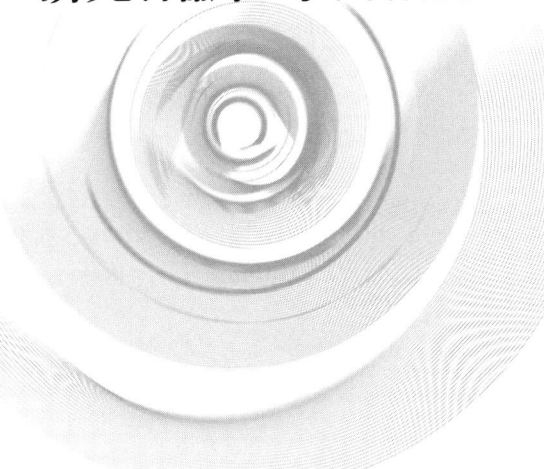

第5章
高い筋緊張と痙性を伴う複合障害者に対するVA療法の効果

Tony Wigram

―― はじめに

　本章に詳細に記録される研究は、痙性を伴う患者の筋緊張を低下させるVA療法の効果について焦点を当てたものである。脳性麻痺は、脳が完全に発達する以前の、脳の一部における損傷の結果生じる。脳性麻痺の3つの主なタイプは、痙性、アテトーシス、運動失調である。

　本研究の患者は、痙性の障害に苦しむものである。痙性を持った人々は、筋痙攣の異なるレベルを持っており、その結果、筋肉の硬直を引き起こす。痙攣とは、筋肉、筋群、あるいは中空の器官の筋肉壁の、不随意的で、しばしば痛みを伴う収縮である。

　全身の痙攣は、発作（ひきつけ）と呼ばれる。筋肉、あるいは四肢の痛みを伴う痙攣は、有痛性痙攣（こむらがえり）と呼ばれる。胃および腹部における痙攣は、疝痛（さしこみ）と呼ばれる。

　脳性麻痺患者の最も一般的な痙攣の形式は、筋肉における硬直を引き起こす固くて強い収縮を伴う緊張性痙攣である。痙性における痙攣作用は、高い抑制的制御（higher inhibitory control）からのγ系の解放によって生じ、それは、同調興奮相（synchronized excitatory phase）と、それに続く興奮後の抑制同調相（synchronized phase of post - excitatory inhibition）によって特徴づけられる。

　この、興奮後の抑制相を過ぎた後、抑制的興奮（inhibitory excitation）のひとつが再びあらわれる。これらの事象は、臨床上、痙攣する筋肉の現象において観察可能であり、また、過度の伸張反射、"折りたたみナイフ様痙攣"（clasp knife）、

および反応が長くなること、短かくなることによって示される（Bobath, 1972; Bobath K. & Bobath B. 1972）。

痙性を伴う患者は、通常、下記が認められる。

1) 細かい随意運動の識別と調節の喪失。
2) 通常の協調運動の抑制。
3) 通常の協調運動のある種のものの存在。
4) 受動的動作（伸張反射）に対する抵抗の後に起こる"折りたたみナイフ様痙攣"タイプの高筋緊張。
5) 過度の腱反射、および他の関節における間代性痙攣（clones）の可能性。
6) 表在性反射の低下。

痙性の患者において、より典型的にみられるものとして、屈筋緊張の増大があり、これは、しばしば伸筋緊張よりも大きい。筋肉の強さの不均衡は、痙性の筋肉の拘縮、および拮抗筋の不使用に起因する虚弱につながる（Jones, 1975）。

痙性を伴う脳性麻痺の成人において、弛緩を援助するためのバックグラウンドミュージックの効果についての研究は、筋緊張の低下が有意に改善したことを示している（Scartelli, 1982）。

EMG（筋電位）バイオフィードバックを単独で受けている患者のプラセボ群は、筋緊張が平均32.5％の減少を示したのに対し、鎮静的なバックグラウンドミュージックと一緒にEMGバイオフィードバック訓練を受けている治療群は、平均65％の減少を示した。

Scartelliの研究では、他の研究同様、治療条件下で使用される音楽の素材として選ばれたものは、様々な様式のものであり、特定のものではない。Scartelli (1982) は、コープランドとサティによるクラシック音楽を用いた一方、Skille (1989) は、振動音響的刺激と組みあわせて使用することが可能な、クラシック、ニューエイジ、エスニック、ポピュラー音楽の幅広い使用を進めた。

実験仮説

本章に記す実験は、脳性麻痺患者の筋肉活動度と、高い筋緊張を低下させる

VA療法の効果を検討したものであり、以下の仮説が立てられた。

a) 44Hzの脈動する正弦波低周波音と組みあわせられた鎮静的な音楽は、鎮静的音楽単独の場合よりも、脳性麻痺の被験者の筋緊張を低下させることに、より大きな効果を持つ。
b) 44Hzの脈動する正弦波低周波音と組みあわせられた鎮静的な音楽は、鎮静的な音楽単独よりも、血圧に対してより大きな効果を持つ。

── 方法

大要

同じ被験者で測定を繰り返す方法を用いた。そして10名の被験者が実験に参加するために選ばれ、2つの実験条件が定義された。

条件A（治療条件）──被験者は、振動音響装置の上で鎮静的な音楽のテープと、44Hzの正弦波低周波音からなる30分間の治療を受ける。

条件B（プラセボ条件）──被験者は、同じ振動音響装置の上で、同じ鎮静的な音楽が与えられるが、脈動低周波音はない。

44Hzの正弦波低周波音は、独立変数の働きをした。各被験者に、各々の条件で、ランダムに配列された6回の試験（trial）を行った。被験者は、6週間の間に、毎週2つの試験を行った。血圧と心拍数が、各々の試験の前後に測定された。

EMG（筋電図記録法）は、筋緊張の増加、または減少を測定する通常の方法である。しかしこの患者母集団で、表面（Surface）EMGを繰り返し行うことは、あらかじめ定められた部位への電極の取り付けを必要とし、不安を増大して筋緊張を増加させてしまう効果があるので、これに代わる他の測定と評価の方式が求められた。

関節可動域の変化は、脊椎の可動性、四肢の屈曲、ならびに伸展に関して測定され、測定には各々の試験の前後での関節可動域を記録する目的で、センチメートル定規／測定が用いられた。

この実験は、単純盲検法評価による同じ被験者での研究（within-subjects

study）として設計された。この実験は、リラックスさせる音楽と脈動正弦波低周波音からなるVA療法の影響を、脈動正弦波低周波音なしで振動音響装置を通して演奏される同じ音楽と比較して評価した。

被験者

大きな精神病院に入院中の、男性3名、女性7名がこの試験に参加した。年齢は28歳から77歳までであり（平均44.2歳、標準偏差12.39）、全員が重度の障害があると診断された。これらの患者は、この病院における運動障害をもつ、より大きな患者集団から選ばれ、その理由は全員が痙性の脳性麻痺であったからである。

全ての被験者は、共通して影響を受けている筋群があったが、被験者には全て各々に異なる影響を及ぼしている測定可能な高い筋緊張があった。患者の大半が共通して持っていた問題は、腕および脚の屈筋痙攣、ならびに、脚の離開の困難さを引き起こす内転筋痙攣であるが、後者は股関節の亜脱臼ないし脱臼の結果としての、両脚の"ハサミ動作（scissoring）"につながる可能性があるものである。

実験装置

この実験に用いられた装置は、実験用に特別に作られたものである。スプリングベッドのフレームを使い、18インチのスピーカが2つ、コーンを上向きにした状態でスプリングの下のボックスに取り付けられた。スピーカボックスには2インチ×8インチの音響的バランスのためのポートがあり、各スピーカのコーンは、ベッドのスプリングの下約2インチのところにあって、被験者がスピーカの表面から2インチ以内のところに身体を横たえられるようになっている。スピーカは、被験者がベッドに横たわったとき、一つが被験者の身体の胸部および上腹部に、もう一つが、大腿下部、膝、上部ふくらはぎにくるよう配置された。スプリングの上には、一重のポリエチレンシート（失禁に対する予防策として）があり、その上に、半インチ厚のパイル羊皮が敷かれた。

スピーカは、この実験のために作られたアンプであるAmba-414によって駆動された。このアンプの最大出力はチャネルあたり80W（RMS）である。

脈動正弦波低周波音、および条件A、Bの音楽はテクニクス RS-T11 ステレオカセットデッキで演奏された。

強度と音質調整は、アンプ上で数値として表示された。この実験を行う間、主ボリュームと低音ボリュームは常に同じ点にセットされた。低周波音および音楽による治療を被験者が受けた際には、低音および主ボリュームは、数値目盛で＋7にセットされた。音楽のみの治療をクライエントが受けた際には、主ボリュームは＋7に、そして低音・高音の音質調整はゼロにセットされ、音楽のみの条件において均一な音のバランス、および（条件Aと）同等の音量を保つことが確保された。

被験者は水平の姿勢で治療を受け、スピーカはコーンを上に向けてベッドの中へセットされた。装置は電気的に絶縁された。録音されたものは、音楽の様式、低周波音の強度、および音楽の全体的な強度が、各試験で同じになるようにした。

測定のために、被験者の身体の点に印をつけるのにマーカーペンが用いられ、通常の布製cm目盛の巻尺が、各試験前後の関節可動域測定に用いられた。

血圧と心拍を記録するためには、John, Bell & Croydon Model DS-175自動膨張（Auto Inflation）デジタル血圧モニターが用いられた。

両方の条件において用いられた音楽は、Daniel Kobialkaによる「水晶の洞窟」（Crystal Caverns）であった。この音楽は、「ニューエイジ」と表現されるものであり、シンセサイザで作られた、調性的、旋律的、和声的で、パルス的ではない音楽である。この曲の長さは30分で、ピークトゥピークで約8秒周期で脈動する44Hzの正弦波音が、ファンクション・ジェネレータからテープ上に音楽とともに録音された。

測定法

血圧、心拍数、および関節可動域が試験の前後で測定された。被験者の身体上で9つの測定（部位）が定められた（**表1**）。

基準測定は、各被験者にとって病理学的に重要であり適切であると決定された最小関節可動域に関して測定された。これらの基準となる測定は、最小関節可動域の測定によって行われた。例えば、右橈骨動脈が右肩に可能な限り近づくところまで右腕が屈曲されたとき、これが最小関節可動域として記録された。

各試験の前後に、各運動の伸展の度合いに関して測定が行われた。被験者の多くに共通するいくつかの測定もあったが、各被験者には、それぞれ異なる一連の測定があった（**表2**）。

表1 各試験(trial)の前後に行われた身体測定

番号	測定	測定目的
1	左肩の一番端の点から右肩の一番端の点	弯曲した肩の測定
2	右肩の一番端の点から右橈骨動脈	右腕の伸展度の測定
3	左肩の一番端の点から左橈骨動脈	左腕の伸展度の測定
4	右肘から右第7肋骨(seventh rib)	体からの右肘の持ち上がりの測定
5	左肘から左第7肋骨	体からの左肘の持ち上がりの測定
6	鼻の先端から臍	後弯(kyphosis)度の測定
7	右側大転子(greater trochanter)から右側外果(lateral malleolus)	右脚の伸展度の測定
8	左側大転子から左側外果	左脚の伸展度の測定
9	右膝蓋(patella)の中央基底(centre base)から左膝蓋の中央基底	股関節(hips)の外転(abduction)の測定

表2 治療、およびプラセボ条件中に各被験者に行われた測定

被験者	測定
被験者1	2, 3, 7, 8, 9
被験者2	2, 3, 9
被験者3	2, 3, 7, 8
被験者4	2, 3, 4, 9
被験者5	1, 4, 5
被験者6	3, 7, 8, 9
被験者7	2, 3, 8, 9
被験者8	2, 3
被験者9	1, 2, 3, 7, 8, 9
被験者10	3, 6, 7, 8, 9

試験の前後に行われた測定はセンチメートル単位でデータが記録された。この測定での変化は被験者の関節可動域の拡大、あるいは反対に縮少を示した。いずれの条件下でも、被験者が達成した関節可動域での最高の改善が、その測定における被験者の最大関節可動域とみなされた。

この最大値から最小関節可動域を引くことで、被験者の潜在的最大関節可動域を特定した。その後、試験において見られた数値の差を、潜在的最大関節可動域に対するパーセンテージとして表した。各条件下での関節可動域における被験者の改善がパーセンテージで計算された。

各試験では独立の測定者が、各測定で印をつけた2点間の最大に伸ばした幅を計測した。測定法については「手順」の節で、より詳細に述べる。独立の測定者は、試験の間は席をはずしていた。試験が終了した時点で、独立の測定者が、試験後の測定を行うために戻ってきた。このため、測定者にとっては、被験者が条件Aで扱われたのか、条件Bで扱われたのかは不明であった。

順序効果の管理

繰り返し行われる測定方式では、体験したことが個々に変化をもたらし、起こりつつあることを被験者が覚えてしまい、刺激に慣れはじめている可能性があることに起因する偏りが生じる。この実験では、被験者が受けた最初の数回の試験の体験から学習してしまうかも知れない。

治療条件で被験者がより効果的にリラックスしていたとすれば、このことは被験者が刺激に条件づけられてゆき、慣れるのに従い、プラセボ条件での反応に影響を及ぼしてしまう可能性もある。

特にこれらの被験者は、すべて前言語的機能レベルにあったので、2つの条件の違いについて語ることができるかは、はっきりしていなかった。従って、刺激に対するあらゆる条件付け効果の可能性を低めることを目的に、試験の順序は無作為化された。

血圧および脈拍数

被験者のうち7名が、試験前後に血圧と脈拍数が測定された。1回目の血圧測定が行われる前に、まず5分間の安静期間を設けた。この群の3名の被験者は血圧を測定することが非常に困難であった。1名には非常に緊張した屈筋痙攣があ

り、彼の腕に血圧計のカフを巻きつけることは物理的に不可能であった。もう1名は非常に短い腕と屈筋痙攣をもつ女性だったため絶えずエラーを記録し、信頼できるデータの記録を難しくしていた。もう1名は、非常に細い腕のため、血圧測定は信頼できないものであった。

データに対してウィルコクソン順位和検定法が行われた。

手順

被験者は車椅子から移され、振動音響装置の上に置かれた。被験者の頭の下にはフォームラバー製の枕（音響制動材）が置かれ、必要な箇所では、被験者の身体はポリスチレンのビーズが入った枕で支えられた。

5分間の安静の後、被験者の血圧および脈拍数が測られ、それから各被験者に前もって指定された手順に従って測定が行われた。測定は身体の特定の点にマーカーペンで×印を記した後、肢を伸展させるよう試みることで行われた。測定は2つの点の距離に関して行われた。

この手順は、測定1と6では用いられなかった。測定者が測定を行った後、その場を離れ、それから研究者（筆者）がテープを回し始めた。Ambaアンプは、主ボリュームが7まで上げられた。低周波音の用いられる治療条件（条件A）においては、その後、低音ボリューム（bass control）もまた7まで上げられた。正弦波低周波音が用いられない場合には、低音ボリュームはゼロに置かれた。

治療が続いている間、セラピストが被験者のところに残ったが、アイコンタクト、その他あらゆる形の身体的、あるいはコミュニケーションに関わる接触を避けて、部屋で静かに腰掛けた。

30分のテープの終わりに、セラピストが全ての（ボリューム）コントロールをゼロにし、そして独立の測定者が戻ってくるように求められた。直ちに血圧が測られた。その後、独立の測定者は再び各個人に関連する測定を行った。最後に、測定（結果）が、日付と時間が記録された用紙に記入された。観察されたその他の行動が、カルテのために記録された。

それぞれの処置が行われている間、被験者は測定を行う目的のために、必要最小限以外の着衣は脱がされた。被験者には処置の間、常に毛布が掛けられていた。測定が行われている間、とりわけ血圧測定の間、それが適切である場合、被験者を言葉によって安心させた。

―――― 結果

　表3に、関節可動域における最小と最大との間の、拡大および縮小の平均値がパーセンテージで示されている。右端の枠内には各被験者がそれぞれ受けた測定の平均値がある。それらの数値の平均はこの表の右下に示されており、関節可動域における治療条件で13%の改善を、プラセボ条件で1%の改善を示している。全ての測定の平均値は表中の右下の同じ枠内に示され、関節可動域における治療条件での16%の改善が、ならびにプラセボ条件での3%の改善が明らかになっている。

　この表はすべての被験者の関節可動域改善の平均値が、条件Aでは、条件Bを上回ることが明らかに示されている。いくつかのケースでは、このような結果は劇的なものである一方、他のケースではそれほど目立つものではない。

　被験者の関節可動域における改善の平均パーセンテージに関して行われた、ウィルコクソン順位和検定法は、両条件間の有意差を明らかにした（P=0.0051）。この結果は、この治療がプラセボよりも、被験者において有意に、より大きな関節可動域を達成したことを示すものである。

　測定値に関して行われたウィルコクソン順位和検定法は、治療条件でプラセボ条件よりも有意に、より良い数値が得られたことを示した。

　血圧がチェックされた7名の被験者に試験の前後に行われた血圧および脈拍数の数値の違いの分析では、両条件間での有意差は明らかにならなかった。収縮期血圧が低下したことを示すものがあったものの、拡張期血圧および脈拍数のデータには大きなばらつきがあった。

―――― 考察

　高い筋緊張を伴う被験者に対するこの実験の結果は、脈動する正弦波低周波音が、鎮静的な音楽と組み合せられて用いられた場合、音楽が単独で用いられた場合よりも、筋緊張の大きな低下、および関節可動域の改善が得られたことを一貫して示すものであった。血圧では、両条件間の違いは有意ではなかった。

　これらの結果は、この治療における関節可動域の改善を示し、臨床群にとって

表3　両条件に対してパーセント値で示された、最小域と最大域の間の関節可動域の拡大または縮小の平均値

測定		1	2	3	4	5	6	7	8	9	平均値
被験者1：	条件A 条件B		＋8 －4	＋3 －1				＋5 －6	＋4 －1	＋14 －4	＋7 －3
被験者2：	条件A 条件B		＋15 －5	＋23 －2						＋27 －2	＋22 －3
被験者3：	条件A 条件B		＋11 ＋.5	＋15 －1				＋22 ＋5	＋5 0		＋13 ＋1
被験者4：	条件A 条件B		＋16 －13	＋21 －3	＋27 －.5					＋11 ＋.5	＋19 －4
被験者5：	条件A 条件B	＋4 －8			＋16 ＋7	＋25 ＋10					＋15 ＋3
被験者6：	条件A 条件B			＋1 ＋3				＋1 ＋.5	＋2 ＋1	＋26 ＋5	＋7 ＋2
被験者7：	条件A 条件B		＋11 ＋4	＋1 ＋1					＋1 ＋2		＋5 ＋2
被験者8：	条件A 条件B		＋20 ＋2	＋10 ＋5							＋15 ＋4
被験者9：	条件A 条件B	＋32 0	＋22 －.5	＋9 ＋.5				＋9 ＋6	＋12 ＋.5	＋31 －1	＋19 ＋1
被験者10：	条件A 条件B			＋3 ＋2			＋27 ＋16	＋5 －.5	＋21 ＋1	＋17 ＋3	＋11 ＋4
											＋13 ＋1
条件A　平均値： 条件B　平均値：		＋18 －4	＋15 －2	＋9 ＋.5	＋22 ＋3	＋25 ＋10	＋27 ＋16	＋8 ＋1	＋9 ＋.5	＋19 0	＋16 ＋3

のVA療法の効果を考えるにあたって重要性を持つものである。例えば、ほとんどの被験者が測定を受けた測定2と3は、屈筋痙攣によって特徴的に抑制されていた両腕の関節可動域、および屈曲、伸展における大きな改善を示している。測定9は被験者の外転で大きな改善を示している。

30分間の音楽を伴う全身振動を含んだ受動的治療を通して、関節可動域の改善という結果を得るためには、平均して6回以上の治療セッションを行うことが勧められる。

　鎮静的な音楽は、単独でも筋肉活動に効果を及ぼすことが既に証明されており(Scartelli 1982)、また、音楽は潜在的に筋緊張の有意な減少を促進する。従って、この研究の音楽のみの条件で、筋肉活動度の減少と関節可動域の必然的な改善があることは予想された。

　筋肉活動を減少させる触媒としての全身振動の効果に間する文献の根拠は限られたものである（Boakes 1990; Lehikoinen 1990）。本研究の結果は、振動によって筋緊張が、全般的にも特定領野においても低下しうることを明らかにした先行の研究（Carrington, 1980; Skille, 1986, 1989）を裏付けるものである。

　被験者は個別的に、いくらかの変動性を示した。例えばある測定では関節可動域、または伸展でパーセンテージに換算して大きな改善を見せた一方で、他の測定では試験前後の差がずっと小さいこともあった。被験者9はこのようなことに該当するケースである。

　治療条件におけるこの被験者への効果は、彼女に明らかな緊張の弛緩をもたらし、より少ない肩の湾曲によって、彼女がより平らな姿勢で横になることができる結果につながった。彼女の右腕の伸展は22％改善した一方で、左腕は9％しか改善しなかった。これは、四肢麻痺患者脳性麻痺に見られる典型的な非対称性により説明することができる。

　測定9における彼女の股関節外転に対する改善も非常に注目される。この被験者は、非常に緊張した内転筋を持ち、その悪化しつつある身体状態は、f、あるいは脱臼の惧れがあった。股関節を外転させる能力の一定の維持は、何らかの更なる悪化を防ぐために重要であり、また固定した屈曲変形および恒常的に収縮した四肢の改善の可能性を持っている。

　被験者1、2、4は全員、プラセボ条件でマイナスの数値を示している。これは、彼らがベッドに横たわってリラックスする音楽を聴いた結果、逆により緊張し、もっと強く屈曲したことを示すものである。

　被験者4は、不安を持った女性であり、測定が困難であった。とはいえ、この被験者にとって、試験中の不安と緊張にもかかわらず、彼女をリラックスさせる手助けになったということは、治療条件の方が、はるかにより良い結果をもたら

すという根拠を与えている。

　被験者1と2はいずれも、どんな種類のものでも何かメロディーを聴くと、そのメロディーに声を合わせようとするなど、音楽を好み、音楽に対して身体的に反応した。このため、彼らは音楽によって刺激を受けていた可能性があり、また、脳性麻痺に起因する痙性を持つ被験者での刺激の作用とは、痙攣が増大し、筋肉がより緊張するものである。音楽と正弦波低周波音の両方が与えられた治療条件では、より著しくリラックスし、治療条件とプラセボ条件との間の違いを際立たせるものであった。

　試験を行っている間に多くの問題が出てきたが、それらはこの実験の限界としてみなされるべきものである。使用された装置は共鳴に関して注意深く評価されなければならない。周波数がベッドの振動を増大させることもあり得る。このようなことが用いられた音楽の中のある箇所で起ったようで、それは音楽の中である低い音が鳴ったときに見られた。しかしながら、これは両条件に共通することであった。

　独立した評価を行うスタッフの技術と信頼性はそれぞれに異っていた。被験者を扱うことを心得ており一貫性を保ったスタッフもいれば、より自信のないやり方で測定を始め、試験を行う間に自信をつけていったスタッフもいた。後者の場合、始めの方の測定結果は、後の方の測定結果に比べて、数値としては意義のより小さなものを反映していることを意味しよう。このようなことは平均化され、記録されたデータは平均化された数値に対応する。けれども、今後の試験においては信頼のおける基準を得るために、測定に慣れる期間を設けることが重要であろう。

　何名かの測定者は、被験者に、支えとなるような言葉による励ましを与えており、測定中の被験者の反応に影響を及ぼした可能性がある。手順には所定の制限がなかったので、関節可動域を測定するために（巻尺を）押し当てていた時間の長さは測定者によって異なり、このことが、伸展範囲の個人差を生みだした可能性がある。測定者はまた、時には充分に押し当てていなかったこともあり得る。影響を及ぼすこれらの変数の大半は、この試験の"盲検法"の性質によって打ち消される。

　高い筋緊張を持つ被験者を扱うに際しては、増大する痙攣により固定した変形が進んでいく為、身体のさまざまな部分を支えることがしばしば必要である。こ

のためにポリスチレンビーズを満した枕を用いたが、一般的に屈筋痙攣が拘縮を引き起こしている膝、あるいは脚の下に置くことが必要であった。この変数は試験において考慮に入れてはおらず、ポリスチレンのビーズによってどれほどのエネルギーが吸収されたのかは、はっきりしていない。

さらには、身体によって吸収される音響振動の量を見極めるための検査も必要とされる。これらの試験結果を見るにあたって、被験者が、最大の可能性を成し遂げた点まで彼らが達した場合、両条件の間の差はより小さくなることが推測される。

これらの試験から得られた結果は（VA療法の）効果を示す多くの指標を与えるとともに、今後の研究で取り組むべき問題を提示している。全般的に、筋緊張に対する低周波音の作用に焦点を当てることができた。

今後の実験では、増大した伸展範囲について行われたすべての測定が、被験者全員にまたがって一般化された基準から算出することを可能にするため、そして、測定者の測定を行う方法におけるばらつきによって起こる個々の偏りを排除するため、スプリング負荷・ストレインゲージ（spring loaded strain gauge）を使うことが有益であろう。

筋緊張の低下、リラクセーションレベルを達成する際に、音楽の持つ心理的効果と比較して、低周波音が身体に吸収されたことで、どれだけの効果をもたらしたかは、厳密には明らかではない。

身体の下に配置されたスピーカを介した低周波音と、音楽の持つ身体への作用とを比較するために、純粋な聴覚的手段——ヘッドホン、あるいは耳に接近させたスピーカを用いる——のみによって得られたリラクセーション、あるいは筋緊張の低下を評価する実験を試みることが有益である。

これらの要因にもかかわらず今回の試験法は、上記した変数に影響を及ぼす潜在的な効果を減じる、あるいは相殺するものであり、その成果はリラックスさせる音楽と組み合わせた脈動する正弦波低周波音響が、痙性の被験者の筋緊張の低下、関節可動域の改善に、音楽単独の場合よりも有意に、より効果的であることを示している。

music vibration

第6章

高い筋緊張と痙性の複合障害患者への、音楽と運動に基づく理学療法(MMBP)と比較した振動音響療法の効果

Tony Wigram

── はじめに

　脳性麻痺を伴う小児と成人に対する治療では、理学療法が効果的介入であるとされてきた。典型的にはこの治療的処置には、固定した屈曲変形の発現を防ぐために関節可動域を保ち、拡げ、伸ばすようなプログラムを含む。脳性麻痺および痙性障害を伴う小児を対象にした治療方法が進展していくなかで、独自の方法論が生まれてきた（Bobath 1972）。

　一方、乳児、および年少の小児を対象にした理学療法の有用性、効果に対する批判もいくつか存在している（Palmer他1988）。

　振動音響（VA）療法は、音楽と低周波音を通じて、リラックスさせる鎮静的な刺激を用いる治療形態として発展してきた。身体的障害を治療するための特定の運動プログラムに音楽の持つ要素を取り込む考え方は、過去15年にわたって進展をみせ、より明確な形を持つに至っている（Bean, 1995; Cosgriff, 1988; Wigram & Weekes, 1983, 1985）。

　音楽が運動に対する刺激となるように組み立てられた方法では、音楽は背景音楽の役割として用いられているのではない。音楽は、リラックスさせることを意図したものではなく、セッションに参加するスタッフおよび患者に意欲を起こさせる刺激を与えるものである。用いられる音楽の様式、および適合性が、この治療の効果、成否にとって重要である。

　音楽のテンポ、構造、リズム、音色は、各々の運動に合わせて注意深く考慮さ

れねばならず、さらに、患者への効果は、生演奏の質にしばしば左右される。音楽のリズムとテンポは動機を与え、（身体を）動かす効果を持ち、また患者が運動を先取りすることを助けることで、患者の（治療に）参加する力を高める。

それが即興演奏されるならば、演奏される音楽について何の知識もない場合でさえ、患者セラピストの双方が、リズムの重点を先取りし、動きを合わせることが可能なのである（Wigram & Weekes, 1983）。

患者は、音楽と運動に基づく理学療法（MMBP Music and Movement-Based Physiotherapy）による治療に対して好ましい反応を見せること、そして、この療法は、患者の健康と生活状態に利益をもたらすことが、臨床的経験から既に示唆されてきた。

しかしながら、このような治療は非常に労働集約的である。さらに、筋肉活動と関節の運動の双方での、運動の不足と拘縮の増大の結果生ずる固定した屈曲変形の発現を防ぐためには、患者は毎日1回ないし2回のセッションを必要とする。現在このような治療に供する財源は、週1回ないし2回以上のセッションを行うことすらまれである。

MMBPはまた、スタッフからの集中的な指示を必要とする。患者にとってMMBPは、関節可動域を保つために筋肉と四肢を伸ばすことが必要とされる困難で不快な体験であり得る。重い学習障害を含む複合障害を持つ患者にとって、スタッフおよび治療手順の慣れが、好ましい結果を得るために大きな役割を果すこともあり得る。本章に記された実験的研究では、試験に必要な被験者とスタッフの間の患者／セラピストの関係が、各々ばらばらに進展することから生じる偏りを減らす意図で、各条件で各被験者に行う試験は一回のみと定めた。

けれども、施されている治療への不慣れがどれだけ重要な役割を演じているかを検討する目的で、検査群から任意に選んだ患者群を対象に、VA療法条件とプラセボ条件の両方に、さらに3回の試験を行うよう定めた。

治療条件とMMBP条件との間に有意差がなかった場合は、このような追跡試験によって治療への慣れが何らかのかたちで結果に変化を与えているか否かが、ある程度明確になるだろう。

実験仮説

この実験のための仮説は以下の通りである。

1. VA療法は、MMBP（音楽と運動）、あるいはプラセボよりも、関節可動域の改善で有意により大きな効果があるだろう。
2. MMBPによる治療は、プラセボよりも関節可動域の改善で有意により大きな効果があるだろう。

── 方法

大要

この実験では3つの実験条件を通じて反復測定方法を用いた。各被験者は以下に記す各条件で一回の試験を受けた。

A）30分間のMMBPによる治療。
B）30分間のVA療法による治療。
C）30分間の脈動する正弦波低周波音なしの、VA療法で用いられた音楽を用いたセッション（プラセボ治療）。

VA療法とプラセボを比較した時、操作される独立変数となるのは、44Hzの脈動正弦波低周波音の持つ影響である。MMBPによる治療とプラセボを比較したとき、操作される独立変数となるのは、録音された音楽に対しての、生の音楽および身体的操作（physical manipulation）の利用である。3条件全てに、被験者はベッド上あるいは床の上のマットに横たわって治療を受けた。

条件B、Cにおいては能動的介入は何もなく、被験者は振動音響装置の上に、絶えず仰向けに寝かされていた。条件Aでは治療プログラムに、仰臥位、左右横臥位、ならびに、ある一つの運動のための腹臥位が含まれている。

MMBPによる治療セッションは、音楽療法士、理学療法士、教師、療法者／教育助手により、患者と1対1の原則に則って行われた。被験者は床に敷かれたマットの上で治療を受け、音楽は各セッションのために生で演奏された。各々の運動（exercise）に対して同一の音楽が、同一の時間使われた。

各試験の前後に、被験者の関節可動域について測定が行われ、これらの測定にあたった測定者は、被験者がVA療法（条件B）あるいはプラセボ治療（条件C）のどちらを受けたかについては、知らされていなかった。

　しかし測定者は、MMBPによる試験（条件A）の間は、そのことが伏せられておらず、被験者がこの形式の治療を受けていることが分かっていた。このため、MMBPによる試験の前後に測定を行うにあたっては、測定者に関して偏りの要素が不可避的に存在していた。

　各試験は順序効果を管理するために無作為に配列された。各試験の後に関節可動域に、どのような変化が見いだしえたかを見極めることを目的に、最小関節可動域を明らかにするための基準測定が行われた。

追加試験

　27名の集団から10名の被験者が無作為に選ばれ、各被験者に、3回のVA療法（条件B）の試験、ならびに3回のプラセボ治療（条件C）の試験が行われた。測定は、他の試験の場合と同一の方法で行われた。

被験者

　精神障害者のための大病院に入院している男性14名、女性13名が、この試験に参加するよう選ばれた。被験者の年齢は、24歳から68歳までであり、機能レベルは重度から深い障害に及ぶ。被験者全員に、各人それぞれに異なる影響を及ぼしている高い筋緊張がある一方で、全ての被験者に共通して、緊張している筋群もいくつかあった。

　男性被験者の平均年齢は46歳であり、女性被験者の平均年齢は39歳。27名の被験者の平均年齢は41.04歳（標準偏差13.01）であった。

実験装置

　この実験に用いられた装置は、実験用に特別に作られたものである。スプリングベッドのフレームを使い、18インチのスピーカが2つ、コーンを上向きにした状態でスプリングの下のボックスに取り付けられた。スピーカボックスには2インチ×8インチの音響的バランスのためのポートがあり、各スピーカのコーンは、ベッドのスプリングの下約2インチのところにあって、被験者がスピーカの表面

から2インチ以内のところに身体を横たえられるようになっている。スピーカは、被験者がベッドに横たわったとき、一つが被験者の身体の胸部および上腹部に、もう一つが、大腿下部、膝、上部ふくらはぎにくるよう配置された。スプリングの上には、一重のポリエチレンシート（失禁に対する予防策として）があり、その上に半インチ厚のパイル羊皮が敷かれた。

スピーカは、この実験のために作られたアンプであるAmba-414によって駆動された。このアンプの最大出力はチャネルあたり80W（RMS）であった。

脈動する正弦波低周波音、および条件B)、C)の音楽はテクニクスRS-T11ステレオカセットデッキで演奏された。

強度と音質調整は、アンプ上で数値として表示された。この実験を行う間、主ボリュームと低音ボリュームは常に同じ点にセットされた。

低周波音と音楽による治療を被験者が受けた際には、低音および主ボリュームは、数値目盛で＋7にセットされた。音楽のみの治療をクライエントが受けた際には、主ボリュームは＋7に、そして低音・高音の音質調整はゼロにセットされ、音楽のみの条件において均一な音のバランス、および（条件Bと）同等の音量を保つことが確保された。

被験者は水平の姿勢で治療を受け、スピーカはコーンを上に向けてベッドの中へセットされた。装置は電気的に絶縁された。録音されたものは、音楽の様式、低周波音の強度、および音楽の全体的な強度が、各試験で同じになるようにした。

VA療法での治療用音楽

条件Bと条件Cの試験で用いられた音楽は、Daniel Kobialkaによる「水晶の洞窟」（Crystal Caverns）である。この音楽は、「ニューエイジ」と表現されるものであり、シンセサイザで作られた、調性的、旋律的、和声的で、パルス的ではない音楽である。この曲の長さは30分で、ピークトゥピークで約8秒周期で脈動する44Hzの正弦波音が、ファンクション・ジェネレータから音楽とともにテープ上に録音された。

測定法

すべての条件において、各試験の前後に被験者の四肢と股関節（hip）の関節可動域を測ることで測定が行われた（**表1**）。

表1　各試験の前後に行われた身体測定

番号	測定	関節可動域
1	左肩の端点(extreme point)から右肩の端点	弯曲した肩(rounded shoulder)の測定
2	右肩の端点から右橈骨動脈	右腕の伸展度の測定
3	左肩の端点から左橈骨動脈	左腕の伸展度の測定
4	右側大転子から右側外果(lateral malleous)	右脚の伸展度の測定
5	左側大転子から左側外果	左脚の伸展度の測定
6	右膝蓋(patella)の中央基底(centre base)から左膝蓋の中央基底	股関節(hips)の外転(abduction)の測定

　これら6つの測定が被験者すべてに用いられたわけではない。1名の被験者が6つの測定すべてを受け、8名の被験者が5つの測定を受け、5名の被験者が4つの測定を受け、4名の被験者が3つの測定を受け、4名の被験者が2つの測定を受け、5名の被験者が1つのみの測定を受けた。各被験者に、これらの測定のいずれを用いるべきかについての決定は、彼ら各々の痙性および筋緊張の特性を考慮した上でなされた。

　基準となる測定が、各被験者を対象に、各測定（部位）での最小関節可動域に関して行われた。例えば、右橈骨動脈が右肩に可能な限り近づくところまで右腕が屈曲されたとき、これが最小関節可動域として記録された。

　各試験の前後に、これらの運動における伸展の度合いに関して測定が行われた。試験の前後に行われた測定はセンチメートル単位でデータが記録された。この測定での変化は被験者の関節可動域の拡大、あるいは反対に縮少を示した。いずれの条件下でも、被験者が達成した関節可動域での最高の改善が、その測定における被験者の最大関節可動域とみなされた。

　この最大値から最小関節可動域を引くことで、被験者の潜在的最大関節可動域を特定した。その後、試験において見られた数値の差を、潜在的最大関節可動域に対するパーセンテージとして表した。各条件での関節可動域における被験者の改善がパーセンテージで計算された。

　独立した測定者は、試験の行われている間席をはずしていた。測定者は、条件BとCで、被験者がどちらの条件で扱われていたかは分からなかった。

測定器具

　被験者の身体に測定のための点を記す目的ではペンが用いられ、関節可動域を記録するためには通常の1cm目盛の布製の巻尺が用いられた。

　条件Aには、集団でのMMBPによる治療が伴うため、被験者は4週間にわたって、7名の群3つ、6名の群1つ（に分けて）治療された。毎週、隔日で無作為に配列された順序に従って、ひとつの患者群が、条件Aの1つの試験、および条件B、Cの2つの試験を受けた。

手順条件A：音楽と運動に基づく理学療法
（MMBP Music and Movement Based Physiotherapy）

　被験者は、床にマットを敷いた広い部屋で治療された。車椅子から移され、頭の下に頭を支える枕を置いて仰向けに寝かされた。各被験者は、セラピスト、パラメディカルの助手、あるいは教師が個々に受けもった。スタッフは全員、MMBP治療技術について訓練を受け、経験をつんだ者である。

　関節可動域について最初の評価が行われ、また、各々の被験者を対象に選ばれた測定が行われた。測定を行う手順は、5章で記述されている実験と同じく、マーカーペンで身体に印をつけ、試験の前後での運動の度合いを測定した。セッションは、**表2**に記されたMMBPの治療プログラムに従って進められた。

　研究者（筆者）は、すべての試験のために音楽を演奏し、また各々の運動へ割り当てられている時間に（被験者によって）ばらつきが出ないように、そして試験のための音楽の演奏が可能なかぎり不変であるように保った。

　演奏された音楽を録音したものであれば、刺激の提示には、より高い一貫性が確保されるが、この実験は同じ結果、すなわち関節可動域の改善を目標とする2つの異った治療アプローチ間の差を明らかにすることを意図したものである。さらに、MMBPの治療セッションでは、一貫して生の音楽が使われてきている。被験者はさらに6～7名のグループで同時に治療を受けた。

　このことは、条件BおよびCにおける個別的な試験とは異っており、影響を及ぼす付加的な変数を加えていることもあり得る。この点については考察で触れる。

表2　音楽と運動に基づく理学療法のプログラム

運　動	運動時間(分)	演奏された音楽
脊椎の回転(右)	3	Fish going to Swim from Showboat
股関節の伸展(右)	2	ゴッドファーザーのメィンテーマ
肩甲帯(仰臥位) (速く、続いてゆっくり)	4	ユーモレスク　ドヴォルザーク
右腕	3	Mary quite contrary
左腕	3	Mary quite contrary
短い休憩(3分間)		
脊椎の回転(左)	3	Fish going to Swim from Showboat
股関節の伸展(左)	2	ゴッドファーザーのメィンテーマ
両脚を弾ませる(仰臥位)	2	The "Can‑CAN"　天国と地獄から
両脚の屈曲と伸展(仰臥位)	4	サウンドオブミュージックからエーデルワイス
外転(仰臥位)	4	Over the Sea to Sky Folk traditional

運動の説明：脊椎の回転

患者は側臥位で横たわる。セラピストは一方の手を臀部に、もう一方の手を肩甲帯と胸壁の正面に置くことで、脊椎を受動的なかたちで回転させる。セラピストは、肩を後方へ引っ張り、臀部を押すことで軽い圧力を加えた後、リラックスさせる。この運動は脊椎を動員する。

股関節の伸展

患者は側臥位で横たわる。セラピストは、片方の手を被験者の臀部に置いて、もう一方の手で足首の下、膝の表、裏から脚を支える。
セラピストは、脚を後方へ引っ張り、臀部を押して、股関節の伸展を拡大する。

肩甲帯運動

患者は仰臥位で、可能なかぎりまっすぐに横たわり、セラピストの両手は（被験者の）両肩関節に置かれる。それから肩甲帯がリズミカルに動かされる。最初は肩甲帯および両腕の筋肉の緊張をとるために速いスピードで揺すり、そのあと、両肩関節の運動を促進させるためによりゆっくりとしたスピードへ変える。

腕

 一方の手で患者の手を持って患者の片腕を支え、もう一方の手を肘の下に置き、セラピストは、左股関節基部から右肩へかけて、対角線的な運動に、その後、右股関節基部から左肩へかけて、もう一方の対角線的な運動に患者の腕を動かす。この運動は、腕における関節可動域を拡げる。被験者の大半は、腕の関節可動域が限られており、2つの対角線的な運動双方で可動域が完全であることはほとんど不可能であった。

両脚を弾ませる

 患者は仰臥位に横たわる。膝と足首の下から両脚を支え、セラピストは両脚を弾ませるように上下させて、ふくらはぎ、膝、大腿、および大腿上部の緊張を低下させる。

両脚の屈曲と伸展

 これは、患者が仰臥位で横たわって行われる、2つの部分からなる運動である。

　　1) セラピストは、左手を足首に、右手を膝の下に置くことで患者を支え、患者の脚を、膝が胸の方へいくように屈曲させる。
　　2) セラピストは、患者の足底に左手を、膝の上に右手を置き、可能な伸展幅を目一杯まで患者の両脚を伸展させる。

股関節の外転

 患者は仰臥位で横たわり、セラピストは、患者の脚のなかほどに両肘を、患者の股関節に両手を置き、患者の両脚を離すように動かす。股関節における最大の外転を得るために、一方の側からもう一方の側へ優しく揺らしながら、セラピストは両肘を使って圧力を与え、患者の両脚が可能な限り離れるように動かす。

手順条件B（VA療法）とC（プラセボ治療）

 被験者は車椅子から移され、振動音響装置の上に置かれた。被験者の頭の下にはフォームラバー製の枕（音響制動材）が置かれ、必要な箇所では、被験者の身体はポリスチレンのビーズが入った枕で支えられた。

5分間の安静の後、被験者の血圧および脈拍数を測定し、それから各被験者に前もって指定された手順に従って測定が行われた。測定は身体の特定の点にマーカーペンで×印を記した後、肢を伸展させるよう試みることで行われた。測定は2つの点の距離に関して行われた。

　この手順は、測定1では用いられなかった。測定1では伸展は行われず、肩と背中の筋肉の弛緩の度合いがこの測定における変化を左右した。測定者が測定を行った後、その場を離れ、それから研究者（筆者）がテープを回し始めた。Ambaアンプは、主ボリュームが7まで上げられた。低周波音の用いられる治療条件（条件B）においては、その後低音ボリューム（bass control）もまた7まで上げられた。正弦波低周波音が用いられない場合には、低音ボリュームはゼロに置かれた。

　治療が続いている間、セラピストが被験者のところに残ったが、アイコンタクト、その他あらゆる形の身体的、あるいはコミュニケーションに関わる接触を避けて、部屋で静かに腰掛けた。

　30分のテープの終わりに、セラピストが全ての（ボリューム）コントロールをゼロにし、そして独立の測定者が戻ってくるように求められた。直ちに血圧が測られた。その後、独立の測定者は再び各個人に関連する測定を行った。最後に、測定（結果）が、日付と時間が記録された用紙に記入された。観察されたその他の行動が、カルテのために記録された。

　それぞれの治療が行われている間、被験者は測定を行う目的のために、必要最小限以外の着衣は脱がされた。被験者には治療の間、常に毛布が掛けられていた。測定が行われている間、とりわけ血圧測定の間、それが適切である場合、被験者を言葉によって安心させた。

　データを分析するためにノンパラメトリック統計検定が使用された。また、一連の計画的直交対比が試みられた。

結果

　実験から得られたデータは、各条件の各被験者ごとにパーセント値へ変換された。

表3は、MMBPの試験の後で明らかになった全ての被験者の関節可動域の変化がパーセンテージで示されている。表中の測定は、特に被験者それぞれのためにとられたものである。ゼロの数値が書かれているところでは、試験の後に行われた測定で、動きの度合いに何の変化も記録されなかった。

　表4（p74参照）は、VA療法による試験（条件B）の後で明らかになった全ての被験者の関節可動域の変化がパーセンテージで示されている。ゼロが書かれているところでは、試験の後に行われた測定で、関節可動域に何の変化も記録されなかった。

　表5（p75参照）は、音楽のみによる試験（条件C）の後での被験者の関節可動域の変化がパーセンテージで示されている。ゼロが書かれているところでは、試験の後に行われた測定で、被験者の関節可動域に変化は記録されなかった。

　表6（p76参照）は、各被験者の各々の測定の平均であり、3つの条件における関節可動域の変化がパーセンテージで示されている。

　右側の欄では、各々の被験者によって最も大きな改善が達成された条件が示される。これは、条件Aにおいて10例の被験者が、条件Bにおいては13例の被験者が、条件Cにおいては4例の被験者が、もっとも改善したことを示す。

　条件A（MMBP治療）での、関節可動域変化のパーセント値全体の平均は＋9.26％（標準偏差13.86％）、ひとりの被験者で改善された関節可動域の平均値での最大は＋63.82％、関節可動域の縮小がみられた平均値の最大のものは－10.93％であった。

　条件B（VA療法）での、関節可動域における変化のパーセント値全体の平均は＋7.95％（標準偏差7.88％）であった。この条件では、個別の被験者の関節可動域の平均値にみられた最大の改善は＋31.47％、個別の被験者の関節可動域で記録された最も大きな縮小は－5.21％であった。

　条件C下では、関節可動域変化のパーセント値全体の平均は＋3.36％（標準偏差11.45％）であった。ひとりの被験者の関節可動域の平均値でみられた最大の改善は＋27.65％、ひとりの被験者で記録された最大の縮小は－34.48％であった。

　フリードマン二元分散分析（Friedman 2-way Anova）では、各条件間に全般的な差は見られなかった（P=0.1054）。条件間の比較を見るために、条件Aと条件B、そして条件A、Bと条件Cを比較するフリードマン・カイ二乗（Friedman Chi squared）を分割（partitioning）することで、計画的直交対比が行われた。

表3　関節可動域における変化のパーセンテージ：条件A

被験者	測定1	測定2	測定3	測定4	測定5	測定6
1				+2.08	+2.97	−2.00
2	−75.00	+43.18	+30.15	+14.81	+10.37	+40.00
3		+2.35	+6.45	+5.75	00.00	
4		+6.66	−9.88	00.00	+30.77	+1.92
5		+1.18	−2.29	+1.76	+3.60	−25.00
6						+13.46
7						+63.82
8		−14.81	+22.22			+25.80
9		+42.22	+11.53	−17.14	−4.22	+28.12
10		+7.69	+2.32	+7.07	−3.06	+22.22
11		−10.93				
12		−1.53	+4.59	+2.65	+5.88	+8.82
13			+6.02			+47.90
14	+26.66	+8.88	00.00		+38.46	
15			+5.37			+24.24
16				+1.25	−1.25	+13.79
17				+3.88		+22.91
18				+7.47	−1.78	−35.48
19						+3.29
20		+9.30	+21.62	+4.34	+1.05	
21			00.00	00.00	+1.92	+15.78
22		+3.57	+3.92	−3.44	00.00	+25.00
23		+3.12	+6.74	−36.89	+10.47	+15.78
24					−10.44	+11.42
25		+18.75	+30.76	+18.18	+14.28	
26		+32.69	+20.77	−11.11	−2.67	+36.53
27						+6.89

表4 関節可動域における変化のパーセンテージ：条件B

被験者	測定1	測定2	測定3	測定4	測定5	測定6
1				＋1.04	＋3.96	
2	＋50.00	＋13.63	－6.34	＋1.85	＋7.54	－60.00
3		00.00	＋4.30	＋2.30	＋29.41	
4		＋13.33	＋1.23	00.00	－38.46	－1.92
5		00.00	00.00	＋2.65	00.00	＋9.72
6						＋14.31
7						＋10.63
8		＋7.40	＋8.33			－3.22
9		＋15.55	＋15.38	－22.85	＋2.81	＋43.75
10		－5.12	＋9.30	＋7.07	－2.04	＋12.96
11		00.00				
12		00.00	＋3.44	＋3.53	＋4.90	00.00
13		＋3.61				＋14.58
14	00.00	＋4.44	＋5.40			＋61.53
15			＋2.15			＋37.37
16		－1.75	00.00	＋8.75	＋3.75	－3.44
17		00.00		＋.97		－16.60
18				00.00	＋4.46	＋8.06
19						＋17.58
20		＋13.95	＋24.32	00.00	＋1.05	
21			－3.29	＋3.92	＋0.96	＋34.21
22		＋7.14	＋3.92	－3.44	9.37	＋25.00
23		＋4.68	＋4.49	＋4.85	＋1.90	＋30.52
24					－1.49	＋21.42
25		＋12.50	＋76.92	＋13.63	＋22.85	
26		＋21.15	＋33.76	＋1.11	＋4.46	＋1.92
27						＋3.44

表5　関節可動域における変化のパーセンテージ：条件C

被験者	測定1	測定2	測定3	測定4	測定5	測定6
1				−2.08	+1.98	−4.00
2	+25.00	−6.81	00.00	−3.70	+0.94	+5.00
3		00.00	+2.15	−14.95	−5.88	
4		−8.00	+1.23	+4.17	00.00	−1.92
5		+1.18	+1.14	+3.53	+6.30	+13.88
6						+9.61
7						+27.65
8		00.00	+55.55			+12.90
9		+8.88	00.00	−25.71	+1.41	+12.50
10		+23.07	00.00	+7.07	+2.04	+7.40
11		−3.12				
12		+10.12	+3.44	+2.65	00.00	+16.17
13			+6.02			+18.75
14	00.00	−20.00	+11.11	−13.51		+53.84
15			00.00			+11.11
16		00.00	00.00	−1.25	−12.50	−10.34
17		+3.57		+1.94		00.00
18				+1.86	−3.57	−14.51
19						00.00
20		+32.55	+2.70	00.00	+1.05	
21			00.00	+0.98	−1.92	−13.15
22		−1.78	−1.96	−3.44	00.00	−3.12
23		+12.50	+3.37	−3.88	+12.38	+5.26
24					−2.98	+7.14
25			+15.38	+13.63	+40.00	
26		00.00	00.00	+5.55	+0.89	+9.61
27						−34.48

表6　3つの条件における関節可動域の平均改善パーセンテージ

被験者	条件A（MMBP）	条件B（VA療法）	条件C（プラセボ）	最善の条件
1	+1.02	+2.50	−1.37	B
2	+10.58	+1.11	+3.40	A
3	+3.64	+9.00	−4.67	B
4	+5.89	−5.16	−0.90	A
5	−4.15	+2.47	+5.21	C
6	+13.46	+14.31	+9.61	B
7	+63.82	+10.63	+27.65	A
8	+11.07	+4.17	+22.82	C
9	+12.10	+10.93	−0.59	A
10	+7.25	+4.43	+7.92	C
11	−10.93	00.00	−3.12	B
12	+3.88	+2.37	+6.48	C
13	+26.96	+9.09	+12.38	A
14	+18.50	+17.84	+7.86	A
15	+14.80	+19.76	+5.55	B
16	+4.60	+1.46	−4.82	A
17	+13.39	−5.21	+1.84	A
18	−9.93	+4.17	−5.41	B
19	+3.29	+17.58	00.00	B
20	+9.08	+9.83	+9.07	B
21	+4.42	+8.95	−3.52	B
22	+4.24	+8.40	−2.06	B
23	−0.15	+9.29	+5.93	B
24	+0.49	+9.96	+2.08	B
25	+20.49	+31.47	+23.00	B
26	+15.24	+12.48	+0.99	A
27	+6.89	+3.44	−34.48	A

MMBPによる治療（条件A）とVA療法（条件B）の間には、有意差は見られなかった（$\chi^2=0.1$ ns）。何名かの被験者ではVA療法で関節可動域がより拡大した一方で、それと同数の被験者でMMBPによる治療後に関節可動域がより拡大した。この点に関しては、異なる治療アプローチに対する反応に関しての、被験者間での違いについて重要な問題を提起しているため、考察で触れる。

　2つの条件を組みあわせたもの（AとB）とプラセボ条件（C）を比較した場合、有意差が見られた（$\chi^2=5.3$、$P<0.05$）。被験者の関節可動域は、プラセボ条件で得られたものより、治療条件の後の方が有意に大きかった。

　追加試験（additional trials）においては、VA療法による3回の追加試験（B）から得られた平均値を、プラセボによる3回の試験（C）とをウィルコクソン順位和検定法で比較すると有意差が明らかになった（$P=0.0051$）。被験者はVA療法で治療された場合、プラセボ治療が与えられたときよりも、一貫してより大きな関節可動域を示した。

――― 考察

　実験は、MMBPによる治療と比較した場合、VA療法の方が、関節可動域の改善に、より大きな効果を持つであろうという仮説を裏付けるものではなかった。計画対比（planned comparisons）（群間差対比）においては、2つの治療条件を組み合わせたもの（AとB）とプラセボ条件とを比較した場合、有意差が見られた。VA療法による治療とプラセボ治療条件を用いて、無作為に選ばれた10名の被験者集団に対して行われた、一連の追加試験の結果は集団間の有意差を明らかにした。

　この研究では新しい条件、すなわちMMBPによる治療を取り入れる一方で、各条件で1回のみの試験を行っただけでも同様の効果が得られるのを見極めるために、前章に記述された研究から明らかになった効果を再評価した。音楽と運動の有効性を裏付ける文献は数少なく（Bean 1995; Cosgriff 1988; Wigram & Weekes 1983）、また、痙性の脳性麻痺を対象に、音楽と運動によるプログラムと、他の介入、あるいは対照条件とを比較した研究は皆無である。

　MMBPによる治療を用いた治療技術は、過去10年の間に進展をみせ、患者を

扱うこと、適切な音楽を選ぶことの専門化した技術によって、このセッションは高い筋緊張、あるいはアテトーシス様障害（athetoid disability）患者に効果のあるものとなった。この技法は、最良の反応、すなわち患者が治療のプロセスの一端を担えるような反応を引き出すために選ばれた音楽と、注意深く組み合わされた一連の特定の運動を発展させてきた。

　理学療法、MMBPのような、共同的プログラムの効果に関する臨床的経験から、このような治療形態が患者にとって有益であろうと推測されていた。本研究はMMBPによる治療、VA療法の双方が、プラセボ治療よりも、関節可動域に有意な、より大きな改善をもたらすことを示している。プラセボと比較した際のVA療法の値は、この介入形態が痙性によって引き起こされる高い筋緊張を伴う患者に有益であるとの理論を裏付けるものである。

　聴覚障害、重度精神遅滞児・者、非臨床的被験者を含めた、他の臨床集団を対象にした研究は（Darrow & Gohl, 1989; Madsen他、1991; Pugol, 1994; Standley, 1991）、VA療法のもつ効果については限られた証明しか見いだしていない。これらの研究で用いられた装置は、正弦波低周波音の使用を取り入れたものではなかった。

　この結果から考え得ることとして、高筋緊張をもつ何名かの被験者は、リラクセーションよりも能動的な治療に対してより反応を見せたことがある。

　被験者の中には人間の相互作用を楽しみ、それに対してより良い反応を見せる者もいるため、そのような者にとっては、MMBPによる治療アプローチがより有益であり、動こうとする動機を刺激し運動の自由を促し、より広い関節可動域を促すことが臨床的経験から既に示されている。

　このような被験者に対して最大の効果を得るためには、被験者自身が運動に参加する要求と結び付け、関節可動域を拡げる受動的運動によって、最もよい反応が得られるのである。ゆえに、このような被験者がMMBP（条件A）によって治療された場合、関節可動域の改善がみられた。

　反対に、VA療法が施された条件Bでは、これらの被験者では関節可動域の、より小さな改善しか見られなかった。被験者自身は言語を持たず、何故自分がVA療法と比べて能動的な治療アプローチに好ましい反応を示すのかを伝えることが出来なかったため、このような違いの理由を明らかにすることは困難である。

　ベッドに横たわって音楽と低周波音に晒されるVA療法の効果がより小さいこ

とを示す結果となったこれらの被験者は、以下のような理由によって、こうした反応をした可能性がある。

1) 被験者がベッドの上に1人にされたことで動揺した。
2) 被験者が人間との接触が与えられた際、より反応するようになった（随意的運動が増やされ、それに従い関節可動域が拡がる）。
3) 接触が生の音楽と能動的運動を含むものである場合、被験者はより反応するようになる。

MMBPによる試験よりも、VA療法による試験により良く反応した被験者では逆の推論をすることができる。これらの被験者は、MMBPによる試験の間に自らの身体の一部が動かされたことで怯えてしまった、あるいは不安のレベルが高まった可能性がある。

MMBPには、最大限可能な幅まで身体の様々な部位の関節可動域を伸ばすような運動（exercises）を、スタッフが行うことが必要であり、また、重度な痙性の被験者に圧力を加えることは、痙攣の増大、それに続く関節可動域の縮少へとつながることもある。不安のレベルが高まること、運動の間に（身体を）操られることに対する全身的な過敏状態からの影響によって、被験者の緊張が高まり、関節可動域での伸展を促すために意図された受動的な運動に対する抵抗が、より大きくなる結果につながる可能性もある。

それ故に、このような被験者がMMBPによる試験で治療された場合よりも、振動音響装置に横たわった場合（VA療法）の方が関節可動域で、より大きな改善を示す数値が見られるとき、このような影響に関して以下のような推論が成り立つ。

1) これらの被験者は、痛みを伴う動きに対する不安、身体的接触への抵抗、集団という状況への不安などを含めた様々な理由によって、（身体を）操られることにあらがうように反応した。
2) これらの被験者は、VA療法による治療セッションでの静かな環境の中で、より心地よく感じリラックスするとともに、1人にされる方を好んだ。

3）これらの被験者は、自らの身体の内での振動的な音という身体的感覚を楽しみ、より大きなリラクセーションを生みだした。

　実験では、考察の対象に入れていない多くの変数が存在している。による試験で用いられた音楽が被験者に対して影響を及ぼしていた可能性もある。VA療法により良く反応した被験者は、MMBPのセッションで用いられた音楽の様式、速さ、リズムには反応しなかった、あるいは抵抗したとも言えよう。

　VA療法による試験で用いられた音楽は、能動的なアプローチに対してより好ましく反応した患者にとっては、苛立つものだったこともあり得る。MMBPによる治療セッションでは、自らの身体に起きようとしている運動を被験者が感じ、それを先取りするのを助けるために、リズミカルな音楽がきわめて頻繁に用いられた。VA療法による試験では、音楽はより緩やかでリズミカルではなく、刺激を与えない傾向にあった。

　何名かの被験者にとっては、このような音楽が効果を持たないばかりでなく、覚醒レベルを高め、高まった筋緊張を刺激するような、苛立つものだった可能性もある。

　試験の中で十分には考慮に入れなかったもう一つの変数として人為的要因がある。音楽と運動のセッションでは、被験者はさまざまな理学療法、音楽療法のスタッフによって治療された。スタッフの被験者の扱いに対する感性はさまざまであり、あるスタッフがそのアプローチによって、他のスタッフよりも被験者により大きな不安を起こすことが見られた。スタッフは全員、アプローチの訓練を積んでいたが、個人差が不可避的に存在し、他のスタッフよりもより繊細な技術を磨いてきている者もあった。このため、条件Aと条件Bとの間にみられた差の一部は、スタッフの（被験者の）扱い方に帰することもできよう。VA療法のセッションでは同一のスタッフが、被験者全てを扱う役割を担った。

　治療として何時もMMBP、あるいはVA療法を用いているスタッフにとって、両方の治療アプローチが患者の筋緊張低下、関節可動域改善で、プラセボ治療よりも効果的であったことは、安心させるものであった。

　このことは、より詳しく検討されるべきもう1つの問題を提起している。前の研究（第5章）では、被験者全員に各条件で6回の試験が行われ、結果の平均が出された。これらの条件間で有意差が見いだされた。今回追加試験で被験者にVA

療法とプラセボ治療を、3回行った。最初の試験では、両条件での測定値の違いを比較すると、18名の被験者がVA療法により好ましい反応を示した一方、9名はプラセボにより好ましい反応を示した。追加試験では、10名の被験者全員が、プラセボよりもVA療法に対してより好ましい反応を示した。

　この結果は、繰り返されることによって被験者がこの治療形態に対し、より反応するようになり、彼らの大多数が関節可動域の改善を示したものであると推論できよう。被験者はVA療法を知り、それに慣れたように思われるのである。検討されていないこととして、MMBPによる治療に関してさらに試験を行った際に、これと同じ効果が得られるか否かがある。

　VA療法は（被験者の身体への）操作がなく、実施されるときは常に一貫して同一のことが行われる予測可能な治療形態であるため、繰りかえしを通じて改善しているであろう結果がより得られやすい。表現し受容するという意思疎通に厳しい制約のあるこれらの特定の問題をもつ患者が、より安心し心地良く感じている可能性もある。

　この実験も筆者による別の実験も、多くの治療による段階的な改善によってもたらされる累積的な効果の評価を必要としていなかった。しかしながらプラセボと比較した場合、VA療法が有意に有効な治療であることを示した。

　考慮されねばならないもう一つの変数は、グループでの試験と個別試験との違いである。グループという環境が、ある者には恐れを抱かせ、他の者には助けになるものであるため、結果に影響を及ぼした可能性がある。同じ推論は、VA療法とプラセボの試験で、個々が傾聴したか孤独感を感じたかの影響に適用することができる。今後の研究では、全ての条件で個別的に試験を行うことが、より整合した方法となるであろうし、また、異った結果をもたらす可能性もある。

　これらの3つの介入の違いに関して、本実験からなんらかの結論を引き出すことは可能であるが（この研究と第5章の研究から得られた、VA療法の有効性を支持するようなある程度の証拠は存在するものの）、この臨床群に属する患者を対象とした、VA療法、あるいはMMBPによる治療の持つ確かな価値について、明確な結論を下すためには、さらに研究が必要である。

第7章

健常被験者の振動音響療法に対する気分と生理的反応の測定

Tony Wigram

―――― はじめに

　事例報告で（Skille, 1991 Wigram 1993）振動音響（VA）療法は、被験者の気分、およびリラクセーション状態に対して効果を持つと指摘されてきた。臨床研究では、高いレベルの不安、あるいはストレスをもつ患者が、治療の間リラックスし、より落ち着いた満足した状態になることをVAが手助けしている。この治療形態には、リクライニングチェア、あるいはベッドの上に横になるため、リラックスさせるような音楽あるいは被験者に振動を生じさせるような脈動する正弦波低周波音がない場合でも、リラクセーションが起こるかもしれない。このため本研究は、リラクセーションを促すような静かで落ちついた状況で行われるVA療法が、健常な被験者の生理的精神的状態での変化を、プラセボ治療（音楽単独）、あるいは何の処置もしないで普通に同じ時間を休んでいる場合（対照）よりも有意の効果を持つか、測定するよう計画された。

実験の仮説
　実験における仮説は以下の通りである。

1. 覚醒水準、快感度（hedonic tone）、血圧、脈拍数は、リラックスする音楽および対照条件と比較して、VA療法の方が低下するであろう。
2. 30分間続けて測定した脈拍数は、被験者がVA療法を受けた場合、リラックスする音楽による治療、または対照条件の場合よりも有意に低

下するであろう。

方法

大要

　実験では、プラセボ、および対照条件と比較した場合の、VA療法の効果を検討した。群相互間と、群内部の差を特定するために、多くの変数が考慮の対象とされた。被験者は、さまざまな職業集団、そして幅広い年齢層から抽出された者である。被験者は無作為に3つの異なる（実験の条件）群に分けられた。

1) 群1は、振動音響ベッドを通して演奏される、鎮静的な"ニューエイジ"の音楽、および脈動する44Hz正弦波低周波音を受けた。試験（trial）は30分間続いた。
2) 群2は、同様に振動音響ベッドを通して演奏される音楽単独を受けた（低周波音が除かれた群1の場合と同一の音楽）。試験は30分間続いた。
3) 群3は、対照群であり、振動音響ベッドの上で休む時間を設けたが、被験者は、何の刺激も受けなかった。試験は30分間続いた。

　血圧と脈拍数が生理的変化の指標として測定された。UWIST-MACL（UWIST Mood Adjective Check List：UWIST気分形容詞チェックリスト）が、全体的覚醒（general arousal）、エネルギー覚醒（energetic arousal）、緊張覚醒（tension arousal）、快感度（hedonic tone）を測定するために用いられた。

　各被験者は一回の試験を受けた。血圧、脈拍数、気分が試験の前後に測定された。Samsung社の心拍計を用いた継続的な脈拍の測定を通して、各被験者における30分の試験の間の脈拍数の変化について、さらにデータが収集された。脈拍は、右手人差し指で測定された。各被験者は、30分続く試験のために（実験室に）足を運んだ。

被験者

　学習障害者対象の大病院のスタッフの内から、18歳から67歳までの60名の被験者（男性30名、女性30名）が、VA療法の効果を評価するための試験に参加することを申し出た。被験者は、看護師、ソーシャルワーカー、心理学者、セラピスト、管理職、秘書、看護助手、サービス要員、教育スタッフ、メンテナンス要員、などを含む病院内の様々な職業に携わっている者である。被験者は、各群の男女数が同じになるよう、無作為に3つの群へ振り分けられた。

　被験者にはその後、最新の禁忌リストを用いて、VA療法の禁忌の対象となっているか確かめるための質問がされた。

　群内部と、群相互間の変数の一つとしてのニコチンの効果を検討するために、被験者のうち何名が喫煙者であるか、1日平均何本吸うかのデータも採られた。

実験装置

　この実験に用いられた装置は、実験用に特別に作られたものである。スプリングベッドのフレームを使い、18インチのスピーカが2つ、コーンを上向きにした状態でスプリングの下のボックスに取り付けられた。スピーカボックスには2インチ×8インチの音響的バランスのためのポートがあり、各スピーカのコーンは、ベッドのスプリングの下約2インチのところにあって、被験者がスピーカの表面から2インチ以内のところに身体を横たえられるようになっている。スピーカは、被験者がベッドに横たわったとき、一つが被験者の身体の胸部および上腹部に、もう一つが、大腿下部、膝、上部ふくらはぎにくるよう配置された。スプリングの上には、一重のポリエチレンシート（失禁に対する予防策）があり、その上に、半インチ厚のパイル羊皮が敷かれた。

　スピーカは、この実験のために作られたアンプであるAmba-414によって駆動された。このアンプの最大出力はチャネルあたり80W（RMS）であった。

　脈動正弦波低周波音波、および（大要で示した）条件1）、2）の音楽はテクニクス RS-T11 ステレオカセットデッキで演奏された。

　（振動）強度と音質調整は、アンプ上で数値として表示された。この実験を行う間、主ボリュームと低音ボリュームは常に同じ点にセットされた。

　低周波音と音楽による治療を被験者が受けた際には、低音および主ボリュームは、数値目盛で＋7にセットされた。音楽単独の治療を被験者が受けた際には、

主ボリュームは＋7に、そして低音・高音の音質調整はゼロにセットされ、音楽単独の条件において均一な音のバランス、および（条件1と）同等の音量を保つことが確保された。

被験者は水平の姿勢で治療を受け、スピーカはコーンを上に向けてベッドの中へセットされた。装置は電気的に絶縁された。録音されたものは、音楽の様式、低周波音の強度、および音楽の全体的な強度が、各試験で同じになるようにした。

条件1）、2）で用いられた音楽は、Daniel Kobialkaによる「水晶の洞窟」（Crystal Caverns）であった。この音楽は、「ニューエイジ」と表現されるものであり、シンセサイザで作られた、調性的、旋律的、和声的で、パルス的ではない音楽と特徴づけられる。健常者（non clinical population）を対象にした試験においては、この種のニューエイジ音楽が有益であるが、それは、このような音楽のもつ中立的、即興的で、さらに、おそらく少し穏やかな特徴によって、連想および以前の経験が反応に影響を与える可能性を低められるからである。この曲の長さは30分で、ピークトゥピークで約8秒周期で脈動する44Hzの正弦波音が、ファンクション・ジェネレータから音楽とともにテープ上に録音された。

測定法

実験では生理的変化および心理的変化の測定結果が記録された。血圧と脈拍数が、各試験の前後に記録された。John, Bell & Croyden model DS-175 自動膨張（auto-inflation）デジタル血圧計が、血圧および脈拍を記録するために用いられた。加えて、脈拍数は、各試験の間継続的に測られ、5分ごとに平均値がコンピュータによって自動的に記録された。

最初の測定は、試験開始から5分後に行われ、最後の測定は試験開始後35分の時点で行われた。各被験者に対して、5分おきに計7回、脈拍数の測定結果が記録された。Samsung社の光センサー指測定式の脈拍計が用いられた。データは、5分間隔での脈拍測定結果を記録するためのサンプラ・プログラムを用い、BBCマスタ・コンピュータを通して収集された。

実験における主観的評価には、気分状態の全体的指標として、とりわけ、エネルギー覚醒、全体的覚醒、緊張覚醒、快感度の変化を評価するために、UWIST-MACLが用いられた。気分とは、Meyer（1986）によって、最低数分間は持続する、情緒的感情（emotional feeling）に結びつくような経験と定義されている。

UWIST-MACLとは、24項目の形容詞によるチェックリストで、被験者は「非常にあてはまる―少し―少しちがう―まったくあてはまらない」と配された、1～4の尺度上に印をつけるよう求められる（Mathews他、1990）。

形容詞は、エネルギー覚醒（EA）、全体的覚醒（GA）、緊張覚醒（TA）、快感度（HT）に関しての肯定的（＋）な面、あるいは否定的（－）な面を示すように選ばれたものである。

記入用紙が試験の前後にデータを収集するために用いられ、被験者は、形容詞を4つの目盛のある尺度上で評価するよう求められた。被験者は、不正確や脱落を防ぐため用紙の上で定規を用いるよう促がされた。試験の最後にUWIST-MACLの採点手順に従って成績が記録された。

統計分析は分散分析によって試みられた。群相互間の予想される差は「VA療法」対「音楽単独」を計画的直交対比によって分析した。そして「VA療法」群対「音楽単独」群、「VA療法と音楽単独」群対「対照」群が比較検討された。

手順

被験者は、まず最初にUWIST-MACLに記入するよう求められた。それから被験者には、UWIST-MACLの実施に対する指示（Matthews他、1990）に従って、以下の指示が与えられた。

「あなたには人間が持つ気分、感情を表現する言葉のリストが渡されます。このチェックリストを埋めるためには、その時点であなたがどう感じているか（あなたが普段どう感じているかではなく）を、その言葉がどれだけうまく表わしているかを示さなければなりません。あなたは4つの可能な答え――〈非常にあてはまる〉〈少し〉〈少しちがう〉〈まったくあてはまらない〉から1つを選ばなければなりません。これらの選択肢には、1〈非常にあてはまる〉から、4〈まったくあてはまらない〉までそれぞれ番号がふってあります。あなたの今の気分を最もよく表す答えに対応する番号をマルで囲んでくれれば結構です。作業は手ばやく行い、自分の答えを考えるのにあまり多くの時間を掛けないで下さい。あなたが思いついた最初の答えが、普通は一番よいものなのです。例えそれが難しいと感じても、全ての言葉について答えて下さい。できるかぎり正直に、あなたに該当することを答えて下さい。そう答えるのが正しいように思われるからといって、無理な答えはしないで

ください。あなたの答えが他人に漏れることは決してありません。」

> 例：最初の単語が〈快活な (lively)〉であって、あなたが少し快活に感じたら、下に示した、〈2〉にマルをつけて下さい。
>
> | | 非常にあてはまる | 少し | 少しちがう | まったくあてはまらない |
> |---|---|---|---|---|
> | 快活な | 1 | 2 | 3 | 4 |

　次に被験者はベッドに横になり、くつろぐように求められた。5分間の安静時間の後、自動膨張（automatic inflation）デジタル血圧計を用いて血圧および脈拍数が測られた。それから、脈拍数を継続的に測るために、脈拍計が被験者の指にとりつけられた。被験者には以下の言葉以外は、試験に関して情報を与えられなかった：（群1と群2）。

　「30分間ベッドの上に横になっていて下さい。起き上がらないで下さい。音楽が鳴るのが聞こえます。何でもあなたの好きなことについて考え、そしてリラックスするようにしてかまいません。あなたが受けているものについて今はあなたに知らせませんが、試験の終了後私達が解明しようとしているものについて、もっとお話しします。30分後に私がここに入ってきて、あなたの血圧を測ります。私が血圧測定を終えるまで、腕をずっとベッドの上に置いたままにしておいてください。それが終われば試験は終了です。」

群3には、以下の指示が与えられた。

　「30分間ベッドの上に横になっていてください。起き上がらないで下さい。何でもあなたの好きなことを考え、リラックスしていてかまいません。あなたが受けているものについて、今はあなたに知らせませんが、試験の終了後私達が解明しようとしていることについて、もっとお話しします。30分後に私がここに入ってきて、あなたの血圧を測ります。私が血圧測定を終えてしまうまで、腕をずっとベッドの上に置いたままにしておいてください。それが終われば試験は終了です。」

　試験の終了後ただちに、血圧測定が行われた。被験者は2回目のUWIST-MACLへの記入をして、試験後の気分を記録するように促された。被験者が先に書いた採点を参照しないことを確実にする注意が払われた。

結果

　表1は、3つの群での、気分、血圧、脈拍数の差を示す。対照群におけるエネルギー覚醒（EA）のプラスの数値は、エネルギー覚醒の増大を示し、VA療法群で快感度（HT）につけられたプラスの数値は、快感度の増加を示した。それ以外の全ての数値は、覚醒水準、血圧、脈拍数の低下、快感度に変化がなかった、ないし低下を示した。

　表2は、群相互間の有意差を明らかにするエネルギー覚醒（EA）、全体的覚醒（GA）、緊張覚醒（TA）の分散分析の結果を示す。快感度の測定では、差は予想された方向を示したが、群相互間での有意差は見出せなかった。

　表3は、収縮期血圧（SBP）、拡張期血圧（DBP）、脈拍数（HR）の分散分析の結果を示す。差は予想された方向を示したが、群相互間での有意差は見出せなかった。

　表4（p90参照）は、VA療法が音楽のみの場合と異なるか、2つの条件の組合せが対照条件と異なるかどうかを評価するために試みられた計画的直交対比の結果を示す。これらは、VA療法を受けた群の数値が音楽のみを受けたもの以上に低下し、2つの条件の組合せが、一般的覚醒（GA）、エネルギー覚醒（EA）、緊張覚醒（TA）で、対照条件以上に低下したことを示した。快感度（HT）についての数値は、群相互間での有意差は明らかにされなかった。

　表5（p90参照）は、計画的対比の結果を示す。群相互間の血圧の有意差は明らかにならなかった。VA療法を受けた群と音楽のみを受けた群の間の脈拍数で有意差は見つからなかった。計画的対比では、VA療法と音楽単独を組み合わせた群と対照群間にだけが有意に脈拍数が減少したことを示した。

　表6（p91参照）は、繰り返して行われた脈拍数の測定から得られたデータを示す。脈拍数は、3つの群でそれぞれ異なる量で減少した。VA療法の間、7つの時点で脈拍数が測定され、時間を経るにつれて脈拍数が全体的に低下することがはっきりした。$F_{(6,324)}=7.3, P<.0001$。脈拍数の低下は、群間に有為な差異があった（群ごとの時間の交互作用が$F_{(12,342)}=2.04, P=.02$）。

　女性被験者と比較して、男性被験者の反応に有意差は見られなかった。異なる年齢群を比較しても有意差は見られなかった。被験者のうち喫煙者は11％のみであり、これらの被験者が各群に不均等に散らばっていたため、喫煙者と非喫煙

表1 気分と生理学的な行動(physiological behavior)における変化の平均と標準偏差

	群1(VA療法) 平均 (標準偏差)	群2(音楽のみ) 平均 (標準偏差)	群3(対照) 平均 (標準偏差)
エネルギー覚醒 (EA)	−5.2 (4.46)	−2.4 (5.10)	＋1.0 (4.61)
全体的覚醒 (GA)	−11.9 (7.13)	−5.8 (7.22)	−0.8 (7.89)
緊張覚醒 (TA)	−8.5 (5.92)	−4.7 (5.56)	−2.3 (7.31)
快感度 (HT)	＋1.25 (4.17)	0.0 (4.12)	−0.85 (4.65)
収縮期血圧 (SBP)	−9.4 (11.09)	−8.6 (8.67)	−5.3 (9.07)
拡張期血圧 (DBP)	−6.2 (9.87)	−2.8 (8.13)	−1.5 (9.37)
脈 拍 数 (HR)	−5.4 (7.38)	−4.2 (9.12)	−0.6 (5.98)

表2 EA, GA, TA, HTの分散分析

	群間のD.F.	群内のD.F.	F比(F Ratio)	F確率(F Prob)
EA	2	57	8.6125	.0005
GA	2	57	11.3147	.0001
TA	2	57	4.8992	.0109
HT	2	57	1.1974	.3094

表3 SBP, DBP, HRの分散分析

	群間のD.F. (Between Groups)	群内のD.F. (Within Groups)	F比(F Ratio)	F確率(F Prob)
SBP	2	57	.9848	.3798
DBP	2	57	1.4308	.2476
HR	2	57	2.2579	.1138

表4 EA, GA, TA, HTの計画的対比

	自由度	F比 (F Ratio)	P値 (1 tail)
エネルギー覚醒 群1 vs 群2	1,57	3.7	< .05
エネルギー覚醒 群1と群2 vs 群3	1,57	14.0	< .001
全体的覚醒 群1 vs 群2	1,57	7.5	< .01
全体的覚醒 群1と群2 vs 群3	1,57	16.1	< .001
緊張覚醒 群1 vs 群2	1,57	4.7	< .05
緊張覚醒 群1と群2 vs 群3	1,57	6.9	< .01
快感度 群1 vs 群2	1,57	0.9	N.S.
快感度 群1と群2 vs 群3	1,57	1.5	N.S.

表5 SBP, DBP, HRの計画的対比

	自由度	F比 (F Ratio)	P値 (1 tail)
収縮期血圧 群1 vs 群2	1,57	0.06	N.S.
収縮期血圧 群1と群2 vs 群3	1,57	2.12	N.S.
拡張期血圧 群1 vs 群2	1,57	1.5	N.S.
拡張期血圧 群1と群2 vs 群3	1,57	1.5	N.S.
脈拍数 群1 vs 群2	1,57	0.04	N.S.
脈拍数 群1と群2 vs 群3	1,57	4.9	< .05

表6　7回の測定にわたるHRの平均および標準偏差

	群1（VA療法）平均（標準偏差）	群2（音楽のみ）平均（標準偏差）	群3（対照）平均（標準偏差）
脈拍数（測定1）	72.7（7.63）	72.3（13.17）	75.3（10.10）
脈拍数（測定2）	70.7（7.41）	70.8（12.07）	73.9（10.54）
脈拍数（測定3）	69.7（7.06）	70.6（11.22）	74.0（10.88）
脈拍数（測定4）	68.9（7.04）	70.2（12.28）	72.4（10.67）
脈拍数（測定5）	66.3（6.00）	69.7（12.76）	70.7（13.13）
脈拍数（測定6）	65.2（6.48）	69.8（12.23）	73.7（11.10）
脈拍数（測定7）	64.5（5.67）	69.8（12.42）	73.6（11.26）

者との間の、いかなる差についてのデータ分析も、被験者間の有意差を明らかにするとは思われなかった。

考察

　実験の結果は、音楽単独群と比較したVA療法群において、ならびに音楽単独の群とVA療法の群を組みあわせたものと対照群を比較した場合、エネルギー覚醒、全体的覚醒、緊張覚醒が有意に低下を示した。快感度の差は期待されていた傾向を示したものの、有意差は見出せなかった。血圧および脈拍数は群相互間に有意差は見られなかった。しかしながら、計画的対比によって、群3（対照）と比較した場合、群1および群2（VA療法および音楽単独）の方が、脈拍数が有意に低下したこと、そして継続的に測定した脈拍数の低下に注目すると、3つの群相互間に差のあることが示された。

　この実験の持つ重要な側面の一つとして、先行研究ではあまり行われていない被験者からの自己報告によって、VA療法の効果に対する証拠が与えられたことである。VA療法の成果の多くは、ほとんどが言語を持たない、あるいは表現的言語と理解が限られた患者群によって得られたものであった。

この研究で行われた測定によって、音楽単独による治療、および対照群と比較した場合の、健常者集団の覚醒度、快感度、血圧に対するVA療法の効果が明らかにされた。

　実験は、治療群ではVA療法が覚醒度を低下させ快感度を向上させる点で、他の2つの群のいずれよりも有意に大きな効果を持つこと、それに従って血圧も低下することを示すであろうと予想されていたものであった。

　今日までの事例報告は、被験者、患者からまとめられたコメント以外の計量的データは収集されていないが、VA療法の結果として、エネルギーと覚醒度が低下すること、VA療法を受ける体験が気持の良いものであることを示している。

　実験の結果は、音楽単独による治療（および対照条件）と比較した場合、覚醒度は有意な低下を物語っている一方で、快感度では被験者は有意の改善は記録しなかった。データはVA療法条件の快感度における小さな向上を明らかにしたが、より大きな標本群を対象にしたさらなる試験によって、決定的な結果が明らかにされるであろう。

　生理的データを考察するにあたっては、先行する試験から得られた事例の結果が血圧の低下を示している（Saluveer & Tamm, 1989）。とはいえ、このような試験は、対照群あるいはリラックスさせる音楽による治療を用いずに行われ、治療中の血圧の低下を測定しただけのものであった。本実験では、VA療法をリラックスさせる音楽による治療と比較した場合、そして音楽単独と組み合わせたVA療法と対照群を比較した場合の、血圧、脈拍数における低下を測定したが、各条件の間で、結果は予想されていた方向を示したものの、有意差は示されなかった。生理的変化における群相互間の有意差のひとつが明らかにされたものとして、対照群と比較した場合の、VA療法群と音楽単独の群を組みあわせたものにおける脈拍数の低下がある。今回の実験計画では、各被験者は1つの条件で1つの試験のみを受けた。このため、体験したことの目新らしさが被験者に何らかの効果や影響を与えていた可能性がある。数多くの試験にまたがって効果を測定するような実験によって、異った結果が引きだされるかもしれない。すべての事例においてデータは、差が予想された方向を示したことを明らかにしているため、VA療法と他の刺激、あるいは刺激のない状態との間の差を評価する試験によって、血圧、脈拍数に対する、より有意の効果が明らかにされるかもしれない。

　快感度に関する結果を説明するのはより困難である。被験者は覚醒度の低下に

ついては明らかに体験したのに対して、音楽単独による治療および対照条件と比較した場合、VAによる治療では、楽しみ（enjoyment）、満足（satisfaction）において小さな向上しか見られなかった。被験者がこの治療形態に慣れることができるならば、そしてある期間にわたって数多くの試験が行われるならば、さらなる研究によってより明確な示唆が得られるかもしれない。

　被験者群は主として精神障害者のための大病院のスタッフであった。過酷な労働条件、そして、混乱した厄介な行動を示す患者達の世話をする責任のため、スタッフは非常にストレスを受けていることが多い。彼らはまた、業務時間中に今回の試験に参加した。このため、業務中に30分間横になることができるという満足感のみによって、快感度におけるいくらかの向上を彼らが感じた可能性がある。

　とはいえUWIST-MACLの結果が快感度の低下を示した被験者も多くいた。試験後に何名かの被験者と話していたなかで彼らは、業務が忙しく、持ち場を交替しているさなかに喜びや充足感を感ずることは難しいと個人的に打ち明けてきた。この体験から満足感や喜びを得るのを妨げるような、業務時間中に横になっていた罪悪感を口にする被験者のケースもあった。

　しかしながら結果から見て、覚醒度に有意の低下が存在したのは明白である。VA療法が人間をリラックスさせる点では、例え罪悪感、不満足といった否定的な感情を感じていようとも効果があると推測し得る。脈拍数の低下とともに覚醒度の低下が起こったことを考えると、VA療法は心の状態とは無関係に、リラクセーションに効果を持つと主張することもできるのである。この治療法の身体的効果は有意のものであるように思われ、それは、心の状態に影響を及ぼす可能性もある。被験者たちは、UWIST-MACLのスコアと、経験した心理的変化を認識することを通してそれを示した。

　さらに考察を進めるならば、持続的、継続的なVA療法による治療では、VA療法を受ける被験者が治療に徐々に反応しやすくなって、長期的な効果につながる可能性があることが重要になろう。

　一方、対照条件下で何も受けない被験者は、徐々に退屈して、試験に抵抗を示すようになる可能性がある。とはいえ振動音響による治療と音楽単独の条件との比較には関わるものではない。VA療法とリラックスさせる音楽による治療との差を検討するための試験を行うことが可能なはずである。音楽療法と医療におけ

る音楽の分野での研究によって、リラックスさせる鎮静的な音楽が、脈拍数、血圧の低下を含む身体的変化に関与する証拠がすでに得られている。ゆえに、覚醒レベル、脈拍数、血圧がVA療法によっても作用を受けると予想することも可能であろう。

　精神的なレベルでリラックスするために音楽を用い、また同時に、リラックスするために腰をおろしたり横になったりする。今回の試験で用いられた、リラックスさせる音楽による治療とは、これら2つの方法を組み合わせたものである。ゆえに、この実験で明らかになった差から、脈動正弦波低周波音を加えることは、有意な影響を持つことが見られた。

　音楽によって、横になることによって、あるいはその両方によってリラックスしようと試みるとき、心の状態・感情の状態がリラックスすることを妨げることがある。不安、苛立ち、緊張といった状態にある時にリラックスを試みるのは、そのような状態が高まることにつながる可能性がある。

　VA療法が、身体的状態に有意な変化を起こし、それによって心理的状態に影響を及ぼすことで、心の状態を乗り越えることができるか否かの探究をすることが、今後の研究において興味深く、かつ重要なものとなろう。

　結論として、本実験は音楽単独の群の被験者と比較した場合、そしてこれら両群を組みあわせたものと対照群とを比較した場合、VA療法を受けた被験者の覚醒度に有意の低下が見られた。

　臨床的環境における不安、攻撃的、難しい行動を伴うクライエントに対するこの療法の適用範囲に関して、これは潜在的なVA療法の効果の価値を示すものである。

music vibration

第8章
55歳以上の人工膝関節患者を対象にした、理学療法中の疼痛軽減のためのPhysioacoustic®（体感振動）*療法の使用

Martha Burke, Kathy Thomas

―――― 臨床目標

　人工膝関節を必要とする高齢の患者は、手術後の痛み、そして痛みによる不安の増大の可能性もあるので、理学的リハビリテーションの時期を経なければならない。多くの疼痛の患者は、膝を最大限使う機能回復の支援として必要な、関節可動域（ROM）の運動訓練を〈我慢したがらない〉あるいは〈我慢できない〉こともある。痛みにより退院に必要な機能の許容レベルまで進むことできない場合、追加的な理学療法のセッションが必要となることもある。

　低周波振動と組み合わされた音楽は筋肉の弛緩を促し、気を紛らわせるリズミカルな動機付けを提供し、さらに身体がもつ疼痛の制御機構に直接はたらきかけるような（おそらくゲートコントロール説〔Siegele, 1974〕で説明されている痛みを伝える神経経路への干渉による）聴覚的刺激を提供することによって、疼痛の知覚を軽減する可能性を持っている。

　振動および／あるいは感覚的刺激は、単独で疼痛の知覚を低下させる手段として長く用いられてきた（Anderson, 1979; Guieu & Pouget, 1990）。同様に、音楽や音も痛みの軽減に対する効果的な手段として裏づけられてきている（Bailey,

---

＊ Physioacoustic®は商標名。振動変換器により振動を発生する体感振動方式。分類上はVibrotactile（24章参照）。振動の発生はスピーカではなく、振動変換器による方式。この方式を我が国では"体感音響""体感振動"と呼称しているので、訳文は"体感振動"とした。

1984; Gardner & Licklider, 1959; Gardner, Licklider & Weisz, 1960; Locsin, 1981; Masler, 1986; Morosko & Simmons, 1966; Steinke, 1991)。

　しかし、技術の発達によって、音楽と振動の両方を組み合わせて利用する研究が可能になったのは、ここ数年来のことにすぎない（Burke, 1994; Burke, Walsh, Oehler & Gingras, 1995; Chesky & Michel, 1991; Skille, 1989)。

　アメリカでは、Physioacoustic®（体感振動）療法は比較的新しい技術であるが、フィンランドでは長年、積極的に用いられてきた（Lehikoinen, 1991)。アメリカでのPhysioacoustic®装置を用いた最近の研究は、不安の軽減、疼痛知覚の軽減、婦人科手術後に必要とされる麻酔剤の低減、心臓手術後の心拍出量の増加などの利点を報告している（Burke, 1994; Butlerの私的報告, 1995)。

　この予備実験の目的は、55歳以上の人工膝関節の術後患者への理学療法と組み合わせたPhysioacoustic®療法の持つ潜在的な利点について評価することにある。このために、2つの研究問題が提起された。

1) 理学療法のセッション前、セッション中、セッション後に、Physioacoustic®療法を受けた患者がセッションの終わりに訴える痛みは、理学療法のみを受けた患者より少ないか？
2) 理学療法と組みあわせたPhysioacoustic®療法を受けた患者は、対照群よりも大きな受動的関節可動域（passive range of motion）を達成するか？

―――― 方法

被験者

　人工膝関節のために入院中で、機能回復支援のための理学療法を受けている、55歳以上の患者が研究の対象者として適当であった。除外する規準は、55歳未満、ペースメーカー利用者、予想される入院期間が6日未満、理学療法室に来ることのできない患者、が含まれた。ペースメーカーを付けている患者は、磁場から離れているように指示されており、よって本研究からは、Physioacoustic®table（体感振動台）に設置されたスピーカ内の磁石のために除外された。

方法論

本研究は、Duke大学医学センター理学・作業療法科（Physical and Occupational Therapy Department at Duke University Medical Center）で、音楽療法士と数名の理学療法士が共同で行った。無作為の対照群および実験群計画が用いられた（Neale & Liebert, 1986）。

患者が人工膝関節手術を受けることになると、理学療法士が患者のもとに赴き、研究目的を説明し、インフォームドコンセントを得た。患者はカードをひくことで、対照群または実験群のいずれかに無作為に割り振られた。

手術の後、患者全員が、同一の理学療法用の台の上で、通常の理学療法をひととおり受けた。被験者全員が、理学療法の前後に、VAS（視覚的アナログ尺度）および疼痛温度計（Pain Thermometer）を用いて、自分の痛みを評価するように求められた（Ahles, Ruckdeschel & Blanchard, 1984; Price, McGrath, Rafii & Bukhingham, 1983）。

対照群の被験者は、下肢を強化する訓練、能動的および受動的可動域訓練、歩行からなる、通常の理学療法を受けた。

実験群の被験者は、可動域訓練が施される理学療法セッションの前、およびその後の理学療法の各セッションで、Physioacoustic®療法を受けた。

Physioacoustic®装置を搭載した特別の理学療法用の台に横になった後、被験者はVASと疼痛温度計を用いて、その時点での痛みのレベルを評価した。理学療法の開始に先立ち、実験群の患者は、Physioacoustic®用の台の長辺に沿って配置されたスピーカーおよびヘッドホンからの音楽と低周波振動を10分間受けた。音楽は、高品質のヘッドホンステレオで再生された。

音楽は、主としてゆっくりとした分散和音による、弦の伴奏付のピアノ曲"消えいる音楽（Music to Disappear In）"という器楽曲のテープが用いられた。手元の装置の設定は以下の通りであった。

プログラム	004（脚および大腿）
時間	006（30分）
ボリューム	002（あるいは患者にとって心地よい任意のもの）
周波数	（コンピューターによってプログラムされた）
強度（strength）	006
音楽（台）	003
頚	004
背	006
大腿	007
脚	007

　これらの設定は、被験者が不快感を訴えない限り用いられた。不快感を訴えたケースでは、被験者が心地良く感じるまで強さを弱めた。
　実験群の被験者は、10分間の音楽聴取と振動の後、理学療法による運動が開始された。理学療法セッション（約20～30分）の間中、そして理学療法の後の10分間の"安静"の間、音楽と振動を受け続けた。受動的および能動的関節可動域が、測定するための標準的な器具である角度計を用いて、理学療法士によって測定された。音楽療法士は、理学療法セッションの間は、その場に立ち会わなかった。

―― 結果

　本研究の対象とされた19名の被験者のうち18名（94.7％）が全ての測定に結果を残した。その中、9名が実験群、9名が対照群であった。
　表1（p100参照）は各群毎の実態的人口統計と臨床的特徴を示している。
　表2（p100参照）は、術後1日目から5日目に測定された受動的関節可動域（ROM）（単位は度で測定）および術後1日目から6日目までの視覚的アナログ尺度を用いた理学療法後の疼痛スコアー（POSVAS）、の平均、標準偏差、P値を示している。

表1 群の実態的人口統計の特徴

測定	実験群(E) 平均	標準偏差	対照群(C) 平均	標準偏差	P
E＝9　C＝9					
年齢（58～84）	64.22	6.07	67	8.64	.44
教育（3－18）	10.71	4.81	13.14	3.40	.29
既婚者	44％		55.5％		
未亡人	33％		33％		
離婚者	11％		11％		
男性	55.5％		33％		
診断					
変形性関節症	100％		55.5％		
修正手術			11.1％		
リウマチ性関節炎			33.3％		

表2 関節可動域、痛み、痛みの変化

測定	対照群(C) 平均	標準偏差	実験群(E) 平均	標準偏差	P
ROM 1	41.66	13.25	53.11	12.21	.07
ROM 2	61.11	14.20	71.22	15.10	.16
ROM 3	69.88	12.12	76.75	12.48	.26
ROM 4	68.50	16.59	84.28	8.24	.04*
ROM 5	73.60	20.50	83.00	3.74	.40
POSVAS 1	44.66	29.72	34.28	22.44	.48
POSVAS 2	34.66	30.90	38.22	33.08	.81
POSVAS 3	23.50	23.98	14.12	14.61	.36
POSVAS 4	43.00	39.37	17.00	18.02	.17
POSVAS 5	39.20	28.18	21.33	22.81	.39
POSVAS 6	58.50	9.19	22.33	8.32	.01*
DIFVAS 1 - 6					NS

ROM ……… 受動的関節可動域
POSVAS …… 理学療法後の視覚的アナログ尺度

図1　受動的関節可動域の測定

（1日目から6日目までの棒グラフ、対照群と実験群の比較）

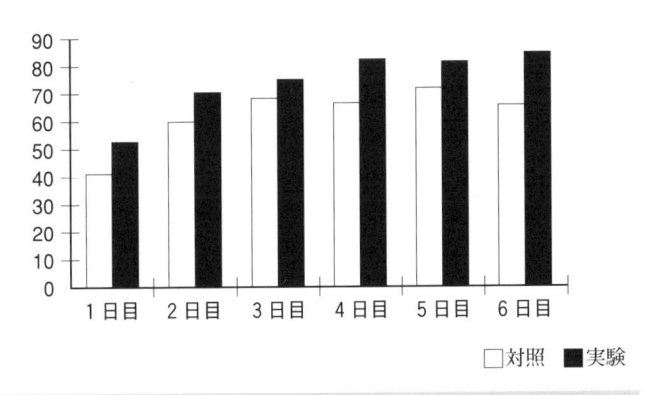

図2　視覚的アナログ尺度(VAS)を用いた理学療法後の痛みのスコア

（1日目から6日目までの棒グラフ、対照群と実験群の比較）

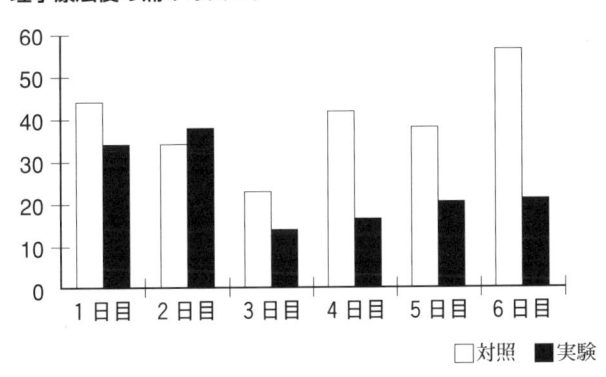

　図1は、両群で達成された受動的関節可動域の平均をグラフで表わしている。見た通り実験群の患者は、理学療法による運動の期間中それぞれの日で、対照群より大きな受動的関節可動域を達成した。彼らはまた、全期間を通してより広い受動的関節可動域も達成した。さらに被験者で膝を90度曲げることのできたのは、実験群の66％に対して（対照群は）44％であった。

　図2は、VAS（視覚的アナログ尺度）を用いた、理学療法後の痛みに対する成績の比較を示している。2日目を除いて、実験群の方が、理学療法セッション終了時において訴えた痛みはより小さなものであった。

図2A　理学療法前後の痛みの変化のスコア

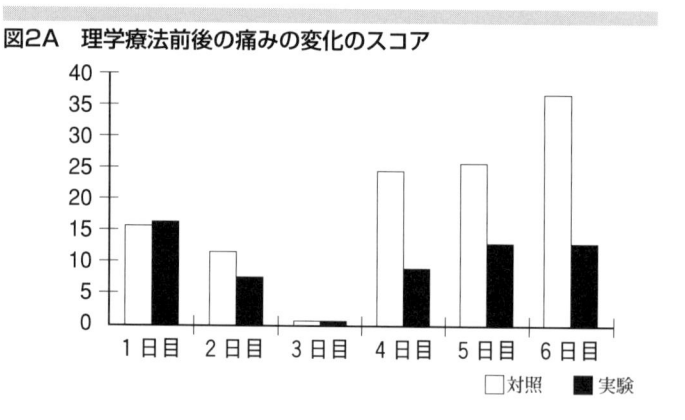

図2Aは、理学療法の前後の痛みの変化を表している。理学療法の後、痛みは増大するものとされている。実験群が感じた痛みは、6日間のうち4日間がより軽いものであった。

―― 考察

本研究の目的は、人工膝関節手術後の理学療法中の痛みの軽減における、Physioacoustic®療法の潜在的利点を評価することにあった。1日毎に比較をすると、達成された受動的関節可動域では術後の4日目において（$P<.04$）、理学療法後に報告された痛みのレベルでは術後の6日目において（$P<.01$）、両群間に統計的に有意差が見られた（**表2**の＊参照）。受動的関節可動域の差は、術後1日目で有意（$P<.07$）に近づいた。

これらの結果は、Physioacoustic®療法が、人工膝関節手術後の理学療法期間中の痛みの軽減と受動的関節可動域の拡大に有効な、非薬理的介入であることを示唆するものである。

実験群の被験者は全員、理学療法セッション中の音楽と振動を使用した体験について、言葉による肯定的な反応をもたらした。被験者はこの介入を受けた後、どう感じたかを表現するのに、「リラックスした、心地よい、気持ちよい、すばらしい」などといった言葉を用いた。

対照群と比較した場合、実験群の被験者では、痛みと受動的関節可動域の生理学的測定結果が改善した。さらには、実験群の被験者は、それぞれの日により大きな関節可動域を達成しただけでなく、90度曲げることができた者がより多かった（66%対44%）。

　実験群は対照群より若干早く退院したが、入院期間に影響があったとは思われない（術後5.77日、4～7日目 対 5.88日、4～9日目）。

限界

　実験にはいくつかの限界が存在した。まず、被験者数が少なかったことである。当初、実験は、各群に30名の被験者を配するよう計画されたものであった。しかし患者あたりのスタッフ数を増加させることに伴う理学療法スタッフの異動の結果、実験の対象となった被験者数が減ってしまった。より大きな研究サンプル数であれば、ROMが開始された日からの入院期間、ナーシングホームへの入所の必要性に基づいた入院期間、あるいは、より安価なリハビリセンターへの早期の転院などを含む個人的相違からの影響を減らすことで、より妥当性の高い結果を得ることが可能となろう。

　鎮痛剤投与についてのデータも収集されたが分析は行われなかった。投与方法の違い（硬膜外薬剤 vs 経口剤）によって分析することは困難であった。今後の研究では、使用された鎮痛剤の量と頻度を分析すべきであり、また、被験者の適格性は似たような鎮痛性薬剤の投与者に限るべきである。被験者の登録の遅れに結びついた他の要因としては、理学療法科長の死去、Physioacoustic®の治療台を用いるための訓練を受けたスタッフ数の減少があった。

結論

　音楽療法士と理学療法士は、最高の機能レベルに達するために、理学療法を必要としている患者を対象とするケアの質と有効性を高める目的で、共同して職務を行うことが可能である。Physioacoustic®療法は、理学療法を有効に補うものであり、また痛みを伴う可能性のある理学療法による運動の間の、痛みの軽減のための非薬理的方法として、明確に認識されるべきものである。

第9章

術後婦人科患者の疼痛管理に対する Physioacoustic®(体感振動)[*1]による介入の効果[*2]

Martha Agnew Burke

　疼痛とは生理的要素、心理的要素からなる複合的な現象であり、これによって痛みがいくつかのレベルで起こるようになっている（Siegele, 1974）。術後の痛みは普通、比較的短い期間存在するだけだが、苦痛と不安の増大をひきおこし、苦痛と不安の増大が今度は痛みを悪化させる…。このようなことから疼痛管理が、患者の安寧にとって最優先されることになった（Cancer Pain, 1984; Locsin, 1981）。

　術後、患者は、患者管理鎮痛法（Patient Controlled Analgesia-PCA）用のポンプを必要とする全身麻酔から目を覚ます。この方法によって、患者が、疼痛をコントロールするのに必要とされる一定の薬量を投与することが可能になる。麻薬性鎮痛薬（モルヒネ、Demerol、フェンタニールなど）を用いる患者は、悪心、嘔吐、腸管機能の低下、鎮静、呼吸機能の低下などの副作用のリスクが増大する（Cancer Pain, 1984）。

　麻薬性鎮痛薬に加えて、リラクセーション、イメージ療法、バイオフィードバック、認識を紛す方略（cognitive redirection strategies）などの様々な行動的技法が、激しい疼痛の治療に用いられてきた（Cancer Pain, 1984; Clum, Luscomb & Scott, 1982; Melzack, Weisz & Sprague, 1963; Rider, 1985; Siegele, 1974; Steinke, 1991; Wells, 1982）。

---

　*1　Physioacoustic®は商標名。
　*2　このプロジェクトは、グラクソ（Glaxo）研究所からの助成金により、ノースカロライナ州立大学Chapel Hill校NC、リハビリテーション・カウンセリング理学修士号学位のための履修の一部として行われた。

問題点の説明

　子宮内膜癌、卵巣癌、子宮頚癌の手術を受けた女性は、激しい術後の疼痛を感じることが多く、麻薬性鎮痛薬を求めるが、これは、蠕動運動の低下、悪心、嘔吐の増加、鎮静、錯乱状態を増加させ、どうしても早期の歩行を遅らせることが知られている。さらにこれら全ては外科手術後の合併症、例えば、腸管閉塞、腹部膨満、膨張による2次性創傷離開の一因となる可能性がある。

　動く際の疼痛に対する恐れは不安の増大に結びつき、この不安の増大はPCAポンプを介しての自己管理薬物投与頻度の増大へとつながり、場合によっては副作用の増大、運動の減少による胃腸（GI）（消化管）機能の低下へと結びつく。疼痛に対する恐れに伴う麻薬性鎮痛薬使用の増加は、消化管機能の回復を遅らせ、入院期間を引き延ばすこともある。

　患者は手術の後7日間入院するのが普通である。しかし入院期間は、不安、疼痛知覚、栄養状態、排泄、歩行などの心理的、生理的反応に従って変化する。術後の実験計画では、患者が退院前に、悪心・嘔吐のないこと、および便通によって証明される腸機能の改善を必要とする。

研究の目的

　この研究の目的は、卵巣癌、子宮頚癌、子宮内膜癌手術から回復しつつある女性を対象に、術後の顕性痛覚反応、不安、鎮痛その他の薬物投与の頻度を減少させること、そして、胃腸機能を促進させる手段としての、Physioacoustic®（体感振動）治療の有効性を評価すること。

　第2の目的は、手術後の患者の悪心の知覚と嘔吐の頻度、持続期間、重症度を評価するものである。

　Physioacoustic®（体感振動）リクライニングチェアを用いた期間を頻繁に持つことは安寧感を促し、そしてそのことが不安を軽減すると仮定した。不安を軽減するに際して、患者の疼痛知覚もまた軽減され、そのことによって使用される鎮痛薬の使用量、頻度の減少を期待した。さらに、患者の心地良さが高まることは患者の悪心の知覚を軽減し、より好ましい術後回復期が得られやすくなると仮定した。

　筋肉の弛緩と、麻薬性および他の薬物の必要量の軽減の相互作用が、早期の歩行、早期の蠕動を促進し、その結果より早い消化管機能の回復、入院期間の短縮

が容易になることが予想された。

　研究の対象となる婦人科の患者集団に関しては、術後ケアに関連する標準的な手続きによって、退院する前の患者に明白な腸機能があることが求められていた。これは、腸閉塞、腹部膨満、膨張に伴う創傷離開の可能性といった、術後合併症のリスクを下げることを確実にするためのものである。

── 方法

実験計画

　この予備実験は、無作為化された実験群と対照群（Neale & Liebert, 1986）を用いた。全ての被験者には筆者または研究助手から声をかけ、登録した。

被験者

被験者が満たすべき条件。

1) 卵巣癌、子宮頸癌、あるいは子宮内膜癌の手術を受けた。
2) 手術中に全身麻酔を受けた。
3) 手術後、医学的に安定していると判断された。
4) 当初PCAポンプの使用を求めた。
5) 使用されたアセスメントを読み理解できたか、話された言葉が理解できた。
6) 英語が話せた。
7) 年齢が25歳～70歳までの間であった。
8) カルテによる限り、何の精神障害も明らかになっていなかった。
9) インフォームドコンセントが得られ、研究対象として適格であった。

　このほかに、手術の翌日に歩くことのできなかった患者、大きな外出血または内出血のあった患者、錯乱していた患者、入院申込書に正式な教育を8年以上受けていないとあった患者は除外された。

計測

McGill Melzackの、PPI scale（Present Pain Intensity scale：疼痛強度尺度）、および、線形アナログ尺度アセスメント（視覚的アナログ尺度——VASとも呼ばれる）が、疼痛記録アセスメントカードからの痛みに対する明白な反応を詳細に記録するために用いられた（Ahles, Ruckdeschel & Blanchard, 1984; Fishman, Pasternak, Wallenstein, Houde, Holland & Foley, 1987; Graham, Bond, Gerkovich & Cook, 1980; McGuire, 1984; Melzack, 1975; Price, McGrath, Rafii & Buckingham, 1983）。

MAACL（Multiple Affect Adjective Checklist：複合感情形容詞チェックリスト）がその時点での不安レベルを記録するために用いられた（Zuckerman & Lubin, 1965）。

Rhodesの、INV（Index of Nausea and Vomiting：悪心と嘔吐の指標）が、知覚された悪心、および実際の嘔吐の頻度、持続期間、重症度を詳細に記録するために用いられた（Rhodes, Watson & Johnson, 1984）。

実験用装置

リクライニングチェアの長さ方向に沿って配置された低周波振動と音楽を発生させるようにプログラムされ、特別設計された市販品のPhysioacoustic®（体感振動）チェアが、音楽と振動による介入のために用いられた。

このシステムは、以下の部分からなっている。リクライニング調節可能な椅子、椅子の内部に組み込まれたコンピュータユニット、オーディオ装置、および振動変換器である。このシステムは、通常の電源を使用し、振動変換器に1本、音楽装置にもう1本のコードが付いている。トランスは装置内で15ボルト各々の2つの回路へ電圧を下げる。このため感電の恐れはない。

筋肉の弛緩を促すために、音楽と可聴周波数のコンピュータ化されたプログラムが用いられた。研究全体を通じて、Raphaelによる"消えいる音楽（Music to Disappear in）"のテープが使用された。

このシンセサイザーによる器楽曲の特徴は、ゆっくりと安定したテンポで、調和的な和音構造を伴ないながらピアノで演奏される、上行しては下行する旋律パターンである。これらの特質は、強くリズミカルな拍子、長くて自由に流れるフレーズによって、ゆっくりした規則的な呼吸を促し、音楽により呼びおこされる

穏やかな気分の一助となるよう意図されたものである。

手順

　研究の対象となる患者には、音楽療法士か研究助手が声をかけた。患者に研究について説明が行われ、患者が参加に同意した場合は、手術より前にインフォームドコンセントが得られた。

　患者には、手術後にリクライニングチェアで音楽を聴く群か、手術後に標準的なケアを受ける群へ、無作為に割り振られることを話した。被験者は手術より前にコインをはじいて、対照群、または実験群へ割り振られた。その時点で被験者は人口学的調査に記入した。

　実験群に割り振られた被験者には、Physioacoustic®リクライニングチェアをどのように使うのか、アンケート用紙にどう記入すればよいのかを示した。実験群対照群双方に対する手術前の標準的な説明および介入は、すべて同一であった。対照群もまた、アンケート用紙にどう記入すればよいのか、および術後の歩行についての指示を受けた。

　被験者全員に、毎日記入するデータ収集のための道具と用紙の入った包みが渡された。病棟の婦長が、日々のカルテから投薬データを収集し、毎日、投薬集計表に記録した。手術の前日、被験者には全員、MAACL（複合感情形容詞チェックリスト）に記入するよう求められた。この尺度は術後2日目の就寝時と、退院日に再び行われた。

　被験者全員が、術後1日目から始めて入院期間中継続して、自らの痛みを、McGill MelzackのPPI scale（疼痛強度尺度）と、VAS（視覚的アナログ尺度）を用いて評価するよう求められた。痛みは、朝、午後遅く、就寝時に評価された。また、両群の被験者は、手術の翌朝から始めて退院日まで継続して、各12時間内に起った悪心および／または嘔吐は、何でも記入するように求められた。これは、毎日、目を醒ました時、および就寝時に、INV尺度に記入することで行われた。

　実験群は、術後第1日目に、日に2回最低15分間、Physioacoustic®リクライニングチェアに座ることからなるPhysioacoustic®治療を受けた。音楽／低周波振動のプログラムは、全身のリラクセーションから始まり、次に、低周波（27Hzから113Hz）が腰に集中する時間、そして最後にまた全身のリラクセーションの

時間で終るものであった。第1回のセッションは、緩和入浴（modified bath）に続いて朝に行われた。第2回目のセッションは、夜、就寝の1時間前以内に行われた。

　術後2日目、実験群は日に最低3回、それぞれ15分間のセッションからなるPhysioacoustic®治療を受けた。最初と最後のセッションは、前日のものと同様であった。追加的なセッションは午後早く（14:00から16:00の間）に定められた。術後2日目から始めて、実験群は2回目のPhysioacoustic®セッションの後での痛み評価をするよう求められた。術後3日目、実験群はそれぞれ20分のセッションからなる1日最低60分間のPhysioacoustic®治療を受けた。

　この形式で、Physioacoustic®治療が退院日まで毎日続いた。実験群の被験者が対照群の被験者よりも先に退院した場合でも、対照群の被験者は退院するまでデータの収集が続けられた。実験群の被験者が退院したときには、研究を始めるために新しい患者群が無作為に選ばれた。

　入院期間の長さによっては、1度に複数の対照群の被験者からデータが収集されたものの、Physioacoustic®リクライニングチェアが1台しかなかったため、実験群の患者から1度に収集されたデータは1名のものだけであった。

　対照群は、ベッドから出ること、日に数回椅子に座ることを含めた術後の通常の手順に従った。手術後可能であれば、できるかぎりすみやかに歩行するよう促がされた。自己投与および看護者から投与された鎮痛薬の投薬の頻度と使用量は、手術の当日から記録が始められた。患者のカルテに記載してある通りに、その他全ての投薬、バイタルサインが記録された。放屁、最初の便通の日、および手術後の入院日数が記録された。

　守秘性保護のため、被験者全員に符号が与えられ、鍵のかかるファイル棚に保管された研究者（筆者）の符号表に記載された。

―――― **結果**

　登録された32名の被験者のうち、20名（62.5％）が実験計画を完了した。このうち、8名が実験群、12名が対照群であった。研究からはずれた理由は、外科手術に続いて起こる医学的合併症（n=6）、相入れない他の研究への登録（n=1）、

表1　被験者の実態的人口統計及び臨床的特徴

測定	平均	標準偏差	範囲　N=20
年齢（歳）	49.80	10.59	27-69
教育（年間）	12.75	2.33	9-18
子供数（人）	2.55	1.95	0-9
既婚（%）	70.00		
過去の入院経験（%）	95.00		
過去の手術経験（%）	80.00		
他の大きな医学的問題（%）	35.00		
最終的診断		N	
卵巣癌（%）	45.00	9	
良性腫瘍（%）	20.00	4	
子宮内膜癌（%）	20.00	4	
子宮頚癌（%）	10.00	2	
子宮癌（%）	5.00	1	

表2　群ごとの実態的人口統計及び臨床的特徴

測定	実験群(E)(N=8) 平均	標準偏差	対照群(C)(N=12) 平均	標準偏差
年齢（歳）	45.50	9.72	52.66	10.55
教育（年間）	13.75	2.71	12.08	1.88
子供数（人）	2.25	1.38	2.75	2.30
既婚（%）	62.50		75.00	
過去の入院経験（%）	100.00		91.66	
過去の手術経験（%）	87.50		75.00	
他の大きな医学的問題（%）	25.00		41.66	
最終的診断		N		N
卵巣癌（%）	50.00	4	41.66	5
良性腫瘍（%）	25.00	2	16.66	2
子宮内膜癌（%）	12.50	1	25.00	3
子宮頚癌（%）	0.00	0	16.66	2
子宮癌（%）	12.50	1	0.00	0

P=NS

図1　視覚的アナログ尺度（VAS）の平均値の比較

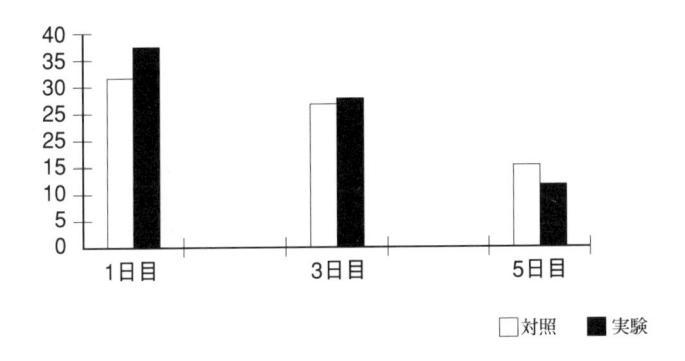

メタドン（methadone）を必要とする以前からの慢性の痛み（n=1）、頭痛（n=1）、不履行（n=3）であった。被験者の実態的人口統計および臨床的特徴については**表1**を参照。

　分散分析が、年齢、教育、子供の数などの、連続変数の潜在的な群差を評価するのに用いられた。カイ二乗（χ^2）検定が、被験者が以前入院を経験しているかどうか、以前手術を経験しているかどうか、過去に重大な医学的問題（例えば心臓病、腎不全、糖尿病など）を経験しているかどうかといった、二項対立的な変数の差を評価するのに用いられた。実態的人口統計変数のいずれにおいても、有意な群（対照対実験）差は何も見られなかった（群による実態的人口統計の特徴については**表2**を参照）。

　ウィルコクソン順位和検定法が、術後1日目、3日目、5日目のPPI、VAS、Rhodes INVに関する、実験群と対照群間の差を評価するのに用いられた。これらの検定ではいずれも、統計的有意差は示さなかった。

　標本数が少ないため、結果として、統計的な力が欠けていたため、有意差を検出できなかったので、データは図式的に提示した。

　図1は、両群におけるVASを用いた1日目、3日目、5日目の痛みの平均値の比較を示している。全体的な痛みの軽減は、対照群の53％に対し、実験群は69％であった。

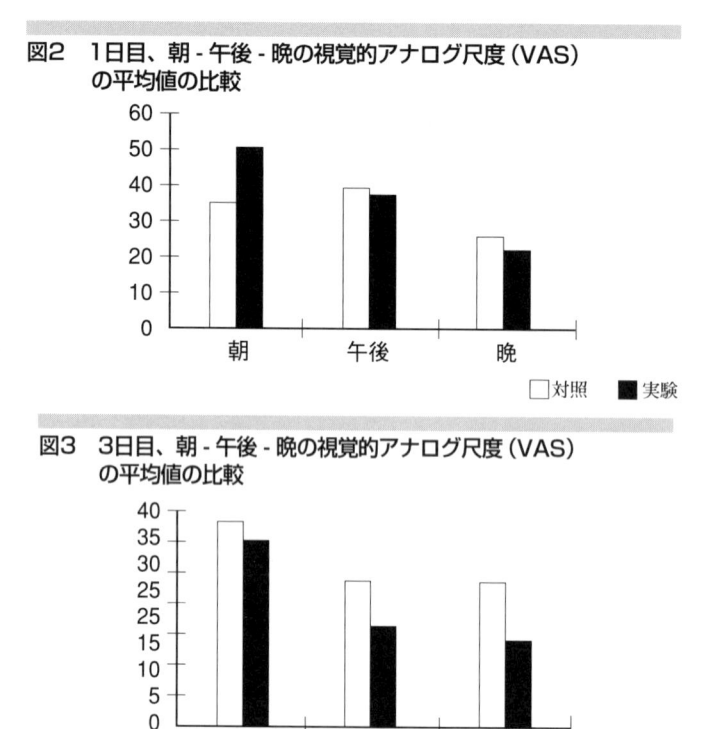

図2　1日目、朝 - 午後 - 晩の視覚的アナログ尺度（VAS）の平均値の比較

図3　3日目、朝 - 午後 - 晩の視覚的アナログ尺度（VAS）の平均値の比較

　1日のうちの群間の差を評価するために、術後1日目における、朝、午後、晩のVASの平均値を比較したものが**図2**に示されている。1日を通して、対照群（26%）よりも、実験群（57%）の方がより顕著な痛みの軽減を報告している。

　図3は、術後3日目の両群における、朝、午後、晩のVASの平均値を示している。実験群が朝から夜にかけて53%の痛みの減少を報告したのに対し、対照群は28%の痛みの減少を報告した。

　図4は、5日間にわたる、両群の悪心、嘔吐の指標の平均値を示す。

　図5は、経静脈鎮痛剤投与量の平均を示す。手術後の5日間を通して、対照群（平均72%の減少）に比べた場合、実験群による経静脈鎮痛剤投与量は、より速く減っていった（平均82%の減少）。

　図6は、全ての被験者における、不安、敵意、抑うつの平均値を示している。

図4 悪心と嘔吐の指標の平均値

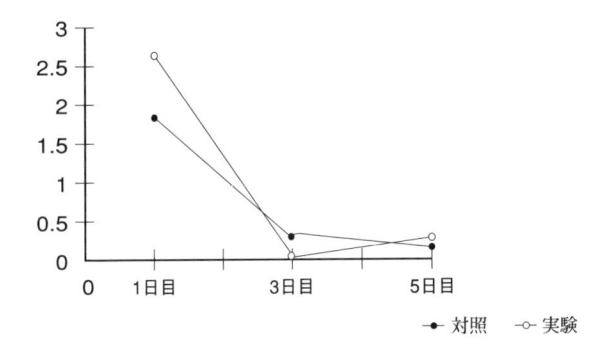

──●── 対照　──○── 実験

図5 Ⅳ鎮痛薬使用の平均値

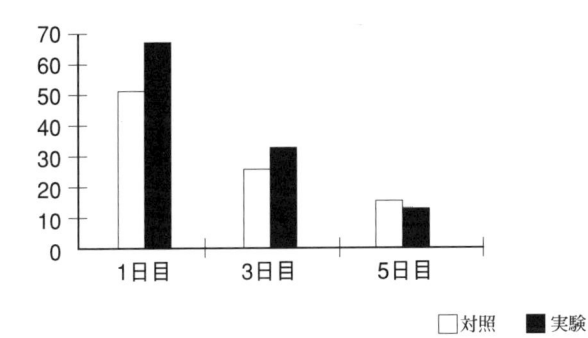

□ 対照　■ 実験

図6 不安・敵意・抑うつの平均値

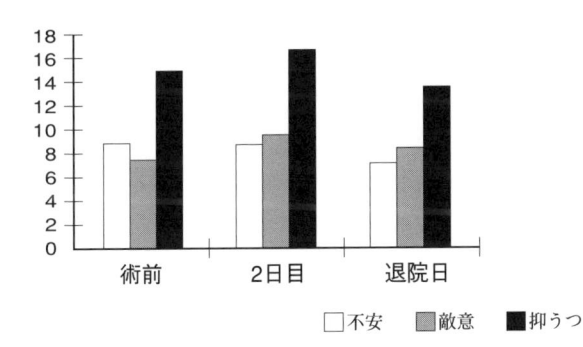

□ 不安　▨ 敵意　■ 抑うつ

図7 不安

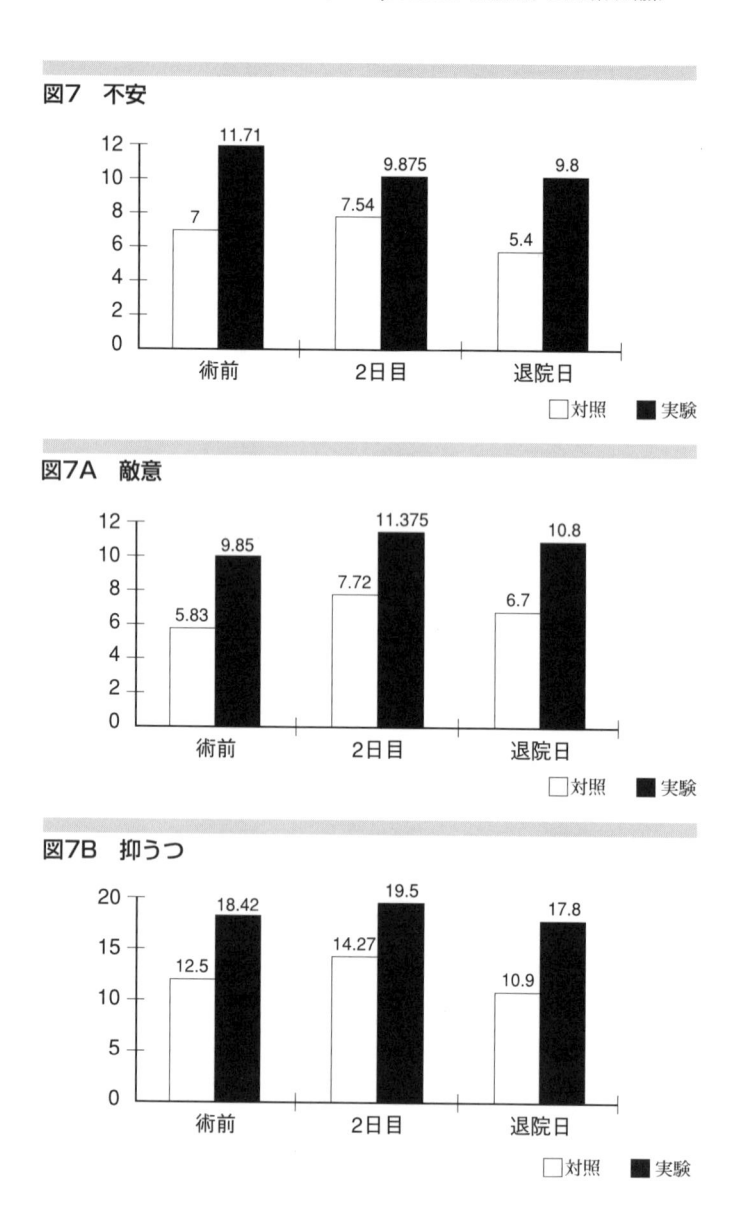

	術前	2日目	退院日
対照	7	7.54	5.4
実験	11.71	9.875	9.8

図7A 敵意

	術前	2日目	退院日
対照	5.83	7.72	6.7
実験	9.85	11.375	10.8

図7B 抑うつ

	術前	2日目	退院日
対照	12.5	14.27	10.9
実験	18.42	19.5	17.8

　図7、7A、7Bは、対照群と実験群間で、不安、敵意、抑うつのレベルを比較したものを示している。

図8 不安変化の平均値

図8A 敵意変化の平均値

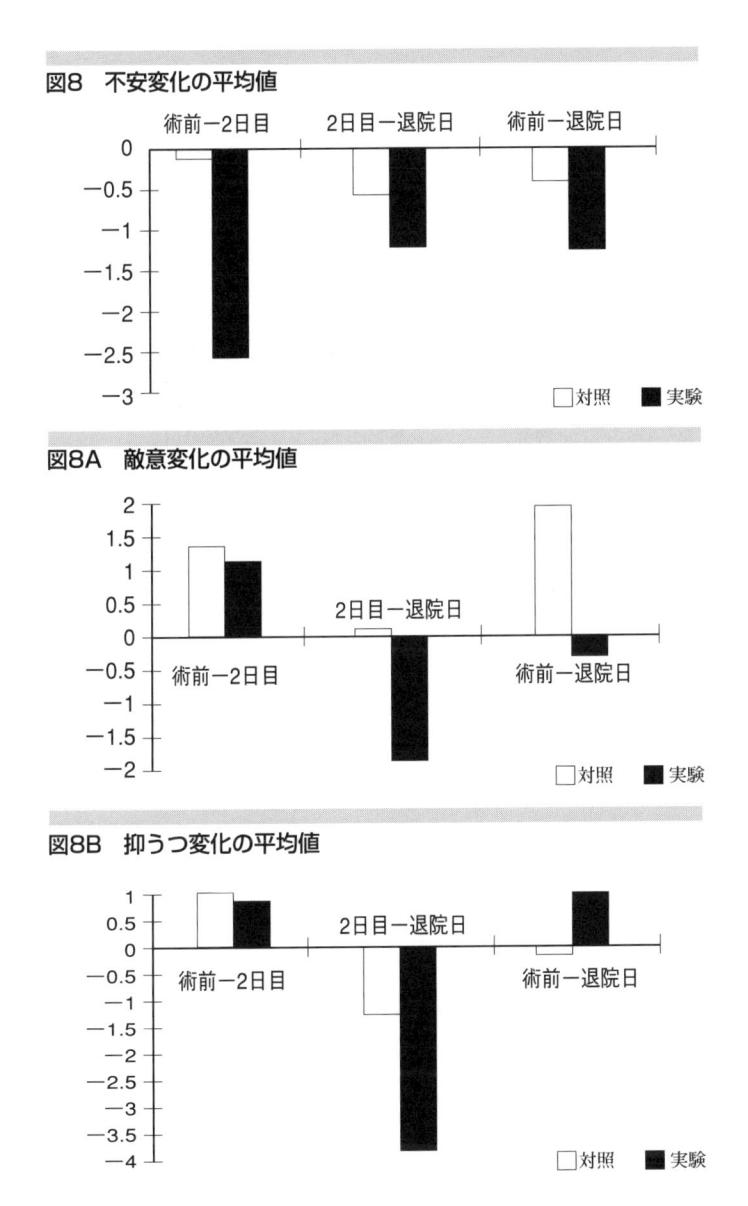

図8B 抑うつ変化の平均値

図8、8A、8Bは、術前から術後2日目（T1-T2）、術後2日目から退院（T2-T3）、術前から退院日（T1-T3）にかけての、両群における不安、敵意、抑うつの変化の平均値を示している。

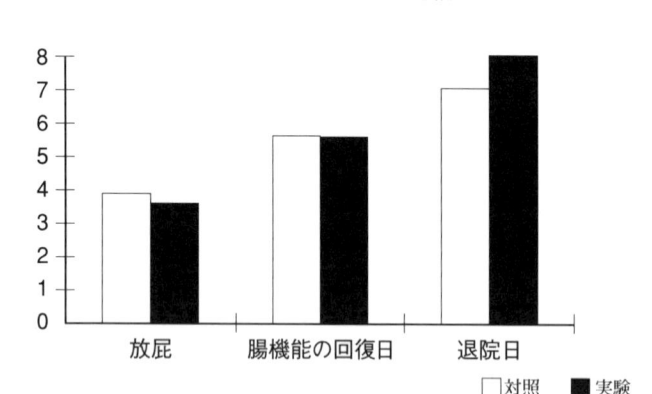

図9 放屁の日、腸機能の回復日、退院日の比較

(グラフ: 放屁 対照3.9/実験3.6、腸機能の回復日 対照5.6/実験5.6、退院日 対照7.1/実験8.0)

□ 対照　■ 実験

　図9は、両群間における、放屁の回復、腸機能の回復、退院日（あるいは、化学療法を始めていなければ退院していたであろう日）を比較したものを示している。

―― 考察

痛み／鎮痛薬の使用

　PPI、VAS双方の痛みを評価する尺度によって得られた結果は、当初実験群はより強い痛みを訴えていたが、全体的な痛みの減少は、対照群よりも実験群の方がより顕著であった。このことはおそらく、実験群では当初より、高いレベルの静脈内鎮痛薬投与が用いられたことに起因するものであろう。しかしながら、Physioacoustic®リクライニングチェアを使用したことが、リラクセーションと心地良い時間を生みだす一因となり、そのような時間がある程度、痛みの軽減をもたらし、さらに鎮痛薬の必要性を低下させた可能性もある。

　データは、術後3日目には、実験群が朝から夜にかけて53％の痛みの軽減を報告したのに対し、対照群は28％の痛みの軽減を報告したことを示している。このことは、静脈内鎮痛薬投与の有効性に対して、Physioacoustic®（体感振動）療法による介入が好ましい影響を及ぼしていたことを示唆するように思われる。

術後5日目までに、実験群は、経静脈鎮痛剤投与の最大使用量の平均が、全体で74%減少した一方、対照群は31.3%の減少を報告した（グラフには示されていない）。このことは、リラクセーションを促すと考えられるPhysioacoustic®療法による介入を継続的に用いることが、麻薬性薬剤の必要性を減少することに役立つ可能性を強く示唆している。

悪心と嘔吐／制吐薬の使用

　悪心と嘔吐は手術の次の日に最も頻繁に起こり、術後3日目までに著しく減少した。研究母集団の50%（n=10）に経鼻胃（NG）チューブが留置されていた点が重要である。NGチューブの留置は、大規模な手術、手術時の腸管操作、または長時間の麻酔の後に行われることが文献からよく知られている。

　術後1日目、実験群はより高いレベルの悪心と嘔吐を報告したものの、彼らの用いた制吐薬の使用量は、全体としてはより少ないものであった。この理由の1つとして、8名の被験者のうち、75%（n=6）が、嘔吐の可能性を低めるとされるNGチューブをしていたことがあろう。対照群の12名の患者では、NGチューブをしていたのは33%（n=4）に過ぎなかった。

　（体感振動）リクライニングチェアが、制吐剤の必要回数に影響するリラクセーションを促した可能性もある。

　NGチューブを留置した患者は、制吐薬を4回使用した一方、NGチューブをしていなかった患者は、制吐薬を8回分必要とした。NGチューブをしていた10名の被験者全員、さらに、NGチューブをしていなかった2名の患者がZantac®を使用した。Zantac®の使用は、NGを用いることに伴う合併症（例えば消化管出血〔GI bleed〕）を減らすことが知られている。Zantac®を用いた患者で、術後になんらかのGIの合併症を起こした者はいなかった。

　興味深い所見として、実験群が用いたZantac®は、対照群よりも17%少なかった。この説明の一つとして考えられることは、放屁と腸の機能の回復が、実験群では対照群より若干早かったことがある。振動、不安の軽減、麻薬性薬剤の使用の減少が組み合わされ、蠕動を増加させる一因となり、実験群の放屁と腸機能の回復を早めた可能性がある。ひとたび放屁が確認されると、NGチューブは取り外され、患者は流動食を摂りはじめた。NGチューブをとりはずした後、Zantac®の使用は中止されるのが普通である。

不安／敵意／抑うつ

　全般的に患者は、不安を感じたり敵意を抱くというよりは抑うつ的であった。このことは、感情形容詞チェックリストから得られた、術前、術後2日目、退院時の記録によって明らかにされた。予想されていた通り、不安は、退院日には一般的により小さかった。けれども高レベルの抑うつが依然、明らかに見られた。

　これは妥当な所見であるように思われる。以後の治療予測、自立性とQOL（クオリティ・オブ・ライフ）の低下の可能性、そして死の可能性らに影響される全体的な反応である抑うつと比べて、不安と敵意は、（手術のような）直接的で短期的な出来事によって生みだされることが多いからである。

　別々に検討してみた場合、両群それぞれでの変化のパターンには明らかな差異が存在する。当初から実験群はより高いレベルの不安、敵意、抑うつを報告していた。これは、両群が無作為に選ばれたことから考えて、予想していなかった所見である。

　両群間の年齢差がこのことに対する一つの原因である可能性がある。統計的に有意な差ではないものの、対照群の52.66歳に対して、実験群の平均年齢は45.5歳であった。おそらく、より若い群は依然として人生の最盛期にあるため、より多くの敵意と抑うつを感じたのであろう。

　とはいえ、最も注目すべき点は、3つの感情の各群でみられた基準からみた全体的な変化である。不安における両群の変化の平均値を比較すると、術前から術後2日目にかけて、対照群では小さな低下（－.09）であったのに対して、実験群では基準からみた不安の劇的な軽減（－2.57）が示された。全体としては、対照群（－.4）よりも、実験群の方が大きな不安の軽減（－1.25）を経験した（**図8** p115参照）。

　敵意の値における変化の平均は、両群とも、術前から術後2日目にかけて増加しているが、実験群においてみられた増加の方がわずかながら小さなものであった。敵意のこのような増大は、患者に求められること（たとえば、不快感を増すこともある歩行）が増えたこと、あるいは、癌であると診断が確定したこと（n=16）に依る可能性がある。術後2日目から退院日のあいだ、対照群でのわずかな増加（.11）に対して、実験群では敵意の低下（－1.8）が報告された。術後5日目には、対照群での増大（2.0）に対して、実験群では、敵意の全面的な低下（－.25）が見られた（**図8A** p115参照）。

これらのデータは、音楽と振動による心地良い体験が、好ましい入院体験をもたらす一因となり、それによって、実験群における敵意の全面的な低下につながった可能性があることを示唆するものである。

　術前から術後2日目にかけて、抑うつにおける変化の平均も、両群で上昇しているが、実験群で報告された抑うつの増大はわずかながら小さなものであった。ここでも、抑うつの増大は、手術の結果として新たに分かったことに、部分的に起因するものであろう。抑うつの原因が何であれ、術後2日目から退院にかけて、対照群（－1.22）に比べると、実験群では著しい抑うつの軽減（－3.8）が報告されている。実験期間を通して、抑うつの平均値は実験群でより高いものであり続けたものの、リラクセーションの時間、および、心地よい情緒的体験を呼び起こすように選択された音楽のもたらした、気分の好ましい変化が、実験群で抑うつの顕著な軽減の一因となった可能性が考えられる（**図8B** p115参照）。

退院に寄与する要因

　外科手術の範囲、放屁の回復、腸機能の回復などの要因全てが、入院期間に影響を及ぼした。この研究から婦人科腫瘍手術後の入院期間について、いくつかの知見を得ることができる。

　研究母集団の50％がNGチューブをしていたことが目についた。そこでNGチューブ使用者と非使用者との間の入院期間の比較を行った。NGチューブを必要としなかった患者は、NGチューブの使用患者に比べて速く回復し、より早い退院が可能なことは明らかであった。

　このことは、全般的な入院期間を検討する際に非常に重要である。実験群は、対照群よりも入院期間がより短いであろうと仮定されていた。

　しかし、先に述べた通り、実験群の75％がNGチューブをしていた。この点こそ、33％しかNGチューブ使用をしていなかった対照群と同じくらいの早さで、実験群が退院することはないであろうとの推測を与えるものであろう。実際の結果もそのように示された。実験群は対照群よりもわずかながら早い放屁と腸機能の回復を得たものの、退院は遅くなった。

要約／結論

　研究から得られた結果は主として記述的な性質をもつものであるが、観察され

た傾向は痛みの知覚、麻薬性薬剤の必要度、そして不安、敵意、抑うつなど感情の領域で、実験群の術後回復期にPhysioacoustic®療法による介入が、好ましい影響を及ぼしたことを示した。統計的に有意ではないが放屁と腸機能の回復は、実験群の方がわずかながら早かった。

限界

　研究の結果は、合計20名の患者から集められたデータに基づくものであった。このように小さな標本数は、本来ならより大きな、より均質な群を対象に行われるべき本研究に対し、得られた所見に制約を与えた。

　被験者は無作為に対照群、あるいは実験群へ振り分けられたものの、入院するにあたっての心理的窮迫の程度には明らかな違いがいくつかあり、実験群は、感情形容詞チェックリストで評価された3つの全ての感情（不安、敵意、抑うつ）で、より高い数値を示した。

　リクライニングチェアへ移ったり、離れたりすることが、何人かの患者にとっては研究を遂行するにあたっての障害となった。他の事例報告や、筆者の観察からも、リクライニングチェアへの移動に際して生じる不便さのため、このような患者集団に適したものでないことが示された。

　新製品、すなわちPhysioacoustic®技術を組み込んだ病院用マットレスが、現在開発されつつある。これであれば、椅子へ移る必要から生れるあらゆるストレス、痛みが排除されるであろう。

　それに加えて研究プロジェクトからの示唆は、患者が椅子を跨がずに座部を滑ってリクライニングチェアへ移れるように、回転軸で肘かけを持ち上げられる改良型リクライニングチェアの生産へ結びついた。

　研究者らが、このような患者集団にとって、悪心と嘔吐が問題となるであろうとしているが、NGチューブの使用によりこれらの症状が大きく軽減することが見られた。NGチューブをしていない患者の術後の回復に関連した、悪心と嘔吐に対する音楽と振動の効果を評価する為には、さらに研究が必要である。

　この実験から脱落した患者（n=12）からの、悪心と嘔吐についてのデータも、彼女たちの感じた悪心と嘔吐が、実験を完了した患者と有意に異なるのか否かを見極めるためには、評価・分析されねばならない。

今後の研究に織り込むべきこと

　研究の結果は、音楽と低周波振動がリラクセーションを促し、術後の痛みの知覚を低下させることに有益であることを示している。Physioacoustic®技術を組み込んだ病院用マットレスが開発されれば、今後の研究が辿るべき多くの道筋がつけられるであろう。まず、この技術の有効性を見極めるためには、リクライニングチェアへの（からの）移動に伴う患者へのネガティブな影響を評価する目的で追試を行わなければならない。移動による痛みを患者に引き起こさない介入であったならば、結果がより好ましいものであったことも多いにあり得る。

　次に、2つの手段（音楽あるいは低周波振動）のどちらが、痛みの軽減のためにより効果的なものとなるのかを見極めるために、音楽、または低周波振動のみを受ける、別々の群を用いて追試を行わなければならない。結果を一般化するために、より大きな患者集団へ、他の手術を受けた患者集団（男性を含む）も対象としなければならない。

　得られたデータは、実験群の感情の状態が、対照群よりも好ましい影響を受けたことを示唆している。とはいえ規準となった測定で均質性が得られなかったため、実験群において認められた好ましい変化が人為要素である可能性もある。

　この介入の効果を反映する、基準からの正確な変化を見極めるためには、基準となる心理測定で違いの見られないような、実験群と対照群を得ることを目指して、患者が無作為に割り振られた大きな群を対象に、研究の追試が行われなければならない。

　結論として、医療費を抑制すると同時に患者へ質の高いケアを行うことへのニーズが高まりつつある中で、医療に携わる全ての者が、医療のコストパフォーマンスを高める一方で、最終的に患者の利益となるような、新しく想像力に富み、クリエイティヴな方法と介入を開発することを目指して共に手を携えて行かなければならない。音楽療法はこのような目標に到達するための方法の1つである。

　看護学修士・登録正看護婦、Susan Avent氏には、プロジェクトを終始、助力支援していただいた。感謝申し上げる。

第10章
特発性パーキンソン病への振動音響の利用

Patxi del Campo San Vincente,
Inaki Fernandez de Manchola,
Esperanza Torres Serna

―――― はじめに

　歴史を通じさまざまな文化において、治療や治癒過程に音の振動を用いてきた証跡がある。1955年、Potvickは音楽振動の伝播に関する先駆的研究を、聾の被験者の治療を目的に行った。他の研究では、重い痙性疾患患者の伸筋、さらに屈筋に対する機械的振動の影響を調査した（Stilman 1970, Carrington 1980）。

　これらの研究で用いられた刺激には、周波数に関しては不特定の物理的振動を生みだすような、物体や台の内部に組み込まれたエンジンがあった。その結果は、血液循環の活性化、および筋緊張の軽減を明らかにするものであった。

　このような考え方を押し進め、Skille（1982, 1982, 1985）は、リラックスさせるようなリズミカルな音楽と組み合わせて、生理的効果をもたらす周波数帯域を特定できないか研究を行った。この"振動音響による治療"では、低周波の正弦波（30Hzから120Hz）それぞれ（の周波数）に対する刺激の効果を、実験者が評価することを可能にして、音楽と組み合わせられた。それに続く研究では、40Hzから50Hzまでの周波数が、身体の下部（腰の部位、骨盤、大腿、脚）に対する刺激を作りだすために用いられた。

　これらの研究は、Skille, Wigram, Weekesによるもの（1987）とともに、複合障害の被験者の、筋緊張の問題に接近するために、この治療法を用いることを支持するものであった。これらの研究による所見から、筆者は特発性パーキンソン病患者に対する振動音響治療の影響を研究することが可能であると考えるように

なった。

パーキンソン病の臨床像

　パーキンソン病とは、運動の調節、筋肉の緊張、姿勢の保持を制御する脳の組織に影響を及ぼす神経系の疾病である。この疾病は、中脳の黒質と橋の青斑核のメラニン含有細胞の変性脱落と、残存神経細胞質内に出現するレヴィー小体が認められる。その結果として、運動機能を担う運動皮質の制御と刺激に非常に重要な、黒質と基底核間の神経伝達物質ドーパミンが減少する。
　この疾病から発現する症状の主なものは、運動制御の欠如、振戦、動作緩慢、固縮、姿勢、身体平衡および歩行の変化である。

―― 方法

　本研究の目的は、パーキンソン病の諸症状に対する、40Hzの正弦波をもつ振動音響的刺激の使用を検討することにある。この目的を達成するために、無作為単純盲検試験（single-blinded randomized study）が、2つの実験条件を対象に行われた。すなわち、音楽と脈動低周波音からなる振動音響療法（治療条件）と、音楽のみ（対照条件）である。

被験者

　Hoehn Yahr尺度（Hoehn & Yahr, 1967）で、第Ⅱと第Ⅲ期の特発性パーキンソン病の患者60名（40～75歳）が、スペインVitoria-GasteizのTxagorritxu病院, OSAKIDETZAの全パーキンソン病患者から無作為に選ばれた。
　これらの病期のパーキンソン病患者の特徴には次のものがある。平衡感覚または平衡機能障害のない両側性あるいは正中運動障害（bilateral or midline involvement）、および、あらゆる作業を行う潜在能力運動機能の制約である。このような患者は、自立した生活をすることが可能であり、軽度から中度の能力喪失者とみなされる。
　被験者は、Lドーパの投薬、あるいはドーパミン作動薬の投与の有無に関わらず、被験者として研究対象に含まれた。また一方、予定された年齢幅からはずれ

た場合、2次性パーキンソン病または多系統退行性疾患（multisystemic degenerative disease）と診断された場合、あるいは心臓病理が関与する場合、または最近の中程度から重度の外傷の場合は、被験者は参加を除外された。

被験者は、各30名からなる2つの群へ無作為に分けられた。実験群は振動音響療法による治療（音楽および脈動正弦波低周波振動）を受けた。対照群はベッドに横になっている間、低周波音は何も含まない音楽のみを受けた。

測定方法

治療の有効性を評価するために、いずれも、UPDRS（Unified Parkinson's Disease Rating Scale：統一パーキンソン病判定表）（Fahn & Elton）に準拠した、日常生活動作尺度（Scale of Daily Activities）と運動面の診査（Exploration of Motor Aspects）、および、全体的な自覚的評価尺度（Subjective Assessment Global Scale）がこの研究に使用された。

実験装置

この研究で使用された振動音響装置は、8つのスピーカーが組みこまれたフォームラバー・マットレスのベッドである。音響的振動は、被験者の身体に直接刺激を与えた。特に、スピーカーは身体の両側に対称的に配置され、足、ふくらはぎ、骨盤、背部を刺激するよう設計されていた。同時に被験者は振動音響音楽を自由音場で聴いた。

選択された低周波・40Hzの発生は、40Hz周辺の音を作り出す低周波デジタル2重発振器によって行われた。低周波音と組み合わせた音楽はカセットに録音した。

手順

実験群の被験者は、各々25回の振動音響のセッションを受け、対照群の被験者は、25回の音楽のみによるセッションを受けた。両被験者群とも第1回目のセッションは導入的なものであった。実験者には、スペイン・ビトリアの、音楽・音楽療法の芸術とプロセス研究所（Music, Art and Progress Institute of Music Therapy）の音楽療法士チームが含まれていた。

各被験者は、9ヵ月の実験期間を通して、Vitoria-GasteizのTxagorritxu病院

（OSAKIDETZA）神経科の医療チームによって観察された。各被験者は、実験期間中、5回の評価を受けた。治療、または対照セッション開始の前、治療1、3、6ヵ月目の終わり、治療終了の3ヵ月後である。

以下は治療手順の説明である。

各被験者毎の第1回目の面談が設けられ、そのなかで、治療手順が説明された。被験者との最初の接触は、被験者の興味と音楽の嗜好を見定める機会を実験者にもたらした。研究の対象となった被験者は全員、参加に意欲的で、多くの者が病状に対する投薬の中止を含めた非現実的な改善と変化を期待していた。

研究は、疾患の症状改善、軽減を目標にした先駆的な取り組みに過ぎない為、このような期待に対しては更に説明をして修正された。この研究は、疾患を治療すること、投薬をやめさせること、あるいは投薬の代わりまですることを意図するものではないと。

被験者は音楽療法士チームに、文化や音楽に関する好みについて質問されることを、試験を待つかのように非常に不安そうに見えた。研究の参加には音楽の知識は求められないと一旦安心させたところ、被験者は必要な情報を伝えることが可能になった。それらの音楽的嗜好と関心の多くは、バスク地方の音楽的伝承に根ざすもの、あるいは自らの青春期の一部を成していたようなリズム、メロディーに対するものであることが見られた。

この所見は、適切な音楽の選択に当たって、いくつかの要求を示した。全ての被験者にとってリラックスをもたらし、美しく、調和がとれ、関心を誘い、心に訴えるものであると同時に、感情的に連想を喚起させる素材とは無縁であるような音楽である。

最終的に、実験者はセッションを通して交互に用いられる2種類の録音を選択した。第1のタイプは、多かれ少なかれよく知られている、明確でリラックスさせるような和声的構成を持つ、速度がアダージオのオーケストラ曲であった。第2のタイプは、速度がモデラートのエネルギッシュな、ハンドアコーデオンによる曲であった。この楽器はバスク音楽に特有のもので、被験者の文化に密接した聴き慣れた音楽を被験者に提供するものであった。

患者は一人ひとりセッション用の部屋にやって来て、仰臥位で振動音響のベッドに横になるよう促がされた。このベッドは、以下のように振り分けられた8個のスピーカーを備えていた。被験者の背の部分に2個、右脚部に2個、左脚部に

また2個、足の底部に2個である。

　セッションの間、患者は静かにし、音楽療法士との会話は行わなかった。セッションの終わりに、患者の状態は、会話を交わすことなく、ノートにとられ、記録がつけられた。

　研究全体を通して、実験者達は6ヵ月にわたって週1回25分間、被験者と会うことになるため、被験者と実験者との関係が、研究の結果に影響を及ぼす可能性があると認識していた。この可能性のために、音楽療法士チームは、患者とは少ない丁寧な言葉遣いによる観察と、限定された言葉での対話を体系化した。

　被験者ごとに管理ファイルが継続的につけられた。管理ファイルには、自律性の程度、制御できない動作の存在、運動と言葉のやりとりの困難さなど、セッション開始時に採られた記録が含まれた。これらの評価が、各セッション終了時と比較された。さらに、セッションの間にも、例えば呼吸の変化、不随意的・随意的運動、睡眠等、その他の観察も行われた。これらの観察は、系統的に行われたが、研究の分析には含まれておらず、採用された治療過程に対する臨床的洞察として使用した。

評価

　内容が伏せられた独立評定者として、2名の医師が5回の定期的な検査にあたって被験者を評価した。それらの評価は各被験者の対照ファイルに含められていた。

──── 結果

　被験者のUPDRSの評点を比較しても、実験群と対照群に有意差はなかった(**表1**)。とはいえ、振動音響による治療を受けた被験者では、第1回目から第4回目の評価の間にUPDRSの評点の改善が観察された。それらの最後の検査(治療終了の3ヵ月後)から観察されるように、治療前のレベルに戻る傾向があった。

　運動および日常生活動作の分析から、第1回目と第4回目の評価間の改善を明らかにした。具体的には、会話能力と筆記技能に顕著な改善がみられた。唾液分泌、嚥下運動、衛生状態には殆ど改善がみられなかった。

表1 パーキンソン病判定表の被験者内分析

2乗和を使用したパーキンソン病判定表の平均化有意性検定					
Source of Variation	SS	DF	MS	F	Sig. of F
Within and Residual	1265.64	159	7.96		
UPDRS	315.61	3	105.20	13.22	.000
				4.124	.047

Variable SE1-4	No. of Cases	Mean	SD	SE of Mean
Mov 1.	27	1.4074	1.474	.284
Mov 2.	27	2.5556	2.694	.518

Mean Difference = 1.1481
Levene's Test for Equality of Variances : F = 4.828 ; P = .032

----

t-test for Equality of Means

Variances	t-value	df	2 Tail Sig.	SE of Diff.	CI for Diff.
Equal	-1.94	52	.057	.591	-2.334 .038
Unequal	-1.94	40.29	.059	.591	-2.343

　実験群では、ベッド上での寝がえり、ベッドメーキング、食べ物を切るなどの日常生活上の動作に改善が見られた。しかし音楽療法群では、これらの改善は記録されなかった(**表1**)。

　研究対象となった群はいずれも、精神状態、行動、気分における改善は示さなかった。両群に動機づけと自発性に、わずかな改善が観察された。このような改善の度合は、振動音響群でより高いことが明らかになった。一般に全般的改善では、音楽療法と振動音響の群の間に有意差はなかった。

―――― 考察

　これらの所見に基づき、振動音響による治療は、当初から予想されていたよう

に、パーキンソン病患者に有益な結果をもたらすようであると結論づけることができる。そのような効果は、運動能力および日常生活上の動作において明らかである。ゆえにこれらの所見は先行研究と矛盾するものではない。

　音楽療法群と振動音響群間で、治療によって何があり、何がなかったかを考えることが重要である。振動音響で治療された群は、厳格に測定された正確な40Hzの低周波を受けた。一方、音楽療法群は、同様に振動を受けたが音楽の周波数に従ったランダムでコントロールされない測定されていないものであった。ゆえに治療効果の唯一の相違点は、実験群に与えられた40Hzの刺激に帰することができる。

　振動音響による治療は、パーキンソン病の諸症状を緩和、軽減するであろう技法かもしれないが、それが本当であるかどうかを見定めるためには、より多くの研究が必要とされる。

　後の研究において留意すべき事柄がいくつかある。本研究では、音楽療法（対照群）は、40Hzの低周波なしに、ベッドを通して音楽のみを聴いた。しかし、ベッドを通して伝わる音楽そのものの持つ振動によって、コントロールされない変数が生れてしまった。

　今後は、対照群が聴覚的刺激以外のものは何も受けないようにするために、このようなことをコントロールしなければならない。これを実現するためには、ベッドのスピーカーへ送る音声チャンネルに、低周波発振器から発生する最も高い周波数の2倍ほどの周波数以下をカットするフィルターを備えるべきである。

　振戦、硬直等の、パーキンソン病の様々な症状を治療するのに求められる最良の周波数に関して、さらに研究が行われなければならない。

　同様に、パーキンソン病患者への治療効果を最大のものにするようなセッション数、およびセッション頻度を見極めるための研究が行われなければならない。これは予備実験であるため、週1回のセッションを被験者が受けるように定められた。しかし研究の過程で被験者達は、治療効果の持続期間を伸ばすために1週間に複数のセッションを受けることに関心を示した。

　著者は研究の最初の所見に熱狂し、この疾患に悩む患者の苦しみを軽減する可能性を持つ新しい治療方法の改良を望み、この領域での仕事の継続を切望するものである。

music vibration

第11章
振動音響(VA)療法の中で、刺激として用いられる脈動正弦波低周波音の振幅変調の効果

Tony Wigram

─── はじめに

　振動音響(VA)療法の有効性に関する早い時期での臨床的経験として、治療に用いられる音楽に、その構成の一部として通常存在する低周波を利用することがあった(Skille 1986)。このような事例報告の中では、低周波によって生みだされる振動に、患者をリラックスさせる効果があるようだと指摘されている。Teirichによる実験(1959)、それに続くSkilleによる実験(1986)についての口演報告は、心地良い音量で再生された低周波振動の作用によって、被験者の身体の内に気持ちの良い内的な振動が生まれたことを示すものであった。それに続いてSkilleは、脈動する正弦波低周波音を用いて実験を行った。
　ファンクション・ジェネレータ*からの2つの正弦波音(例えば40Hzと40.5Hz)をテープに録音することで、Skilleは脈動する差音を作りだした。SkilleがVA療法に使用するために作りだしたテープ上の脈動の速度はさまざまであった。Skilleは多重周波数テープ(multi-frequency tapes)を作り、また、音楽と低周波音を同時に録音する際には、2つのファンクション・ジェネレータを用いつつ周波数を手動で操作することによって、録音が進む間に周波数を変化させた。周波数をこのように変化させたことの結果はさまざまであり、周波数を変化させたあ

＊ファンクション・ジェネレータ【function generator】
　正弦波、矩形波、三角波などの種々の波形を、広範囲な任意の周波数で出力する信号発生器。発振器の一種。

との脈動の速度は、応々にしてその前の脈動の速度とは異っていた。

Skilleが早い時期に、開業医が用いるために制作したVA療法用テープでは、脈動の速度はpeak to peakで2秒から10秒の開きがあった。一定した音ではなく脈動する音を用いるという判断は、それが患者にとってより気持ちのよい感覚であろうし、寄せては返す波のように感じられるであろうことを基になされた。

波のテンポは、この治療方法に落ちつきを与えリラックスさせる要素を加えるものであると推測された。治療のためにVA療法を受けにくる患者に対する、振幅変調として最良のものを見極めるための調査はなされていない。

研究では、音楽のテンポ、あるいはメトロノーム的なパルスが、心拍を同調させ、リラクセーションおよび身体的覚醒の低下をもたらすために用いられてきた（Saperston 1995）。このため、VA療法において、脈動の速度は、覚醒状態、身体的行為、全身のリラクセーションに変化をもたらし影響をもつと考えられた。

Harperbury病院で行われた初期の実験での口演による事例報告は、脈動正弦波音の異なる速度から感じられた心地よさ、およびリラクセーションのレベルに関してはさまざまに異なっていたが、脈動する音の速度が遅いと、よりリラックスさせるものとなり、この治療で用いられる録音された音楽の一定の、あるいは変化するテンポを邪魔することがないというある種の共通認識が存在したように思われた。

VA療法の発展期にノルウェーで制作されたテープの多くは、2秒から8秒の脈動速度をもつものであった。この速度は、VA装置を試した者の一部からは、速すぎると感じられ、リラクセーションと音楽双方の障害となった。しかしながら事例的な所見が存在するに過ぎず、以前からの推測について確かめるためには、刺激におけるこの側面を調査する研究が不可欠であることが明らかになった。

治療で用いられる刺激の、この側面に関して実験を行うにあたっては、脈動低周波音が、脈動しない連続波低周波音よりも、よりリラックスさせ効果的であると推測もされてきた。Skilleによって行われた治療試験（1986、1987）は、治療に使われるどんな周波数が、また、どのような音楽様式が最も効果的なのかを判定するものであった。脈動低周波音の速度についての調査はされなかった。

本研究は、3つの脈動速度の間の相違を判定し、そして脈動状態の低周波音、

もしくは連続波音を用いることの間に、何らかの有意差が存在するかどうかを測定するために計画されたものである。

この実験は、振幅変調を変化させることで、異なる脈動速度の低周波音が持つ効果を測定し、さらに連続波音への反応も測定することを意図するものである。音楽のテンポとリズムが混乱をもたらす付加的な変数を除くため、脈動する低周波音のみの異なる速度が持つ効果を評価することに集中した。

この治療をためしている際に人々が感じた効果についての個々の記録は、先にこの治療を試みた臨床家の経験とともに、より長い脈動の速度がよりリラックスさせるものであり、ゆえに覚醒レベルを低下させ、快感度を高め、リラクセーションを促し、脈拍数、および血圧を低下させることに、より大きな効果を持つことを示している。主観的記録もまた、連続波低周波音は、どの速度の脈動低周波音よりも効果が小さいこと示している。

この実験は、心理的・生理的な反応の適切な変化を達成するために、全体の刺激の一部として組込まれ、VA療法で使用された低周波音の刺激が、どの方法で最も効果的かを決定するために、群の間の差を測定するために行われた。

実験仮説

次の実験の仮説は、臨床経験からの事例に基づく証明と、それらの証明に基づいて、この試験のために提起された。

1. 44Hzの様々な振幅変調率（.17，.10，.07）の音と、連続波音を受けた被験者の間には、覚醒レベルと快感度に有意差があるだろう。
2. 最も遅い速度の脈動（振幅変調率 .07）を受けた群では、他の群よりも、脈拍数、血圧、覚醒レベルで、有意により大きな減少をするだろう。
3. 被験者からの自己申告は、連続波音、又はより速い脈動正弦波低周波音よりも、より遅い脈動正弦波低周波音に対して、より高いリラクセーション、より大きな好ましさを示すだろう。

── 方法

大要

実験では、以下の4つの条件による試験の、15分後における群相互間の差を測定した。

1） 条件1では、被験者は、振動音響ベッドを介して15分間駆動される、6秒周期（振幅変調率 = .17）で脈動する44Hz正弦波音を受けた。
2） 各件2では、被験者は、振動音響ベッドを介して15分間駆動される、10秒周期（振幅変調率 = .10）で脈動する44Hz正弦波音を受けた。
3） 条件3では、被験者は、振動音響ベッドを介して15分間駆動される、14秒周期（振幅変調率 = .07）で脈動する44Hz正弦波音を受けた。
4） 条件4では、被験者は、振動音響ベッドを介して15分間駆動される、44Hzの連続波正弦波音を受けた。

各試験は15分間続いた。生理的尺度と心理的尺度の両方が、試験の間の変化に関する証拠を見いだすために用いられた。全体的覚醒、エネルギー覚醒、緊張覚醒、快感度の変化を示すものとして、気分（mood）が測定された。

ここでの気分とは、最低数分間は持続する感情的体験（emotional experience）と定義される。この定義は、自己の認識評価と、評価に対する短かく一過性の感情的反応を、気分と区別するものである（Mayer, 1986）。

被験者は、試験の前後で、UWIST-MACL（UWIST気分形容詞チェックリスト）に漏れなく記入するよう求められた（Matthews他、1990）。血圧と脈拍数は身体的状態の変化を測定するためによい指標と考え、各試験の5分前、および試験終了直後に測定が行われた。

実験の独立変数（independent variable）は、脈動の異なる速度（6秒、10秒、14秒）と、連続波音であった。

被験者

60名の被験者（男性30名、女性30名）がこの試験への参加を申し出た。被験者は広く異なる背景を持っていた。彼らは、デンマーク オルボア大学・音楽と

音楽療法研究所の、音楽学生、音楽療法学生、音楽学部と音楽療法学部の講師、非常勤教師、秘書など、学生とスタッフの混合から成り、また、イギリスの精神障害者向け大病院であるHarperbury病院のセラピスト、学生、看護師と看護助手を含む補助職員などから成っていた。被験者の年齢は18歳から60歳までで、平均年齢は32.4歳（標準偏差10.08）であった。

実験装置

　振動音響ベッドが今回の試験で用いられた。このベッドは、ポリ塩化ビニル（PVC）で覆われた、2.5インチのフォームラバーのマットレスと固い木製の枠からできていた。8Ωの低音スピーカ6個がコーンを上に向けて装置に固定された。
　装置内のスピーカは、マランツ社の総合ステレオAMP PM52によって駆動され、あらかじめ録音されたテープが、マランツ社のステレオダブルカセットデッキSD54によって再生された。全ての被験者に対して一定の強さと音のバランスが保たれることを確保するために、数字目盛の付いたボリュームと、トーンコントロールが用いられた。

　試験にあたっては、4種類の44Hzの低周波音のテープが制作された。

　　1) テープ1（条件1）振幅変調 .17 の44Hz正弦波音。
　　2) テープ2（条件2）振幅変調 .10 の44Hz正弦波音。
　　3) テープ3（条件3）振幅変調 .07 の44Hz正弦波音。
　　4) テープ4（条件4）44Hzの連続波正弦波音。

測定法

　収縮期および拡張期血圧、脈拍数を、オムロン社の自動振動計量（Oscillometric）デジタル血圧モニタHEM-704Cを使用して測定した。
　エネルギー覚醒、全体的覚醒、緊張覚醒、快感度の変化を評価する目的で、この研究ではUWIST-MACLが主観的評価のために用いられた。
　UWIST-MACLとは、24項目の形容詞によるチェックリストで、被験者は「非常にあてはまる—少し—少しちがう—まったくあてはまらない」と配された、1～4の尺度上に印をつけるよう求められる。

形容詞は、エネルギー覚醒（EA）、全体的覚醒（GA）、緊張覚醒（TA）、快感度（HT）に関しての肯定的（＋）な面、あるいは否定的（－）な面を示すように選ばれたものである。

記入用紙が試験の前後にデータを収集するために用いられ、被験者は、形容詞を4つの目盛のある尺度上で評価するよう求められた。被験者は、不正確や脱落を防ぐため用紙の上で定規を用いるよう促がされた。

UWIST-MACLは1枚の紙の両面にコピーされ、研究者は、被験者が最初に記入した数値を確かめることのないように注意を払った。

被験者のリラクセーションの状態に対する自己評価は、「非常にリラックスしている」から「非常に緊張している」までの間で評価するように求める、9つの目盛りの尺度上で、被験者によって試験の前後に記録された。この体験を好んだか好まなかったかということも、試験の後、9つの目盛り尺度の上で、被験者によって記録された。

手順

被験者は、4つの条件のうちの1つに、彼らを無作為に振り分けるための紙をケースの中から取るように求められた。被験者はその後、UWIST-MACLに漏れなく記入するよう求められた。

UWIST-MACL実施に際する注意に従い、被験者には以下の指示が与えられた（Matthews他、1990）。

　「あなたには人間が持つ気分、感情を表現する言葉のリストが渡されます。このチェックリストを埋めるためには、その時点であなたがどう感じているか（あなたが普段どう感じているかではなく）を、その言葉がどれだけうまく表わしているかを示さなければなりません。あなたは4つの可能な答え――〈非常にあてはまる〉〈少し〉〈少しちがう〉〈まったくあてはまらない〉から1つを選ばなければなりません。これらの選択肢には、1〈非常にあてはまる〉から、4〈まったくあてはまらない〉までそれぞれ番号がふってあります。あなたの今の気分を最もよく表す答えに対応する番号をマルで囲んでくれれば結構です。

　作業は手ばやく行い、自分の答えを考えるのにあまり多くの時間を掛けないで下さい。あなたが思いついた最初の答えが、普通は一番よいものなので

す。例えそれが難しいと感じても、全ての言葉について答えて下さい。できるかぎり正直に、あなたに該当することを答えて下さい。そう答えるのが正しいように思われるからといって、無理な答えはしないでください。あなたの答えが他人に漏れることは決してありません。」

例：最初の単語が〈快活な(lively)〉であって、あなたが少し快活に感じたら、下に示した、〈2〉にマルをつけて下さい。

	非常にあてはまる	少し	少しちがう	まったくあてはまらない
快活な	1	2	3	4

この用紙に、被験者の生年月日と性別を書き込むよう求めた。他の用紙は、被験者にその時点での自分のリラクセーションの状態を、1～9までの尺度、1は「リラックスしていない」を表し、9は「非常にリラックスしている」を表す尺度上に示すよう求めた。

被験者はその後、ベッドに横になり楽にするよう求められ、また、最初の血圧測定が行われる前に5分間の安静時間が設けられた。この時間のあいだ、セラピストが被験者と話をしたが、それは試験についてではなかった。5分間の安静時間の後、被験者の血圧と脈拍数が測定された。脈拍計のカフは、試験後の検査の準備のために、被験者の腕にゆるく（巻かれたまま）残された。被験者が間違いなく楽にしていて、試験を始める準備ができていることが確認された。被験者にはその後、毛布が掛けられた。

被験者には、ベッドを介して伝わる音を聞くことになると話された。被験者は、リラックスし、何でも好きなことを考えるよう求められた。被験者は、起き上がらないよう求められた。被験者には、この体験が15分間続くこと、そして被験者が思い通りにし、研究者がいることによって気がそらされないように研究者は部屋には残らないことが話された。

研究者がテープを再生しはじめ、ボリュームをアンプの目盛で＋5まで上げた。トーンコントロールは、各々の試験で一定の位置にあらかじめ設定されていた。被験者は、試験の終了時にも起きあがらないように求められた。研究者は、試験終了の3分前に部屋に戻り、15分間の試験が終わると、アンプのボリュームをゼロに落とし、機器の電源を切った。

表1 気分、脈拍数、血圧、リラクセーション、好き／嫌い、の平均および標準偏差

	群1 6秒 平均 （標準偏差）	群2 10秒 平均 （標準偏差）	群3 14秒 平均 （標準偏差）	群4 一定の音 平均 （標準偏差）
エネルギー覚醒（EA）	−1.3 (4.98)	−3.2 (6.79)	−1.9 (5.25)	−3.0 (5.45)
全体的覚醒（GA）	−4.7 (6.28)	−4.6 (6.78)	−5.9 (3.68)	−5.5 (4.8)
緊張覚醒（TA）	−3.3 (6.05)	−2.3 (4.13)	−3.5 (3.23)	−3.9 (5.76)
快感度（HT）	+1.1 (3.41)	−1.1 (4.73)	+1.3 (2.69)	+.9 (2.08)
収縮期血圧（SBP）	−4.3 (5.52)	−4.6 (6.66)	−1.5 (7.18)	−3.2 (5.61)
拡張期血圧（DBP）	−2.2 (6.33)	−4.1 (8.28)	−2.0 (4.53)	−3.7 (7.89)
脈拍数（HR）	−1.5 (5.75)	−2.4 (8.66)	−1.3 (6.32)	−5.5 (5.87)
リラクセーション（R）	−1.7 (1.95)	−1.3 (2.31)	−1.5 (1.73)	−.86 (1.50)
好き（L）	−3.8 (2.21)	−2.3 (1.22)	−3.7 (1.91)	−3.2 (1.78)

試験のこの時点で、研究者が血圧と脈拍数の表示を再び読み、それから被験者はUWIST-MACLを漏らさず記入することと、リラクセーション尺度上への記録が求められた。最後に被験者は、好き／嫌いの尺度上に記録するよう求められた。

── 結果

表1は、4つの条件での、覚醒レベル、快感度、血圧、脈拍数、リラクセーション、好き／嫌い、における変化の平均と標準偏差を示している。

表2 気分、生理学的測定、リラクゼーション、好き／嫌い における変化の分散分析

	群間の自由度	群内の自由度	F比	F確率 (F probability)
エネルギー覚醒	3	56	.39	N.S.
全体的覚醒	3	56	.17	N.S.
緊張覚醒	3	56	.27	N.S.
快感度	3	56	1.72	N.S.
収縮期血圧	3	56	.75	N.S.
拡張期血圧	3	56	.40	N.S.
脈拍数	3	56	1.20	N.S.
リラクゼーション	3	56	.54	N.S.
好き	3	56	2.28	N.S.

表2の、UWIST-MACLのエネルギー覚醒、全体的覚醒、緊張覚醒、快感度の分散分析で、群の間に有意差はなかった。試験の前後に測定された、血圧、脈拍、記録されたリラクセーションの度合いの分散分析も、群の間に有意差を示さなかった。刺激の好き嫌いについて被験者が記録した評価に関しても、群の間に有意差はなかった。年齢層、または被験者の性別間の何らかの差を示唆するものはなかった。

考察

実験の結果は、心理的測定（UWIST-MACL）、生理的測定（血圧および脈拍数）の両方で、4つの群の間の有意差は明らかではなかった。試験の前後の被験者のリラクセーションの状態、および与えられた刺激に対する好悪についての自己申告によるデータも、群の間の統計的な有意差を明らかにするものではなかった。

実験は、異なる脈動速度の44Hzの音、および連続波低周波音を比較する際に浮かび上る可能性のある、あらゆる差を測定するために行われた。健常な被験者を対象にしたこの実験よりも、以前の試験および治療セッションに関する主観的な事例報告は、いくらかの優位性を明らかにしているものの、データからは裏付

けられなかった。

　よりゆっくりとした脈動速度の優位性は、脈動正弦波低周波音を音楽による刺激とともに受けた被験者による事例報告の中では現われていた。

　音楽と組み合わされた際の種々の脈動速度が1つの現象として持つ異なる効果について考えるとき、音楽に一定のテンポがない、あるいはテンポが不規則なものでない限り、脈動する音の速度が速くなれば、振動音響療法で用いられる音楽の持つテンポに、より大きな邪魔となると結論づけることが可能であろう。より速い脈動する音は、リズミカルではない楽曲にリズムに関わる要素を付け加える可能性があり、被験者のリラクセーション状態、および全体的覚醒の状態を邪魔する。このことは、血圧、脈拍数双方での変化に反映されるものである。

　しかし、今回の試験では音楽の使用を除外したため、脈動正弦波低周波音それ自体は、脈動の速度、あるいは脈動の有無に依存しない効果があるように見える。

　一定の音楽的刺激と、脈動速度を変えた場合を比較するためには、さらなる試験が必要だろう。以降の実験は、同一の実験計画を用い、試験を発展させ、6秒、10秒、14秒の脈動化した44Hzの低周波音および連続波音を、各条件で同じ音楽を一緒に使用するものであろう。このような実験によって、群の間の有意差が明らかになる可能性がある。

　けれども、単に推論しただけでも、ある楽曲、例えばニューエイジ音楽のリズミカルでない部分を用いると、有意の差が明らかになる一方で、他の変化に富んだ様式の音楽を用いると、相反する結果が現れるかもしれないと予想される。

　VA療法は、個人の音楽上の好みに合わせるために様々なスタイルの音楽の使用を取り入れている故、最良の脈動速度、あるいは連続波低周波音ではなく脈動低周波音が本当に必要なのか。このことに関する何等かの決定的結論を導くことを目的として、今回の試験で用いられた条件間の差を見いだすための、さらなる試験を行うことは、複雑で結論の得られないものである可能性もあろう。

　身体の様々な部位において、異った音に対して知覚される振動の感覚について、そしてプラセボ、あるいは刺激のない状態と比較したかたちでの、脈動低周波音の持つ影響について評価を行った諸実験は、VA療法において用いることが可能な刺激の選択に関して、既にある程度意味のある基準を与えている。VA療法は、その処方および応用にあたって、これらの要素を操作することから影響を被る可能性がある。

とはいえ、音楽の選択に関して、非臨床的集団にも臨床的集団にも個人差が存在する。このような個人差は、脈動の速度を変化させること、あるいは連続波音を用いることのみで解消することは不可能であり、相反する、あるいは結論の出ない結果によって、脈動正弦波低周波音の、一貫した効果を持つ速度を定めるための試みが、錯綜したものとなってしまう可能性がある。

VA療法による治療のための外来患者の自己報告も、当学部を訪れ他の人に対する治療を観察する為に来た人も、VA療法で用いられる脈動正弦波低周波音がまちまちではあるが、治療において意図された効果に、更に付け加えるような効果があることを指摘している。特に初めて振動音響装置を体験した際に、動いているような感覚を感じたと指摘する報告もいくつかある。これは、船で移動することに似た"モーション効果"と記述され、振幅変調において用いられる異なる音が及ぼす、内耳の前庭の活動性に対する効果によって説明される。このような副次的な効果に関する一貫した証明はなく、このことがどれほど重大な問題となるかに関してはなお未知である。

自らが治療の過程で感じた"モーション効果"を、リラクセーション状態、時には意識の変化した状態に入ることを促し手助けするものと捉える被験者もいる。一方"船酔い"に似た悪心感、動いている感じ、ときには体重がなくなったような感じを報告する被験者もいる。

研究の実験計画におけるもう一つの制約として、群の間の設計がある。このため、実験で各被験者は、1つの刺激に対する反応について測定されたに過ぎなかった。今後の実験では、各被験者に4つの全ての刺激を与え、被験者内の設計を用いて反応を測定することにより、刺激間の有意差を明らかにする問題にアプローチすることが可能であろう。各被験者に対する試験の順序を無作為化することで、蓄積効果、あるいは順序効果は防ぐことが可能である。

実験の結果は、使用された4つの刺激に対する群の間の差を測定した場合、用いられたさまざまな振幅変調音、あるいは連続音に対する生理的反応、心理的反応のいずれにおいても、ほとんど差がないことを示すものである。

結論として、仮説のいかなるものも裏付ける証拠はなく、また、VA療法で使用される脈動速度を変化させること、あるいは連続音を使うことの持つ効果は一貫しないままである。

music vibration

第12章
障害をもつ自閉症青年の振動音響療法

Jan Persoons, Jos De Backer

　振動音響療法（VAT Vibroacoustic Therapy）は、ベルギー、アントワープのVoluntas療法センター（Dirk Goetschalckx所長）において、身体的能力障害、呼吸障害を持つクライエントの用途に利用され発展してきた。このセンターに通うクライエントは、年齢、そして身体的、精神的障害の度合いのいずれも多様である。多くが事前評価され、適応された治療技法で治療される。クライエント側からのニーズもやはり多様で、センターの専門の学際的なチームからの事前評価を受けている。クライエントは基本的な評価を受け、治療計画は各クライエントに個有の強みと弱みに基づき進められる。振動音響療法は、運動能力障害が第1の問題のクライエントに処方されることが多い。
　クライエントの年齢は3歳から20歳までである。けれども13歳から17歳の間の男女のクライエントに取組みの重点が置かれている。クライエントのおよそ80％は日中は特殊学校へ通い、家では家族と暮らしている。注目すべき重要な点は、センターに通う殆ど全ての子供と青年は中流家庭の出身で、そこで適切な刺激を与えられていることである。

臨床集団
　クライエントの診断は一般的に、他の障害と結合した精神遅滞／学習障害と言えるものである。彼らの遅滞は、ダウン症候群などのようなある1つの症候群の一部となるもの、あるいは、他の主要な機能を冒す脳障害（例えば運動系を冒す脳性麻痺・小児脳症）からの副次的な症状である。精神的な障害もまた、先天性代謝異常の結果の場合もある。いくつかのケースにおいては、精神遅滞は、明らかになっていない要因、あるいは外傷の組合せの結果生まれた発達障害に起因し

ている。

　病因の判断が困難な疾病を持つ若い人々には、自閉症、自閉的行動、広汎性発達障害が含まれる。全般的に知的機能の遅れ、少なくとも異なる発達の度合いを呈している。

　何名かのクライエントは、複合的な障害、あるいは身体的障害に加えて、程度の違いはあるが運動の制約、身体社会的な困難、その上、日常生活の技量（skill）に問題を持っている。

　運動の問題は、筋肉の弱さ、あるいは微細な脳損傷などの感覚運動的障害によっても発生する。運動の問題は、非常に軽度で細かい運動の困難（筆記の問題をひきおこす可能性のあるもの）から、整形外科的変形による非常に重症の身体痙性まで、さまざまなレベルの症状を引き起こす。センターでは全ての異なるタイプの脳性麻痺と症状発現が見られる。

　障害に直接に関連するクライエントの心理的問題に対しては、多くの関心を払うことを常に念頭に置くことが重要である。これを考慮してこそ、療法士はより効果的にクライエントに特有の身体的心理的ニーズを認識し、ニーズに合わせる為に、新しく効果的な方略を適用することができる。

振動音響療法の使用

　イギリスとスカンジナビアの研究は、振動音響療法の使用、とりわけ、リラックスさせる音楽を伴う正弦波低周波音の使用を、筋緊張、脈拍数、血圧を低下させ、痛みを軽減し、クライエントの感情的状態に影響を与えることに効果のあることを裏付けてきた。

　さらに、クライエントの運動障害は応々にして高い筋緊張、有痛性痙攣、血圧上昇、脈拍数の加速、疼痛、および、行動的・心理的問題に結びつくため、この病院はVATを治療として取り入れた。この理由から振動音響療法は、治療方法として考えられているのである。

　振動音響療法はそれ自体、リラクセーション法として用いることも可能で、例えば、能動的音楽療法、理学療法のための予備治療、準備体験として使用される可能性がある。

　例えば、発語困難を伴う重度痙性の子供が、VATのセッションによりかなりリラックスすることができれば、音楽療法士は、それに続く子供を対象にした作

業をより効果的に行うことが可能となり、クライエントは多くの場合、能動的音楽療法に対してもっと反応を示すだろう。

事前評価手順

普通は両親も同席するクライエントとの最初の面談の間に、音楽療法のための事前評価の日取りが決められる。最初に両親と子供が音楽療法科の科長からの面接を受け、事前評価手順を詳しく説明される。続いて、セッションには参加しないがオブザーバーの役目を果す第2の音楽療法士の前で、事前評価の為のセッションが行われる。

事前評価は一般に45分を要する。この間、子供には演奏用の多くの様々な楽器と、反応を引き出すような多くの様々な種類の音楽様式が与えられる。音楽療法士は経験および心理学的技法の知識を用いつつ、以下の領域でクライエントの評価を行う。

- ◆ 心理社会的技量：接触、対話および表現する能力の質。
- ◆ 認知的技量：集中力、注意力、指示に従う能力。
- ◆ 音楽に取組む／演奏する意欲、何らかの楽器、特定の音楽様式への好み。
- ◆ 運動技量：話すこと、歌うこと、とともに楽器を演奏することにおいて。

この事前評価の間に、子供の運動障害が観察された場合、振動音響療法を使用することの可能性が考慮に入れられる。

クライエントの状態とニーズについて、可及的くまなく把握するために、医学的、心理学的、または、その他の報告が参照される。事前評価のためのセッションが終了し、事前評価の結果を検討するための話し合いが2人の療法士の間で持たれると、子供なしでの両親との2回目の面談の日取りが決められる。

2回目の面談で、音楽療法による事前評価の結果が検討され、事前評価から試験的な結論が導き出される。そして、今後起こるべきことについての助言が与えられる。このような評価の後、療法士両親の両者が、音楽療法および振動音響療法を続けることを決定すれば、数回のセッションが行われた後、その時点までに進歩したことについて検討し、最終的な方法で目標を明確にするための、両親と

の新たな面談が決められる。

　治療が進んでゆくに従い、両親あるいは、療法士のいずれかが、評価のための面談を持つことを求める。

治療的アプローチ

　療法の全般的な理論上のアプローチは、カール・ロジャーズのクライアント中心のメソッドに基づく。これは、療法士の誠実さ、共感を獲得すること、クライエントおよびクライエントの見方を無条件に受け入れることに、大きな重点が置かれている。

　Voluntasセンターでは、理学療法、遊戯療法、言語療法など、他の療法は取り入れていないが、それはクライエントの家庭環境の中で、クライエントに対して行われているからである。一方で、振動音響療法は、クライエントの治療計画全体を成すものというよりは、それに対する付加的なものとして捉えられている。

── 事例研究1　Jeroen

はじめに

　Jeroenは、運動、視覚障害をもつ中度の精神遅滞の14歳の男子である。彼は週単位、週1回45分の"ortho-agogic"の音楽療法に5年通っている。そして彼はこれらのセッションを非常に楽しんでいる。この取り組みの目標は、音楽を媒介として用いながら、潜在的なまだ使われていない技量を発達させること、刺激することであった。これらのセッションの間、Jeroenは、あらゆる意図的な刺激、あるいは感情的反応に引続いて増大するような、高レベルの筋緊張を呈していた。この筋緊張は制御できなかった。

　必要とされた評価期間の後、Jeroenは、振動音響療法による筋肉の弛緩が有益であろうとの結論を得た。毎週のortho-agogicのセッションは継続され、彼の療法士によって行われる振動音響療法のセッションの後、直ちに行われることに決定した。音楽療法セッションでの彼の反応において、VATの効果を療法士とビデオによる評価を通して、直接観察することが可能であろうと考えられた。

治療セッション

振動音響療法の最初のセッションの間、Jeroenは非常に不安で心配そうな素振りを見せた。彼は振動音響チェアに座り、低周波振動の加えられていない音楽を聴くように求められた。同じの音楽が、後の振動音響による治療の際、用いられることになる。

Jeroenのために選ばれた音楽は、ボーン・ウイリアムズの「舞い上がるひばり（The Lark ascending）」と、ニューエイジの音楽に似た、Wim Mertenの「ピアノと声のための最小の音楽（Minimal Music for Piano and Voice）」であった。

2回目のセッション時、チェアは、音楽（低周波はない）を聴いている際、リクライニングした位置に調節された。3回のセッションの後、新しい状況に対するJeroenの信頼が適切であると判断され、4回目のセッション時、低周波が音楽に加えられた。チェアのステレオ装置に接続されたアンプを用いることで、療法士は正確にどの周波数が与えられているのかを注意深く制御することができた。療法士は、Jeroenの身体言語、身振り、言語による意思疎通に慣れていたので、最小限の言葉を交すことで、Jeroenが振動を身体のうちの何処で、どれほど強く感じているのかチェックすることができた。Jeroenがこの治療を楽しみ、治療の間安心していることが重要であった。腹部、特に腹腔神経叢、骨盤ケージ（pelvic cage）、両脚が治療の対象領域に選ばれた。

用いられた周波数は42Hzであり、振動音響のセッションが20分間続いた後、30分間のortho-agogic能動的音楽療法のセッションが行われた。

治療セッションの結果

はじめの6回のセッションの後では、Jeroenの行動に直接的なあるいは顕著な変化は何もなかった。けれども7回目のセッションの際には、Jeroenの、ortho-agogic音楽療法に対する取りくみ方がより積極的になった。彼が音楽を即興している際の、音楽による対話が明らかにより長くより熱心なものとなった。彼の普段からみられた衝動的で短い相互作用と短い活動は、彼にとって持続させるのがより容易になったが、それは主によりリラックスした態度と、より低い筋緊張によるものであった。

音楽療法のセッションで彼がペダル付きのバスドラムを使い始め、それを演奏するのを楽しんでいたことは興味深いことであった。これを行うためには、彼に

は脚の筋肉を上手に制御することが必要である。彼の上半身の筋緊張は依然として見られたが、明らかにより小さなものとなっていた。Jeroenが、予期しない音、あるいは音量の変化に直面した際、緊張少なく行動し、それを聴くことに大きな喜びを示したことも、また観察結果から興味深いものとして指摘できた。

1年の後、管理上の理由で振動音響療法は終了した。それ以来、彼の低くなった筋緊張はわずかに上昇したが、振動音響療法の実施前に比べると、より低いものである。意思疎通と運動の技量は同レベルで改善は観察されなかった。

── 事例研究2　Gert

Gertは24歳の自閉症の男性である。彼は学校に通っていたが、次第に孤立してゆき、錯乱した状態になった。彼の行動は柔軟性を欠いた型にはまったものになった。出来の良い生徒として、彼は中学校を首尾よく終えることができた。しかしその後、Gertは無関心状態となり孤立した。

彼は自閉症のクライエント向きのデイケアセンターへの入所が認められ、両親は、どうすれば彼をもっと助けることができるか、どうすれば彼は自らを表現し自らの能力を使いこなすことができるか、更にどうすれば彼はリラックスし意思疎通の技量を向上することができるかを気遣っていた。

1回目のセッションの際、Gertは非常に緊張し硬直しているのが観察された。緊張の問題に対し、彼がより直接的に対処することを手助けする手段として、振動音響療法を使うことができるかどうかGertと話し合われた。彼は長年緊張を感じ続けていた為、すぐさまこの治療形式に従ってみることに同意した。その後、振動音響療法の仕組み、および作業手順が彼に説明された。

このクライエントのために、療法士は、最小でニューエイジの様式に似た、Wim Mertonのピアノと声のための音楽を選択した。周波数は52Hzに選ばれた。

所見と結果

6回目の振動音響療法のセッションの後、親指に対して残りの指を速く動かしたり、顔をしかめるなど、普通はGertの緊張の表われである型にはまった行動が殆ど見られなくなった。この時点で、Gertは、両手を静かに腹部へ当て自らの腹式呼吸の動きを意識的に見いだし、それを追いかけることができた。

能動的音楽療法に際しては、彼のどちらかといえば、型にはまって硬直した木

琴の演奏が微妙に変化した。とりわけ彼は新しい音を幾つか使いはじめた。このことは14週間の振動音響療法の後、目につくようになった。振動音響療法の19回目のセッションの後、Gertは、より開放され順応性が高まり、音楽を演奏する際の固定化し、非常に硬直化したパターンのいくつかを打ち破ることができた。彼は最早、非常に抑制された状態に留まる必要がなくなり、リラックスして、より反応するようになった。

　このような変化は、少なくとも一部分は振動音響療法によるものと言えよう。柔軟性、表現性の向上は、音楽療法において現われたばかりでなく、デイケアセンターでも家庭でも見られた。彼のリラクセーションレベルに影響を与えることで、振動音響療法は、彼が抱いていた制御を失う恐れを取り除く手助けをする刺激であった。

─── 要約と結論

　振動音響療法は、クライエントの行動の生理的・心理的側面の両方に影響を及ぼすように思われる。このメソッドを用いた療法士は、振動音響療法が音楽療法のセッション前に行われると、能動的音楽療法の対人的相互作用が好ましい方向に変化することの確信を得ている。振動音響療法に際して起こる可能性がある退行過程が、療法中に着手される働きの深さに影響を及ぼす意識変容状態をもたらすのである。

　けれども、クライエントが喜びを感じる可能性があるように、恐れの感情が起こるかも知れないことを注意しなければならない。振動音響療法中のこの心理的現象の認識は、重要である。

　Gertにとっては、振動音響療法の体験が喜びをもたらすものであったことは明白であるが、彼はまた、振動音響療法によってよりリラックスしたように感じ、つきまとって離れなかった強迫観念に悩まされることが減ったと報告した。

　振動音響療法のもつこれらの側面については、この療法が効果的な治療として、他の治療的介入に先立つ治療として、評価され続けるためには、さらに研究を促進する必要がある。

music vibration

第13章
レット症候群の治療における振動音響療法

Tony Wigram

　後にレット症候群として知られるようになったこの疾患についての最初の記述は、Andreas Rett教授によってなされた（1966）。この症候群に苦しむ女児を特定するために始められた詳細な研究によって、1980年代初期から半ばにかけて文献が発表され始めた（Hagberg他、1983; Kerr & Stephenson, 1985; Kerr & Stephenson, 1986）。

　レット症候群とは、重い障害の原因となる神経学的疾患であり女児のみを冒す。進行性の発達障害には、典型的には、目的を持って手を動かす機能の喪失、習得した言語の喪失、重度の精神障害、全身的運動性障害が含まれる。この疾患の発症は生後14〜18ヵ月にかけて最も多く見られ、生れてくる女児の1万人に1人が罹患する。

　レット症候群で一般的に関連する特有の病理学的症状は以下の通りである。

1) 重度の精神障害
2) 手の握り締め動作（hand clasping）／手むしり動作（hand plucking）／手の絞り動作（hand wringing）（手もみ現象）
3) 下肢の萎縮
4) 脊柱側弯
5) 下肢、ときには腕の筋緊張亢進
6) 過呼吸
7) 空気の嚥下運動と膨隆腹
8) 緊張と不安レベルの高まり

振動音響療法についての先行研究から、これらの症状のいくつかは、この治療形式によい反応を示すと考えられた。とりわけレット症候群の女児に対する効果的な治療手段として指摘された（Hadsell & Coleman, 1988; Montague, 1988; Wigram, 1991）。

照会と事前評価手順
　ハーパーハウス子供サービス（Harper House Children's Service）は、イギリス全土からやってくる小児の治療を目的に、国立のレット治療の外来を創設した。このクリニックは、レット症候群児（者）に関わる管理の問題のいくつかに対応するよう、特に計画されたものであり、携わる学際的チームには、理学療法士、作業療法士、音楽療法士、言語療法士、小児科医が含まれ、その全てがレット症候群の事前評価と治療の経験を持っている。
　レット症候群と診断された小児および成人は、このクリニックへ回され、携わるスタッフが各々の照会事例に特有のニーズに対する、包括的な事前評価を行っている。このような事前計画には、クライエントの機能レベル、意思疎通技量、対人的技量、運動技量、感情的表現に対する反応、感情的表現能力、を全般的に評価することを目的とした、音楽療法による事前評価が含まれる。
　このクリニックはまた、運動技量の優劣、姿勢、動機づけ、歩行機能についての包括的な評価も行っている。ここに携わる言語療法士は、食べる能力障害と嚥下困難の徴候に関しての評価を専門的に行っている。
　さらに、照会された全てのクライエントが、下記のクライエントの状態の変化を評価するために振動音響療法セッションを受ける。

1) 手の絞り動作（hand wringing）／手むしり動作（hand plucking）の減少または消失
2) "手を口にもっていく" 行動の減少
3) 過呼吸の減少
4) 筋肉の緊張および筋肉の総体的なかかわりの減少
5) 覚醒レベルの低下
6) クライエントの腹臥、又は仰臥位のリラックス能力
7) 自覚と焦点の増大

8) とりわけ手を介した触覚の自覚の増大
9) 随意的運動の増加
10) 興味と喜びの目に見える証拠

振動音響装置

　この治療にあたっては、柔らかいフォームマットレスを備えた2m×1mのベッドが用いられた。このベッドには、8Ωの低音スピーカ×6台が含まれており、それらは普通のヤマハ社のアンプとSherwood社のカセットデッキで駆動される。このベッドは電気的に絶縁されている。身体を支えるフォームマットレスはスピーカの上に敷かれており、2インチ厚で小さな穴のある発泡体構造のものである。

音楽と低周波音刺激

　クライエントの事前評価セッションでは、2本のテープが一貫して使用された。

1. Enyaの"羊飼いの月（Shepherd's Moon）"からの抜粋に、39Hzの脈動する低周波音を録音したもの。
2. リラックスさせるクラシック音楽を集めたもので次のものを含む。アルビノーニ"オルガンと弦のためのアダージョ"、マスネ"タイスの瞑想曲"、ダルックのオルフェより"精霊の踊り"、フォーレ"パバーヌ"、ドヴォルザーク"新世界交響曲第2楽章"に、40Hzの低周波音を録音したもの。

事前評価手順（Assessment Procedures）

　まず、各クライエントが、仰臥位で装置の上に横になる。療法士がテープを再生しはじめ、だんだん音楽のボリュームを上げていく。数秒の後、療法士は低音コントロールつまみを上げ、脈動低周波音を加える。

　この後、何の介入も行わずにクライエントの反応についての観察が行われる。クライエントが、〈手の絞り動作hand wringing／手むしり動作hand plucking〉を続けている場合、療法士が両手を引き離し、ベッドの表面を触ってみるようクライエントに促す。数秒の後、療法士は、クライエントが〈手むしり動作〉を再開するかどうかを見る目的で、クライエントの手を離す。クライエントが〈手む

しり動作〉を止め、ベッドの表面に触れるよう促すために、このような手順が数回繰り返される。クライエントは、両脚を伸ばすよう促される。

約6〜7分の後、療法士はクライエントを腹臥位へと移し、クライエントが装置の上で静かに横になっているように促がす。

療法士は、何が起こっているかについて安心させるように、クライエントにしばしば話しかける。これは事前評価のためのセッションなので、クライエントの両親または親戚が控えめに部屋の片すみから何が起きているのか静かに見守っているのが、ごく普通である。

評価手順（Evaluation Procedures）

対象となった全てのクライエントに対して行われる事前評価についてビデオ録画が行われた。その後、セッション中に撮られたビデオと記録が、先に述べた事前評価のために分析された。

——— 事例研究資料

はじめに

上述のセッションは、事前評価のためのセッションとして行われ、繰り返して行われることはなかった。このため、以下に記すのは、1回の振動音響療法でのクライエントの反応の概観を与えてくれる、こうしたセッションでのクライエントについての報告である。

いくつかの報告は、他のものに比べて詳細なものとなっているが、全ての報告で、先に詳しく述べた症状のうちの3ないしそれ以上に関してのコメントがなされている。この事例研究では秘密保護のため名前が変えられている。

——ジェーン

仰向けに横になると、ジェーンはまだ左手を口の中へもっていっていたものの、じっとした状態になった。私は彼女の左手を何度かベッドの表面に置き、数秒間そこに押さえておいた後、放した。彼女は、再び手を口の中へもってゆくまで数秒間、腕をベッドの表面に横たえたままにしていた。ある点では、彼女は腕を

15秒間はベッドの表面に置いていた。

　私が腹臥位となるように彼女の姿勢を変えると、彼女は、頭を下げ、1〜2回声を上げた。彼女は大変にこにこしており、彼女の身体はリラックスした状態にあった。彼女は頻繁に短い間呼吸を止めたが、これは彼女が音楽を熱心に聴いていたからであった。

　彼女はセッションの終わりにかけて腹臥位で過呼吸を行ったため、仰臥位へと戻したが、仰臥位では彼女の呼吸も身体の緊張もリラックスしたものになった。腹臥位のとき、彼女は希にしか手を口の中へこぶことはせず、頭はベッドの表面に着けたままであった。

──シルビア

　振動音響装置の上でのセッションの間、シルビアは、よりリラックスした状態であり、呼吸はゆっくり自然なものとなっていた。彼女はしばらくベッドの上で横になった後、立ち上がった。装置の上にいた間、彼女はベッドの表面に両手を押しつけたままにし、振動を感じていた。彼女は落ちついた状態になり、雑音的な声をあげることも、手を顔へ持って行くことも少なくなった。

　彼女は何回も両手を両耳にあてた。私が彼女の耳を見たところ、耳の内部に何か黄色い分泌物が見られ、立ち会い医と私は、耳に何か問題があるのかどうか調べるために、いくつかの聴力検査と診察を行った。

──シャロン

　シャロンは最初仰向けになったが、非常に身をくねらせ、またベッドを介した振動を感じていた。セッションが始まって数分後、彼女は、自分の身体下面の普通でない感覚を実感し始め、それを自分のお腹を介して感じることができるように身体を寝返らせ、顔はベッドの表面につけたり、私達の方を見たりした。このケースでも、じっとした静かな時間があった。彼女の呼吸は規則正しくなり、指の動きは止み、彼女は音と身体的体験に非常に集中していたのである。

──エリザベス

　まず、エリザベスはベッドの上に仰向けになった。彼女は、過呼吸を行う一方、両手を絡め合わせていた。我々は、彼女の両手を2、3回ベッドの表面へと置い

たが、しかし彼女は両手を絡め合せることを続けた。我々は彼女をうつ伏せに回転させた。彼女の母親は、彼女がこの姿勢でいることをそれほど喜ばず、不満を表すのが普通であると伝えてきた。両手を身体の前方、ベッドの表面に付けたまま、頭は頬がベッドの表面と触れるように傾けて、彼女はじっとした状態に留まり、呼吸は規則正しく一定に静まった。

　彼女は非常にリラックスしてるように見えたのである。この体験を楽しんでいるように思われ、セッションの終わりにかけて私はボリュームをゼロに落として音を止めた後、再びボリュームを上げることを始めた。私がこうすると、音がなくなるたびに彼女は１～２回手を上げたが、おそらく彼女がこの音を刻みつけ、より多く望んでいたことを示すものである。

──ジェニー

　ベッドの上に留めて置く為に軽く押さえられながら、ジェニーはベッドに仰向けに横たわり始めた。彼女は両手を身体の脇に置きたがらなかった為、両手をしっかり握ってなだめるようにした。それを彼女は始めからとてもよく受け入れた。

　しばらく経った後、彼女は立ち上がりたがり、刺激を受け興奮した状態になりはじめた。我々はそこで、腹臥位での取りくみを試みたが、彼女はこの姿勢に長く留まることを望まなかった。

　音楽療法の終了時、ジェニーの呼吸は落ちつき非常にリラックスした状態であった。振動音響療法のセッションの間、彼女の呼吸は再び速くなりだし、より興奮したものとなった。彼女が起き上がった際、わずかに身体を揺らし、興奮した声を上げていた。

　セッションの終わりにかけて、ジェニーは再び横になり、頭は理学療法士の膝に預けたままで少し眠そうに、そして、とてもリラックスしているような様子を見せはじめた。側臥位で横たわると、彼女は、皆が部屋のどこにいるのか見ようと何度も身体を寝返らせようとしたので、私は彼女を反対側へ回転させた。しかし、彼女は落ち着かないままであり、起き上がって坐位になりたがった。

──ルース

　ルースは、振動音響ベッドの上ではとても活動的だった。彼女が仰向けでいたときには、しばしば両手を締めたり両脚を動かしたりした。彼女は、ベッドの上

で非常に気持ち良さそうに見え、時にはとてもリラックスしているようであった。彼女は促がされると、短い間、ベッドの振動を感じるために両手をベッドの上に下ろした。私が手を放しても、彼女は数秒間、自分の両手をベッドの上に置いたままにし、その後、再び両手を持ち上げた。

腹這いでもルースは、やはり両手を絡めようとし続け、それからときには頭を下げたり、右手親指をしゃぶったりした。ベッドの上では、彼女が声を上げることが減り、私は、彼女が音楽を聴き振動を感じることを受容していると考えた。彼女が頭を下げると、短い間、呼吸は遅くリラックスしたものとなった。

――**シャーロット**

初めシャーロットは振動音響ベッドの上にいることに、きわめて不安な様子であった。シャーロットの母親は、彼女の家に振動装置の一種があり、夜、ベッドに入るために行う決まった日課の中でそれが使われていると言ってきた。

しばらくの後、シャーロットは、彼女が体験しようとしていることが非侵襲的であること、さらに私が彼女の側にいて、彼女を援助することができることに安心した様子だった。私が彼女の両手をベッドの表面に押しつけていると、しばらくの間、彼女の両手は完全にじっとしたままで、呼吸は静かで一定であった。彼女はこのセッションの間、両脚をとても頻繁に動かしたが、それはベッド上にあった枕に対してであり、彼女は両脚を曲げることができるように枕をけとばすのであった。

最初の数分間の後、笑いと気持ちのよさそうな表情がより頻繁に見られるようになり、リラックスしてこの体験を楽しんでいる様子だった。彼女を右側臥位へ向けさせても、彼女はやはり心地よくリラックスした様子であった。

シャーロットは、顔の表情と笑いで多くのことを伝えてくれ、彼女が何かを不安に感じているのか、あるいは何かを非常に心地よく感じているのかを表情を通じて容易に示すことが可能であった。

――**カレン**

カレンは心から振動音響装置を楽しんだ。彼女は仰向け、そしてうつ伏せでも、横になった。彼女は、この装置の上で完全にリラックスし、ベッドの表面の感じを楽しんだ。

仰向けに横たわったとき、カレンは頻繁に左手を口の中へと運んだ。我々が彼女をうつ伏せにすると、初め両腕で身体を押し上げたが、その後完全にリラックスし頭を横に向けて置き、右腕を自分の顔の近くまで持ちあげた。左腕はしばらくの間下方にあったが、私がその左腕を上方へと動かした。私が左腕を上方へ動かすと、彼女は両腕で身体を押し上げ、典型的な"ポーズ"をとった。彼女の両脚は、非常にしなやかでリラックスした状態となった。

さらにまたカレンは、うつ伏せで横たわっている時には、過呼吸を全く行わなかった。彼女は呼吸を抑えることを止め、非常にリラックスしたほど良い整ったリズムで呼吸をした。

カレンは、うつ伏せの時には頭を右へ向けて横になっていたのにもかかわらず、全く手を口の中へ運ぼうとはせず、そのため、彼女の左手を上方へもってくることは困難であったであろう。

結果とまとめ

これらの短い報告から、被験者のほぼ全てで何らかの好ましい反応が得られたのは明らかである。総じて、ベッドの上では小児はリラックスし、過呼吸と緊張レベルの低下が見られた。時にはそれを促がすことで、また時には自発的に、手の絞り動作／手むしり動作の減少が見られた。クライアントの多くは眠気の徴候を示しはじめた。結果として、彼らの全身的活動レベルが低下したが、それには、呼吸速度の減少、運動の減少、筋緊張の弛緩が含まれる。

これらは、対照研究ではなく、事前評価研究だった。このため、クライアントの反応を差異化するための何らかの特別な、あるいは客観的な注意が払われることはなかった。この領域で検討されるべき課題は、音楽のみと比べた場合の、音楽と低周波音に対する異なった反応に関して、同じ被験者で比較試験をすることである。

クライエントは、ベッドの上で最大20分過したに留まり、また部屋に他の人間がいたため、セッションが進んでゆく間のクライエントの状態は、これらの要因からの影響を受けた。加えてビデオ係がいたこと、およびビデオで録画したことが、クライエントの反応を乱し、あるいは影響を及ぼした。このような付加的

な、気が散る要素があったにもかかわらず、セッション中に得られた反応は励みとなるものであった。

music vibration

第14章
重度学習障害をもつ成人患者の振動音響療法

Tony Wigram, Jenny McNaught, June Cain, Lyn Weekes

──── 患者集団

　振動音響（VA）療法は、1987年にHarperbury病院に開設され、それは、振動音響療法のイギリスへの最初の導入であった。振動音響療法は、音楽療法科と理学療法科との、実験的な臨床的治療プロジェクトとして出発した。当初振動音響療法から最も大きな利益を得るであろうと考えられていたクライエントは、複合障害および脳性麻痺を伴う者であった。ノルウェーの様々な施設で行われた治療についての事例報告から、振動音響療法が痙性障害の患者をリラックスさせること、および彼らの筋緊張を低下させることに効果があることの示唆が得られていた（Skille, 1987; WigramおよびWeekes, 1990）。

　振動音響のプログラムはHarperbury病院で拡がりを見せ、他の病理学的疾患の患者をも含めるようになった。この病院は、重度の学習障害をもつ患者を対象にした施設であり、また、攻撃行動を伴う患者、高齢患者、自傷行動、および、学習障害を持つ人々の混成集団で一般に見られる様々な病理学的問題を持つ患者を受け入れている。

　最初に行われた研究は、高い筋緊張に対する振動音響療法の効果を評価することに焦点が当てられていたが、その後、不安および自傷行動に対する振動音響療法の効果を評価する研究が行われた。

　振動音響療法科がこの病院内に創設され、現在、研究目的で特別に製作されたベッドからノルウェーのVibroacoustic A/S社製MultiVib VA100椅子まで7台の振動音響装置がある。患者の定期的な治療を容易にするために、振動音響装置が、一つの病棟に使用可能な状態で置かれている。

振動音響療法の研究プログラムに合わせた臨床試験には、60名以上の患者と100名のスタッフが参加しており、また現在、振動音響療法科は、入院中、および地域の患者を対象に、一週間に50回以上の治療を行っている。

── 照会手続き

病院の何らかの専門家であれば、治療のために患者を振動音響療法科あるいは理学療法科へ照会することが可能である。それらは、患者の疾患・障害についての診断、および照会理由を含めて、患者についての詳細を示すよう求められる。

全ての照会は、診療所長（responsible medical officer RMO）を介して処理される。禁忌については照会書式に挙げられており、また、炎症がある、外科手術を受けて間もない、心血管合併症に罹って間もない、低血圧、妊娠などの場合のように、その患者に対して、これらの療法を避けるべきかどうかに関して医師が検討を行う。さらに、照会されてきた患者が何らかの急性疾患のための治療を受けている最中である場合は、振動音響療法に対する禁忌があるかどうかを検討し考慮する。

── 事前評価手順

振動音響療法科に照会された患者は、2週間から3週間にわたる事前評価の期間を経る。攻撃行動（不安、攻撃的で乱暴な行動）を伴う患者の場合は、この研究が基準となる測定が行われる前に、十分に親しませることの必要性を重視しているため、期間が長いものとなることもある。

与えられる音楽による刺激についての検討も、この事前評価の期間に行われる。まず、クラシック、ニューエイジ、あるいは民謡のレパートリーの内から録音テープが選び出される。患者の年齢および音楽の好き嫌いが、事前評価のための音楽を選ぶ際考慮される。使用される周波数（30Hzから80Hzまでの間）の選択は、患者が照会されてくる理由となった病状に従って行われ、またそれは、周波数を変えることで身体内に局在化された共鳴効果を生みだすという根拠に基づく

ものである。治療に対する患者の反応を評価するために、単一の周波数のテープが用いられることもあれば、複数の周波数（3種類から5種類の周波数を組み合わせたもの）が用いられることもある。Vibrosoft社（ノルウェーLevanger）あるいはHarperbury病院で制作されるテープが治療に使用される。

事前評価の際に行われる評価には以下のものがある。

1）患者からの言葉による報告。
2）行動上の変化として観察されるもの（特に大多数の患者が非言語的であるので）。
3）身体的変化として観察されるもの。
4）治療の前後に記録される患者の状態。
5）特に留意させられた病理的症状の減少。

事前評価の際に行われるその他の測定には以下のものがある。

1）血圧　　2）脈拍数　　3）呼吸　　4）関節可動域

振動音響療法の装置と治療用テープ

この科での患者の治療では、以下の振動音響装置が使用された。

Multivib社 VA100チェア。Multivib社 SU200 ステレオ装置。18インチ低音スピーカ2台を組み込んだ2m×1mの特製のベッド。アイワ社 AD-F410 ステレオカセットデッキ。Sherwood社 AI-3010 ステレオ総合アンプ。Blackstar社 Jupiter 500 ファンクション・ジェネレータ。Maplin Gold社 掃引ファンクション・ジェネレータ。10インチスピーカ6台を組みこんだ2m×1mの特製の振動音響装置。ヤマハ社 KX-260ステレオ・カセットデッキ。ヤマハ社 AX470 ナチュラルサウンドアンプ。

治療用テープ

テープによって1～7種類の異なる周波数を含むVibrosoft社のテープが使用される。用いられた周波数は42Hzから78Hzである。

さらに、様々なジャンルによる音楽テープがこの病院で製作されてきている。これらのテープには以下のものがある。

チェロによるクラシック音楽（40Hz）。Enya「羊飼いの月」の抜粋（38Hz）。音の窓（44Hz、68Hz）。オーケストラによるクラシック音楽としてエルガー、ボーン・ウイリアムス、およびディーリアス（39Hz）。マスネー、アルビノーニ、グルック、フォーレ、ドボルザーク（39Hz）によるもの。Symbiosis-Song 春の桃の木（41Hz）。

治療手順

病棟にやってくる全ての患者に対する治療は、各患者特有のニーズ、治療に訪れた日の患者の状態、治療上の目的に応じて、ある程度まで個々に区別される。

以下に概説される2つの臨床研究では、2名の患者への特有の治療方法のより詳細な情報が挙げられている。

通例、この科において全ての患者の治療に際して従っている原則がいくつかある。いくつかの重要な手続きは必ず実行される。

1. 治療の日の患者の全体的な健康状態が、振動音響療法に対する禁忌となるような急性の問題を起こしていないことを確認するために必ずチェックされる。
2. 音楽の音量は、患者に対して徐々に大きくされる。
3. そのあと、低音コントロールが、脈動低周波音を加えるために上げられる。
4. セラピストが治療の前に患者を安心させ、また治療終了時に患者の側にいるようにする。
5. 療法士は、同じ部屋とは限らないが、患者の治療が行われている間、患者と同じ区域にいる。患者が居心地良く苦痛を感じていないことを確認するために、頻繁に観察によるチェックを行う。
6. 静かで平穏な雰囲気が用意される。
7. テープが終った後、患者は少しの間そのままにして置かれるが、それは彼らがとてもリラックスしていることが多く、筋緊張が低下し、時には意識状態が変化していることもあるからである。患者は、注意

深くベッド、あるいは椅子から移され、装置から離れる前には時間が与えられる。

評価手順

評価方法は、患者が研究に参加しているのか、治療プログラムに参加しているのかに応じて変わる。けれども評価のためのデータ収集には以下の方法が用いられている。

身体障害／関節可動域

関節可動域での改善の測定。例えば、大転子と外果に印を付け、脚の伸展範囲の変化を評価するために、治療の前後で測定を行う。cm単位の測定（研究のための試験では、個々の評価者によって行われる）によって、関節可動域に改善が見られたか否かが示される。関節可動域の変化、および痙縮の亢進あるいは軽減を見るために、角度計で関節（例えば肘関節）の角度を測定する。

生理学的測定

血圧および脈拍数。

観察による測定

研究のための試験では、行動上の変化を測定するために、エプソン社のHP20コンピュータを多重チャネル事象レコーダとして使用した。これらのデータから秒単位での行動の持続期間と頻度が得られた。

───症例研究

重度の学習障害の一般的な枠内に入る様々な臨床的問題を呈する者を対象にした治療がこの科で行われた。以下の症例研究においては、2つの非常に異なる病理学的条件（pathological conditions）が記録されている。

───症例研究1

グレゴリーはHarperbury在住の52歳の男性である。3歳の時、彼は「母親の手に余る」として記録されていた。4歳の時、重度精神障害を伴う癲癇と確認され、1人で歩くことができなかった。

彼が5歳の時、精神施設への入所が認められ、彼の癲癇は投薬によってコントロールされた。ある程度の痙性麻痺が認められた。彼の四肢は外的力によっても伸展することができず、手は尺側偏位（ulnar deviation）であった。

彼は現在、重度の障害をもち、車イスで完全に他者に依存している。彼は抗てんかん薬を服用している。上肢は両方とも屈筋痙攣した状態のままである。時には物を掴み、ごくわずかのコントロールながら限られた範囲で動かすことができる。下肢は両方とも緊張が高く、また、股関節（hip）および膝の屈曲部痙縮を起こしていた。彼の左股関節は恒久的に脱臼しており、右には風に吹かれて乱れたような変形（windswept deformity）がみられる。

彼の発話は無秩序で、彼を知らない者にとっては理解不能である。けれども単語と文は認められ、また、彼はときおり2人の異なる人物の役割を果しながら、自分一人で会話をしている様子を見せる。

彼は音楽的には非常に反応を示し歌を正確に歌ったりハミングしたりする。時には彼が未だ聴いたことのない歌に合わせてハミングし、メロディーの進行を先どりすることもできることがある。彼は幅広い音楽のレパートリーに慣れ親しんでいる。

調査試験

グレゴリーは、10名の患者群を対象にした、実証的な調査試験に参加した。彼は8回のプラセボ治療のセッション（対照条件、この場合、振動音響テープと同一の音楽が用いられたが、低周波音は含まれていない）とともに無作為に並べられた8回の振動音響療法のセッション（治療条件）を受けた。これらのセッションは、週2回、8週間にわたって行われた。

グレゴリーのケースでは、我々は彼の腕の動き、および股関節の外転を評価した。このため、腕の伸展における改善を評価するためには、試験の前後に彼の肩から手首までを測定し、また股関節の外転における改善を評価するためには、両膝蓋間を測定した。独立の評価者が、最大関節可動域を得るために、彼の腕を伸展させ、やさしく両脚を拡げた。この試験から得られた結果は以下の通りである。

測定部位	治療条件 (平均値　%)	対照条件 (平均値　%)
1. 右肩から右手首	＋15.3	－5.0
2. 左肩から左手首	＋23.5	－2.0
3. 右膝蓋基部から左膝蓋基部	＋27.0	－2.0
平均値	＋22.0	－3.0

　これらの結果は、8回の治療セッションを行うことを通して、この患者の腕の伸展および股関節の外転における関節可動域で、平均22%の改善が得られたことを示している。対照条件では、全ての関節可動域で－3%の悪化が明らかにされた。

　プラセボのセッションに際して関節可動域が平均して悪化したことの理由は、音楽単独ではこの患者にとっては刺激となったことにある。グレゴリーは音楽に合わせて非常に反応する。その結果、彼は身体を動かし始め、筋肉は能動的になり、屈筋痙攣に向った。このため、音楽の刺激で彼の筋肉をより緊張させたのである。

現在の治療

　グレゴリーは現在、週3回、振動音響のセッションを受けている。彼は、Multivib社のSU200ステレオ装置を用いたMultivib社VA100チェアで治療を受けている。各セッションはおよそ1時間続き、40分間の振動音響療法による治療が組み込まれている。彼には下記のテープを使用した。

1) チェロのソロ（ジュリアン・ロイド・ウェバー）、リラックスさせるクラシック音楽を集めたものの演奏（40Hz）。
2) Enyaの"羊飼いの月（Shepherd Moons）"からの抜粋（38Hz）。
3) イギリスのオーケストラ音楽（41Hz）—弦楽セレナード（エルガー）、天国庭園の散歩道（ディーリアス）、最初のカッコー鳥を聴く（ディーリアス）、グリーンスリーブス（ボーン・ウイリアムス）。

グレゴリーは治療の前、総じておとなしく喜んでいる様子である。最近はやってくる時よくしゃべり、声を出すようになった。治療の間グレゴリーは、慣れ親しんだメロディーに対しては、耳に入るものに合わせて歌ったりハミングしたり素早く反応することがしばしばである。セッション中、あるいはセッションの終わり頃、彼が眠りに入ることも時にはある。

　理学療法の学生により、グレゴリーを対象にして更に研究が行われた（Pollington, 1994）。この学生は、追加の振動音響療法による治療が施こされた際の、繰越し効果を比較するために、個別の症例研究を行った。彼女は要約で、振動音響療法の直接的な効果は、先に発表された文献の結果と矛盾なく関連すると結論した。25分間の治療セッションの後では、プラセボセッションに比べると、四肢の伸展性が高まった。彼女は、この治療のもつ一般化された、長期にわたる繰越し効果を裏付ける明確な証明は見いださなかった。

結果の検討

　グレゴリーに対する治療は、個別的な療法セッションとして用いられたものであるけれども、それはまた、理学療法のセッションに先立つ予備治療として用いることも可能である。研究での試験の後も治療セッションは継続され、グレゴリーの反応は他の者による観察を通して概括された。例えば、病棟のスタッフと彼の母親は、敏捷性と認識性の高まり、動機づけの高まり、彼の上半身での反応がより活発になり関節可動域が広くなったことを指摘した。

　グレゴリーの病状の性質上、永続的な回復ないし長期的な治癒は望めないため、定期的な治療が必要とされる。定期的な治療によって彼の健康、運動性、全体的な意識は維持されてゆくであろう。

── 症例研究2

　アダムは、4歳の時、入所施設における治療が認められた36歳の男性である。彼は重度の学習困難、攻撃行動、自傷行動があると診断されている。全体的な健康は胸部感染を除けば比較的良い。時折てんかん症状が出現したが投薬は受けていない。左眼に先天性白内障があり、また便秘と体重減少を起こしやすく、これらの点に注意が払われていた。よく眠ったが、日中も夜間も失禁がみられた。歩くことはできるが不安定で姿勢は不良である。屋外では凹凸のある地面を歩くの

に手助けを必要とする。屋内では自分の回りを探って行く。聴力は申し分なく、また、左眼の白内障のためスタッフはふつう右側から彼に近付いている。

　懸念されることの主たる原因は、アダムの自傷行動である。これは"その個人の身体的危害に結びつく個人により始められる何らかの行動"として捉えられている（Murphy & Wilson, 1985）。

　彼の自傷行動のパターンには以下のような特徴がみられた。

　　1）顔を叩く──両手を両頬、頬上部、頭の片側にもっていって。
　　2）腕、および手首を自ら咬む。

　このような行動の頻度と持続時間には、明らかにばらつきがある。ある時、彼のこのような行動には周期性があると考えられ、彼の行動と取り巻く環境の特定の変化、例えば1年のうちの季節や時期とを結びつける試みがなされた。しかし具体的なパターンは何も特定されず、行動の来歴を評価することは困難である。

　自傷行動の原因あるいは誘因に関してさまざまな説が存在するけれども、アダムは原因とされる2つのもののうちの1つがあると、これらの行動をとる可能性が最も高くなる。

　内耳の前庭と運動感覚性の刺激が不充分であるとき、感覚的刺激を与えるために自傷行動に耽ることがある。別の言葉で言えば、アダムは、環境中に非常に低いレベルの刺激しかないので自傷行動に耽る可能性がある。

　非常に高いレベルの刺激がある場合には、個人は関心を避け、他者を追いやるために自傷行動を始めることがある。これが患者へのあらゆる形態の介入、とりわけ人間による介入に抗して反応する"過刺激"仮説である（Williams & Surtees, 1975）。

　アダムのケースでは、これら2つの仮説の後者が、彼の自傷行動の原因になっているように思われる。

　調査試験の間、アダムは彼が生活している病棟で、自傷行動のための治療管理体制の中にあった。長期間ひどい顔叩きを行う際の深刻な組織の損傷を防ぐための拘束方法として、彼はシーツに包まれて、自らを傷つけることができないようになっていた。彼は"包まれている"ことに満足し、心地良さそうな様子であり、彼の自傷行動は止められていた。シーツが取り除かれると自傷行動を行うように

なりがちだった。

調査試験

アダムは、自傷行動を対象に振動音響療法を用いた研究プログラムの、個々の治療を受けた患者の小集団のうちの1人であった。

評価は、多チャネル事象レコーダとして機能する、エプソン社のHP20型コンピュータを使用して、調査試験の間彼の行動が記録された。具体的に特定された行動の頻度と持続時間が記録された。観察される行動に対する基準は下記である。

1) 拘束されていないときに自らの顔を叩く。
2) 拘束されているときに自らの顔を叩く。
3) 軽く手を打つ。
4) 拘束されていない。

アダムは、MultiVib社SU200ステレオ装置で駆動されるMultiVib社VA100チェアの上で治療を受けた。調査試験、および治療を通じて、同一の音楽、低周波音が用いられた。

それは、次のものを含む一連の曲で、チェロ演奏（ジュリアン・ロイド・ウェーバー）による、40分間のクラシック音楽のテープである。

"オーヴェルニュの歌"からBailero（カントルーブ）。
"サムソンとデリラ"から"優しく心を目覚めさせる"（サンサーンス）。
"エレジー"（フォーレ）。
"Bachianas Brazileros No 5"（ビラ・ローボス）。
"アリオーソ"（J.B.バッハ）。
"ハッサン"からセレナーデ（ディーリアス）。

音楽は、テープの大半部分で、穏やかでリラックスさせるものである。背景となる管弦楽の伴奏が支えるチェロの豊かな響きは、VA療法に適したものである。

このテープは、振動音響療法科で制作されたもので、音楽の背後に41Hzのゆっくりした10秒周期の脈動正弦波音が重ねられている。

脈動正弦波音は、このようなクラシック音楽の抜粋に見られる様々なリズムと干渉を起こすことがなく、また、この深い周波数の音が、演奏されるさまざまな

表1　アダムで観察された行動の秒数の記録

試験番号	条件 1：治療 2：プラセボ	行動1 顔を叩く	行動2 拘束されて いるときに 顔を叩く	行動3 軽く手を 打つ	行動4 拘束されて いない
01	1	6	0	1104	1130
02	2	251	125	0	277
03	2	386	50	0	426
04	1	482	13	13	538
05	1	88	0	1609	1800
06	2	534	37	384	1137
07	2	113	0	1273	1800
08	2	191	0	1493	1800
09	1	842	31	62	1476
10	2	682	9	0	1070
11	1	971	0	9	1613
12	1	0	0	1750	1800
13	1	0	0	1800	1800
14	2	0	0	1793	1800
15	2	0	0	1457	1800
16	1	14	0	1739	1800

単位：秒

曲の様式あるいは和声的構造と矛盾を起こすこともなかった。

　これらの試験の結果は以下の通りであった。

　表1は、治療条件とプラセボ条件で、アダムが見せた観察対象の行動の長さを秒単位で記録したものを示している。試験にあたってアダムは拘束されることが時々あり、行動4の数値は、各試験中に彼が拘束されなかった時間の合計を表わしている。アダムは拘束中も自らの顔を叩こうと試みたが、これは各試験で秒数の合計として記録された（行動2）。

　試験の間に彼が眠ったことはなく、また激しく手を締めることも、ほとんど見られなかった。このためこれらの行動についての観察から得られた、欠落した、あるいは極く少ない散発的なデータは、不十分であったり均一に広がっているた

表2 アダムで観察された行動の平均、標準偏差、中央値

アダム	行動1 顔を叩く	行動2 拘束されているときに顔を叩く	行動3 軽く手を打つ	行動4 拘束されていない
条件1（治療）での平均値	300.38	5.5	1010.75	1494.63
（標準偏差）	(408.88)	(11.26)	(842.23)	(452.84)
中央値（MedianScores:)	51.00	0.00	1356.50	1706.50
条件2（プラセボ）での平均値	269.63	27.63	800.00	1262.83
（標準偏差）	(247.83)	(43.87)	(775.95)	(640.52)
中央値（MedianScores:)	221.00	4.50	828.50	1468.50

め統計解析は試みられなかった。

表2は、アダムの観察対象の行動に見られた、平均値、標準偏差、中央値を示す。マン・ホイットニー検定では、行動1（P=.83）、行動2（P=.23）、行動3（P=.29）、行動4（P=.44）で両条件間に有意差は明らかにされなかった。これらの結果は、治療条件では拘束されずに過した時間がより長く、また軽く手を打つの持続時間も、より長かったことを示しているが、両条件間の差は小さなものである。

ここに示された結果は統計的に有意ではないが、プラセボ条件に比べると、治療条件では、アダムの見せた自傷行動がより少なく、好ましい行動がより多かったことを示していることに違いはない。

試験に際して病棟スタッフは、アダムに対して用いていた拘束を減らすことができ、また腸の運動にも改善が見られたと報告している。彼は今回の試験の間、よりリラックスし、より満足げな様子を見せた。その結果、週3回、彼を継続して治療することで意見の一致をみた。

後続の治療

アダムの行動は、治療の前はかなり変わりやすい。彼は自分の病室から治療棟まで200〜300ヤードを歩いてくるが、天候に応じて彼が満足していることも苦しんでいることもある。治療前の病棟での彼の行動には、落ちついた穏やかな状態から、自傷行動を起こして苦しむ状態まで極端な幅がある。

治療の始めの数ヵ月の間、彼が落ちつくまでにいくらか時間が掛かり、時には自傷行動が起こらないように彼に毛布を掛けることが必要となった。現在ここ12ヵ月間の治療においては、彼は時間を掛けずに落ちつき（稀に見られる自傷行動の場合を除いて）、概して静かで満足げな様子である。治療の間、彼は単調にハミングし（明らかに音楽に反応して）、時折、興奮した風に笑い声をあげる。

治療の間、彼はしばしば軽く手を打つことにふけり、またごく稀であるが椅子から立ち上がり歩き回ることを選ぶのだが、彼においては、とても注目すべきことである。

彼は、治療の後では顕著に静かで落ち着いている。彼はスタッフとの言葉や身体を介したやりとり、とりわけ上着を着せ車椅子に移し、病棟へ連れて行くことに、それほど抵抗がなく接触に対し寛容である。

得られた記録は、機を得た行動パターンを考慮に入れたものではない。従って、彼の全体的な行動の改善や自傷行動の減少以外には、決定的で顕著な変化はない。長期的な変化は評価が困難であったが、彼が改善した全体的な印象は、スタッフとの対話に対する、より高い寛容と、積極的な態度と動機づけを持つようになったことである。

――― 要約

以上の2事例は、2つの異なる病理学上の障害における、振動音響療法の可能性を例証するものである。両事例で、治療は身体的障害の状態を軽減するために使用された。これまでの振動音響療法の発展過程で、高い筋緊張の患者を対象にした治療法の評価を裏付ける証拠の蓄積がなされてきた。一方、自傷行動のような、問題行動を伴う患者に対する、この治療法の効果を裏付ける報告はまだ限られている。

music vibration

第15章

学習障害のあるクライエントの、不安の問題に関する治療へのSOMATRON®(振動音響)*1の使用

Jeff Hooper, Bill Lindsay

―――― はじめに

　学習障害を伴う成人が不安を感じることを示唆する証言が存在する。この不安は、しばしば病的恐怖反応のかたちをとったり、行動障害として現れる(Corbett 1979; Ballinger & Reid 1977; Novosel 1984)。不安に対する行動療法は、リラクセーションの訓練に重点をおいているが、リラクセーションは、それ自体で治療として(Lindsay & Baty, 1986a, 1986b)、あるいは系統的脱感作療法と組み合わせて(Guralnick, 1973)用いられている。

　リラクセーションの技法では、患者が見て、そして模倣することが必要となる。このために求められる集中力と注意力は、学習障害者にとって高度過ぎるものとなることもあり、彼らはこの治療法から除外されてしまう。

　ストレス軽減における音楽の使用に関しては、障害を持たない被験者を対象に多くの研究が行われてきた。例えば、Stoudenmire(1975)は、リラクセーションの訓練および不安の軽減において音楽が効を奏したことを示した。このような結果は、学習障害を伴うクライエントに対応するにあたって、音楽を含めた幅ひろい治療法の使用を裏付けるものである。

　予備実験でHooperとLindsay(1990)は、学習障害を伴う4名の女性の不安に

---

　*1　SOMATRON®は商標名。振動音響の装置の一種。

対して、音楽のもつ効果を検討した。録音された音楽（バロック音楽セレクション）、および生の音楽（ギター伴奏に合わせた静かな歌）が対照条件（紅茶を飲む）と比較された。

　不安の測定法として脈拍数と行動の段階は、ベースラインおよび各セッションの前と後に記録された。

　結果は、音楽を用いた2つの条件の治療効果にはほとんど差がないことを示すものであった。両条件とも、不安レベルを低下させることに、対照条件よりも有意の効果があった。この研究は、リラックスする音楽が学習障害を伴うクライエントの、不安の治療にも用いることが可能であることの示唆を与えた。実際、この4名の被験者の1人に対する、リラックスする音楽の効果についての詳細な検討によって、音楽を聴くことは、不安に対して長期にわたる効果を持つことを示唆する証拠が得られた（HooperおよびLindsay, 1991a）。

　不安の治療における、生の音楽と録音された音楽の評価を確認した後、筆者は学習障害を伴う患者が振動音響の体験にどう反応するか検討することにした。

　Somatron®は、多くの振動装置とは異なり、標準のカセットあるいはコンパクトディスクで音楽をかける。開発者によると、"Somatron®は、音楽と同期する何百という異なった振動周波数あるいは速度を発振する。それらは音楽を、耳、更には身体全体で感じ取り知覚される、高密度の音響的マッサージに変える"。それは、気持ちよいものであり、リラクセーションを高め、ストレスを和らげ、活動過剰を静めることを意図した体験である。

　この論文で報告する事例研究は、学習障害をもつクライエントの、Somatron®による治療の反応を検討するものである。特定の2つの疑問に取り組む。

- ◆ Somatron®は学習障害をもつ者の不安への対処にどれほど有効か？
- ◆ Somatron®は既に検討された音楽的介入と、どう比較されるか？

クライエント集団

　研究対象とされたクライエントは、学習障害者を対象とし、コミュニティーおよび地方の病院から選ばれた。この集団は、身体的能力、言語発達、社会的機能、感情発達において極端な違いを見せている。競技スポーツに参加する者もいれば、重度の身体障害者がいる。普通に話すことができる者もいれば、片言しか話せな

い、あるいは必要なことを知らせるためにmakaton*2、あるいは意思疎通補助器具（communication aids）に依存している者がいる。自立を可能にする技能を学び、それを発揮している者もいれば、完全看護医療の必要な者もいる。感情的にバランスがとれ満足している者もいれば、自身ないし他者に対する攻撃的、あるいは神経症的行動で挫折と不安を表わにする者もいる。

　これらのクライエントは、特にSomatron®による治療に対して照会されてきた者ではなかった。彼らは既に音楽療法による個別のセッションに参加しており、Somatron®は、音楽療法との関連で導入されたのである。筆者は、各セッションの終わりに、普通は筆者自身が音楽——ギターの伴奏による静かな歌——を与えることで、リラクセーションのための時間を常に設けてきた。Somatron®は、このようなことに代わる体験としてクライエントに提供されたのである。

　Somatron®がクライエントに使われるのに先立って、クライエントに対する具体的な事前評価は行われず、また、筆者は禁忌については何も関知していなかった。現時点で明らかに、潜在的な不安とストレスを示唆するか、激越、他者への攻撃性、多動性、自傷行為が見られる症例が選ばれた。

　筆者は、Somatron®によって、被験者たちがよりリラックスし、活動が穏やかになるかどうかの評価に、とりわけ興味をもった。

Somatron®

　クライエントに導入された装置は、Somatron®音響寝椅子（sound lounge）であった。Somatron®は全高（1番低い箇所で床から約10インチの所）と脚の位置（腰から膝までは15度で上向き、膝から足までは5度で下向き）を固定されて、基部の上に据えつけられている。背もたれは4段階リクライニング調節の150度の角度にセットした。

　音による振動部、3ウェイスピーカ（ウーファ、スコーカ、ツイータ）は、背中および下腿部に配置されている。頭部スピーカはこの音響寝椅子の最上部左右に固定されている。

　音楽は、通常のカーステレオ——最大出力4×25ワットのパナソニック社のModel V20によって再生された。クライエントはそれぞれ、ヴァンゲリスの"南

---

*2　サイン言語を使用した言語指導法。

極大陸"による10〜15分間の導入を体験した。ベッド上の独立したボリュームレベルは、中ほどの5に調節された。カーステレオのボリュームレベルは、低音が20、高音が6、バランスは0に固定した。

これを試用した同僚の80％は「非常に心地良い」と評価した。残りの20％は「かなり心地良い」と評価した。評価は「非常に心地悪い」から「非常に心地良い」までの5つの目盛りの評価尺度によって行われた。

試験条件は、各クライアントで常に一定のままで行われた。この試験全体は、頭部スピーカから音楽を聴き、その音楽を振動部で感じ取ることからなっていた。

治療と評価の手順

Somatron®を使用するために治療プログラムが設計された。最初の8つのセッションは、次のように構成される。

セッション1，2
クライアントはSomatron®の足の方の端に腰掛け、療法士がギターを弾きながら歌うのを聴く。

セッション3，4
クライアントはSomatron®の足の方の端に腰掛け、前方に配置されたテープレコーダで、ヴァンゲリスが演奏されるのを聴く。

セッション5，6
クライアントはSomatron®の足の方の端に腰掛け、Somatron®でヴァンゲリスが演奏されるのを聴く。

セッション7，8
クライアントはSomatron®の上に横になり、振動音響の感覚を体験する。

この実験デザインでは、クライアントがSomatron®の使用に慣れるように時間配分された。1つの段階が別の段階に対する対照となるけれども、その重要な意味は、治療――彼らが聴く音楽と、Somatron®音響寝椅子の上に横になる体験――の個々の要素に対するクライアントの反応の評価が可能になることである。さらに、先行する研究（Hooper & Lindsay, 1990）で検討された、生の音楽と録音された音楽による条件とSomatron®を比較することを可能にした。

それらのセッションは毎週行われ、時間は10〜15分間であった。Somatron®に対する反応が当面の研究の主要な条件であったので、クライエントへの治療的関与は、努めて控えめに留めた。従って、療法士は部屋の中にいたものの、最初の段階を除けば対話は最小限に保たれた。

　能力障害のレベルから、自己申告による測定が不可能であったため、クライエントの反応は、単純な段階基準尺度を用いて評価した。それで、治療中に見られたリラクセーションの程度、活動性と楽しみレベルを評価した。5段階の尺度で記録される各々の段階基準は、セッションのビデオを観察した後に行われた。

　リラクセーションについての評価は"緊張している"（0）から"とてもリラックスしている"（4）までのものであった。活動レベルについては"非常に活動的である"（0）から"活動がない"（4）までであり、楽しみについては、"ふさいでいる"（0）から"明らかに喜んでいる"（4）までであった。

　それぞれの場合で、段階基準が高いのは、クライエントのリラクセーションが高まったことに対応している。改善を評価するために、3つの得点（リラクセーション、活動レベル、楽しみ）をまとめて合計値（0から12まで）を出した。

　評定者は訓練を受けていなかったにもかかわらず、評定者の感性と臨床的認知力を反映する尺度上の1目盛りに対する評定者間の信頼度は89％であった。

被験者、および結果

被験者A

　被験者A（女性、40歳、中程度の学習障害）は、不安に対し、リラックスする音楽を聴くことの効果を調査した予備実験に参加した4名の被験者のうちの1人であった。彼女はリラックスする音楽のテープを聴く10回のセッションを経た結果、彼女の不安レベルは低下した（Hooper & Lindsay, 1990）。

　被験者Aがリラックスした様子を見せることは稀であった。彼女は自制できず環境により、すぐにフラストレーションがたまった。彼女は極端な激越期になりやすかった。彼女の不安は多くの不適当な行動——金切り声を上げて悪態をつく、他の入院患者の髪の毛を引っ張る、衣服を引き裂く、わけもなく泣く、および活動過剰——に現われた。

被験者の治療による反応が、合計得点の12に対するパーセンテージで計算された。その結果は、このクライエントがSomatron®によってもたらされた振動音響的体験に対して、非常に好ましい反応をしたことを示すものである。

セッション7では、反応に低下が見られたが、これは振動音響装置のせいではなく、リラックスするために寝かされることによって、不安になったことを示唆するものである。

Somatron®による場合（セッション5〜8）は、振動音響によらないアプローチ（セッション1〜4）よりも、有意に良い結果であった。Somatron®によるセッションの平均得点記録が83％であったのに比較し、生の音楽と録音された音楽の条件では、平均が49.5％であった。

──被験者B

被験者B（男性、30歳、中程度の学習障害）、多動症。彼はフラストレーションがたまると他者に攻撃的になることがあった。彼は不機嫌、非協力的で、自傷的になった時に不安を覚えた。

治療プログラムに対する被験者Bの反応は、合計得点の12に対するパーセンテージで計算された。その結果は、Somatron®に対し否定的な反応を示すものであった。セッション3より先では反応に低下が見られ、このことは、"生"の音楽によるセッションと録音された音楽によるセッションとの間の明瞭な差を示唆するものである。

Somatron®を介してヴァンゲリスを聴いた時には、わずかながら改善がみられた。けれども、このクライエントはベッドの上に横になることを拒み、このことでセッション7と8が0得点であることの説明がつく。

結果の検討

結果はSomatron®の、治療の目的達成という点で、著明な相違を見せた。被験者Aは肯定的な反応を見せたのに対し、被験者Bは治療過程を終えることができなかった。

この研究計画を通して、筆者は、被験者Bは生の音楽に反応していたと推測することが可能になった。このことは、リラックスする音楽を自分で提供することに優位性があるとする筆者の考えを支持するものであろう（Hooper, 1991b）。こ

の研究計画では、治療の4つの段階の順序を無作為化しなかったため、筆者は、被験者Bが生の音楽に反応していたと推測することができるだけである。

クライエントの多くは、人を介さないテープレコーダやSomatron®よりも、ある個人から注意を払ってもらうことに、より肯定的な反応をする。おそらく、どこから音楽が聴こえて来るのか明確に知覚することで反応が支援されるのだろう。

対照的に、被験者Aは他者から注意がないときに、特に振動音響的体験に最高の反応を見せた。個々の反応は個人的な好みに左右されるように思われ、このことは、Somatron®、あるいはその他の形式による治癒に対するクライエントの反応を評価するにあたって見落としてはならないことである。

研究に参加した他のクライエントが、Somatron®に対して一定ではない反応を見せたことは意義がある。いくつかのセッションの結果は、彼らがSomatron®でリラックスしていることが明らかになったことを示唆した。他のセッションでは体験によって刺激を受けたように見える。筆者はこの反応に驚いた。それは先行研究では見られなかったものである。

けれども落胆させるものではない。それは、クライエントがSomatron®の使用がもたらす楽しみの度合いを能動的に表現しており、必ずしもSomatron®がクライエントから身体的にリラックスした反応を誘発させることができるとは限らないということを示唆している。

両方のクライエントがSomatron®の上で横になる時に遭遇した困難に言及することも興味を起こさせる。

被験者Bの反応は珍しくはない。他のクライエントもSomatron®の上に横になることを拒んだ。1人のクライエントは、「私は昼間からベッドには就かない」と言った。それ以来彼女は、Somatron®の側に連れて来られることを拒むようになり、彼女を説得することは不可能になった。彼女はそれを使う話になっただけで動揺した。ベッドに就くことは、行動修正プログラムにおいては、しばしば"休憩"あるいは"隔離"として用いられている。したがってクライエントの心の中では、昼間ベッドに就くことは楽しいことではなく、罰に結びついている可能性がある。

クライエントの何名かは腰掛けていることの方を好んでいる可能性がある。けれども、横になることは目新しいことでも、恐れを抱かせるような体験でもないので、多分Somatron®の形状が心配をまねいたのであろう。

椅子のベースは床面からわずかに持ち上げられているだけなのでSomatron®は非常に低い。筆者は何名かのクライエントがそれを使用するのに不安な様子であったことを目にしている。彼らはSomatron®の上にどのように身体を降ろしたら良いか自信がなく、この形状に合わせて自分自身を置くことに困難を感じていた。

Somatron®はまた、治療台に似ている。認知と理解に制約のあるクライエントが、そのような連想をするかもしれない。治療台は彼らに不愉快な記憶を呼びおこす可能性がある。

学習障害を対象にしたSomatron®の使用に関するこの研究は、まだ初期の段階のものである。しかしながら、いくつかの問題が確認された。あるクライエントに対しては、Somatron®音響寝椅子が不安への対処に効果的であることは明らかであるものの、潜在的に大きな、いくつかの困難があることは上述した通りである。

Somatron®の価値を充分に評価し、学習障害をもつクライエントを対象にした利用のガイドラインを提示するには、個々の反応を評価する、より多くの研究が必要である。

第16章

気管支肺異形成未熟児のストレス反応に対する聴覚と振動刺激の比較[*1][*2]

Martha Burke, Jenny Walsh, Jerri Oehler, Jeanine Gingras

背景

Walker、Grimwade、とWood（1971）によって報告されたように、胎児は、平均値雑音レベル85dBの"ヒュー"という音を発生させている胎盤を通して、脈動している血液から成る内蔵の"子守歌"を持っている。RosnerとDoherty（1979）は、あらかじめ録音した子宮内音は、神経質な新生児にはなだめるような反応を引きだすが、目を醒まして静かにしている乳児に対する影響は最小限に留まると報告している。

さらに、Glass（1994）は"感覚の刺激は最も発達したものから始めなければならない。また、最初の生後発育にとって最良の刺激は、自然に胎児・幼児が利用できる源——母親から来るもの——に似ている"（P78）と述べている。Glassの言葉は、未熟児に対するふさわしい聴覚的刺激として母親の音を用いることを裏付けるものである。

このことを念頭に、オーディオテープ"移り変わり（transitions）"（この研究で使用）は、あらかじめ録音された胎盤の脈打つ音を、シンセサイザによる音楽と組み合わせたものである為、子宮内の胎児の聴覚的環境に最も類似したものであると考えられた。

CollinsとKuck（1991）によれば、聴覚的入力なしに観察されたベースライン

---

　*1　この研究は、グラクソ研究所（Glaxo Reseach Institute）からの看護研究助成金を受けて行われた。
　*2　本章は、"新生児ネットワーク（Neonatal Network）1995.9."に掲載された記事の一部分である。

と比べると、子宮内音が混ぜられたテープの音楽を聴いたNICU（新生児集中治療室）で挿管された未熟児は、有意に酸素飽和度が上昇し、興奮性の行動（四肢をバタバタさせる、動きの増加、顔をしかめる）が減少した。

　Chapmanによる研究（1975）では、保育器の中で1日6回音楽を聴いた未熟児は、音楽を聴かなかった乳児よりも早く4ポンド1オンスの目標体重に到達した。Caine（1991）は、保育器中の52名の未熟児、および出生時低体重児に向けて、録音された子守り歌を組織的に流した。その結果は、実験群ではNICUでの滞在日数および入院日数一般が有意に減少するとともに、初期の体重低下が有意な減少を示すものであった。ノンストレス行動指標（例えば、身体の動きがほとんどない、あるいは全くない、四肢の硬直がない、泣かない、顔をしかめない）も音楽を用いた群でより高く、これは音楽を適度に用いることが、未熟児および出生時低体重児への、明白なストレス徴候を軽減する援助となることを示唆するものであった。

　StandleyとMadsen（1990）は、2ヵ月から8ヵ月の乳児が、自分の好む聴覚的刺激を引き出す為に、踵に取り付けられた電気的スイッチを用いることで、環境に操作を加えたことを報告している。

　耳を傾けていた平均時間は母親の声がわずかに長く、次に他の女声、それに音楽が続いたが、行動分析によって乳児が音楽による刺激の間は、他の聴覚刺激よりも、より意図的（眼の動きが固定され）に耳を傾けており、また音楽の間は、他の全ての聴覚的刺激条件よりも、大きな動きが少なかったことが示された。この所見は、目的のない動きに対してよりも、成長のためにカロリーを用いることが必要な未熟児にとって、重要な意味を持つ。

　音楽に加えて、他の音も様々な反応を引き出す為に用いられてきた。Oehler, Eckerman, & Wilson（1988）は、出生時低体重児に話しかけることが、静かで視覚的に注意を傾けた状態にする一方で、触れることは活動的な状態をもたらすと報告している。

臨床目標

　未熟で生まれた乳児は、生後の最初の週をNICUに委ねられることが多く、そこで、彼らは、他の侵襲的ではあるけれども救命的な処置に加えて補助換気を受けることがある。補助換気が必要となる乳児は、肺および上部呼吸器系での分泌

物を取りのぞくために、経鼻胃腔チューブないし気管内チューブの吸引を頻繁に行うことを必要とする。この処置は、酸素飽和度の低下、自律神経不安定の増大、興奮の増加などを含んだストレス反応を引き起こすことが知られている。

　この記述的研究の目的は、気管支肺異形成（BPD）児に対する、ストレスの多い介入後の乳児の興奮および生理的不安定を減少させるための、聴覚的および触振動覚的に与えられた音楽のもつ効果を評価、比較することにある。新生児を対照として用いることで、この研究は以下の疑問点への解答を得るよう計画された。

1) 音楽による介入は"否定的な"行動（泣く、顔をしかめる、四肢の動き、硬直、驚愕反応）を減少させるか？
2) 対照条件に比べて、音楽による介入の間は、心拍数および酸素飽和度がより長い時間、正常な範囲（心拍数120〜160bpm、酸素飽和95〜100％）に留まっているか？
3) 音楽の触振動覚的な応用は、テープ音楽、あるいは対照条件と比較して、覚醒レベルの減少、手足の動きの減少によって示されるような、興奮の減少に有効か？

──── 方法

症例／設定

　南東部の専門治療病院でのNICUで行われたこの実験では、継続的な補助換気を必要とする未熟児4例を対象とした。ここに2つの症例研究をあげる。

　気管支肺異形成は技術的に28日までは酸素要求量からは診断されないが、新生児呼吸障害症候群の急性相の後、持続的な酸素の供給を必要とした乳児、あるいはX線所見が気管支肺異形成の臨床的経過と一致した乳児を、実験の対象者として選ぶことができると考えられた。

　実験に含める、追加する規準は次のものからなる。

　　◆ 乳児が開放されたベビーベッドの上で熱調節を維持できる最低2000グラムの体重がある（Somatron®マットレスを用いるために不可欠）。

◆ 頻繁に吸引することを必要としている（q3-q4 hours）。
◆ 主治医によって医学的に安定しているとされた。

　さらに、乳児それぞれの聴力は、聴性誘発反応検査によって正常範囲内にあるとされなければならなかった。
　先天性異常が分っている乳児は研究から除外された。研究時点での、在胎後の年齢は35週と57週であった。被験者の1名は男児、1名は女児であった。研究の対象に含めるのに先立ち、各々の乳児の母親は、研究の目的を説明した同意書を読みサインした。研究は、病院の制度上の審査委員会の承認を得た。

手順

　外部からの騒音を管理する目的で、研究は、主たるNICUとは壁と窓の半々で区切られた隔離室で行われた。この部屋へは別のドアから出入りした。親からのインフォームドコンセントが得られると、乳児はこの部屋へ移され、研究の期間中は隔離室の中で開放されたベッドのSomatron®マットレスの上に寝かされた。データ収集は翌日から開始された。特定の音を用いたオーディオテープが、観察および記録時間の開始と終了を指示するために使用された。
　各試験は以下のものよりなっていた。

1) 吸引に先立つ、一分間のベースラインとなるデータの収集。
2) 吸引（経口／気管内）。
3) 15分間の介入後の評価。

　17回の試験しか受けなかった第1被験者以外は、各乳児は18回の試験（288分間）を受けた。バイタルサインをとり、および胸部タッピング（パーカッション）を終えた後に、ベースラインとなるデータが採られた。1分間の観察時間の後、鼻腔―口腔、咽頭、または気管内チューブのサクション（吸引）が行われた。これは補足介入ではなく、乳児に対する日常的なケアの一部である。
　この手順の直後に、乳児は以下の3つの条件のうちの1つに置かれた。
A) Somatron®マットレスを介して15分間の音楽再生。
B) 乳児のベッドの足元におかれたPanasonic社RXFS450テーププレー

アで15分の音楽再生。
C) 通常のNICUの隔離室の環境。

　各乳児は、条件付け効果を制御する目的で、この効果を消すような順序（ABC - BCA - CAB - ABC - BCA - CAB）に従って各条件を6回体験した。
　15分の間、20秒ごとに観察が行われて結果が記録され、各試験あたり45（60/20×15）回の観察、各条件の合計270（45×6）回の観察となった。心拍数および酸素飽和度の記録は、乳児のベッドの隣にあるモニターを見ることで行われた。覚醒状態、顔の表情、四肢の動き、自律神経指標が、行動の観察を通して記録された。データは午前遅く、午後早く、午後遅くに集められたが、夕方遅くには、日周期リズムからの影響の可能性を管理するために収集されなかった。データは公認音楽療法士もしくは正看護婦によって収集された。相互観察者信頼度は、同時に観察を行い、データを比較することで90％と評価された。18（3×6）回の試験を行うのに要した時間は8日から21日であった。

測定法

　調査者が開発したコーディング用紙は、選ばれた身体動作があるかないかを測定し、かつ心拍数と酸素飽和度の両方を記録するために使用された。
　身体動作の分類は、覚醒状態、四肢の動き、顔の表情、自律神経指標である。覚醒の状態は以下のように分類された。

1) 安眠。
2) 活動的な睡眠。
3) 眠そうな、あるいは移行する状態。
4) 明瞭覚醒状態。
5) 活動的／覚醒。
6) 泣く（Brazelton, 1973）。

　顔の表情には、顔をしかめる、あくび、オオッという顔、中立（普通の顔）、笑顔、が含まれる。四肢の動きは、四肢と頭5ヶ所全て含む、1—5に分類された。自律神経指標には、動きなし、のけ反り（アーチング）、驚き、震え、クロ

ーヌスの動きが含まれる。

実験用装置

　研究で使用されるSomatron®マットレスは、新生児ベッド用に特別に作られた。Somatron®マットレスの大きさは、約50in×26in×5in.で、1inのダクロン製の詰め物、1inの高密度発泡フォーム、1/4inのマホガニー製音響板、1/2inの中空部がある。特許取得済みスピーカ1台は、外形12in×14in×1/2in、許容入力電力25W/rms、周波数帯域55Hz－20KHz、出力音圧レベル105dB/m/W、入力インピーダンス8Ωである。外装材は連邦可燃性仕様を満たし、また使用後の滅菌が可能な耐水性のあるビニールである。

　このSomatron®は、Realistic社カーステレオカセットプレーア、UL規格認可の電源、Realistic社の40Wのステレオ周波数イコライザによって駆動される。

　2回目の介入の際には、Panasonic社のRXFS450テーププレーアが使用された。このモデルは、そのグラフィックイコライザにより聴覚的表現をSomatron®と可能な限り等しくするために選択された。テーププレーアとSomatron®双方での適切なdBレベルは、聴覚機能訓練士によって65dBと定められた。適切なボリュームレベルが、それぞれのボリュームコントロールつまみに記された。この後、テーププレーヤーが被験者の頭から約65cmのところに置かれ、Somatron®上で与えられる音楽と同じdBレベルを生じるよう調節された。

　使用された音楽は、子宮の自然な音を模倣するように意図された、子宮内の母親の脈拍音に、女声が和声的に"アー"と歌う合成音を重ねた"移り変わり(Transitions)"と題された録音カセット（ジョージア州アトランタ・胎盤音楽社(Placenta Music Inc,)）である。声と一定の脈拍との組み合わせが与える全体的な感じは、一種のリラクセーションと単調さを持つものである。

　観察時間の開始と終了時刻を知らせる合図の信号音のためにもう1台の携帯型カセットプレーアが使用された。酸素飽和度の測定には、Novametrics社のパルス オキシメータ（脈拍酸素濃度計）が使用された。観察中の心拍数の測定には、Horizon社の2000病床・心拍モニターが使用された。

分析

　観察により記録されたデータは、各乳児が90分間のうち何分間、次の過し方

をしたかを、個々に、複合的に分析された。

1) 正常範囲内の心拍数（120－160bpm）（HR）。
2) 動脈の酸素飽和度が95％か、それ以上（OX）。
3) 高度の覚醒状態（興奮した、あるいは泣いている）（HA）。
4) 静かな覚醒状態（quiet alert state）（QA）。
5) 低い覚醒状態（眠りつつある、眠そうな）（LA）。

四肢の動きは、各条件での6回の試験すべての組みあわせで分析され、15分間にわたる平均が出された。ストレスの多い顔の表情（泣く、顔をしかめる、あくび）の番号と、注目される自律神経の指標（アーチング、驚き、震え、クローヌス）の番号は各々の介入の間に記録されたが、図表には示していない。

結果

この試験的研究では被験者数が少なかった（n=4）ため、データは統計的な分析を行わず、記述的統計（パーセンテージ）を用い図表で示した。音楽による介入は、この研究での4名の乳児のうちの3名に対してよりリラックスした状態を促した点で、臨床的な重要性を持つものであるように思われる。4つの症例の内の2つを提示する。

被験者A

被験者Aは、18歳の黒人女性から重度の子癇前症のため、帝王切開によって妊娠25週で生まれた575gの女の乳児。研究の開始時、彼女は生後261日で体重2440gであった。彼女にとって最初の医学的な問題となったのは、機械的な換気を必要とする呼吸窮迫症候群（RDS）であった。2度の抜管トライは不成功に終わった。研究時には、乳児は胸部X線および臨床的経過に基づき、囊胞性気管支肺異形成（BPD）を有するとされた。乳児は刺激に対して極度に敏感で、鎮静にはフェンタニール、Ativan、モルヒネを必要としていた。研究の間、麻酔薬が投与されて6時間以内はデータの収集は行われなかった。

被験者Aは、各条件につき15分間の試験を6回受けた。18回目の試験（音楽なし）は、医学的合併症のため行われなかった。正常範囲内で何分過したかを測

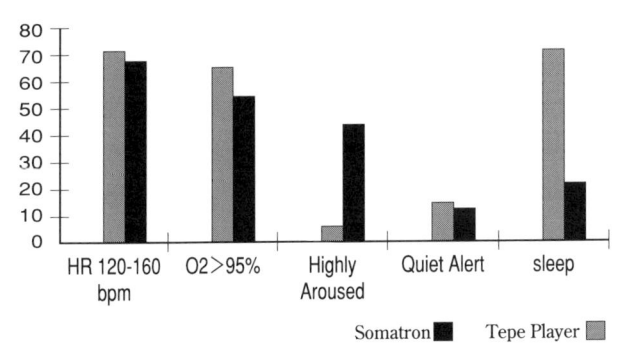

図1A　被験者A　各状態で過ごした時間（分）

（棒グラフ：HR 120-160 bpm、O2>95%、Highly Aroused、Quiet Alert、sleep の各状態における Somatron と Tepe Player の比較）

図1B　被験者A　手足の動き

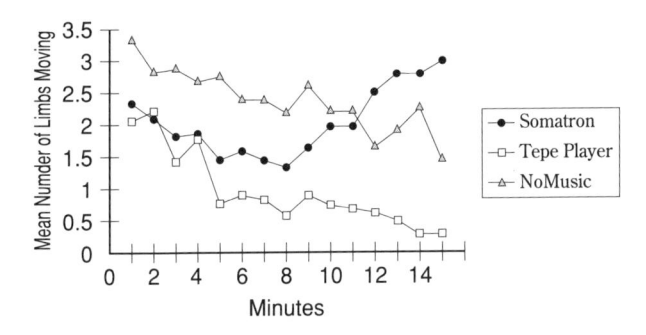

（折れ線グラフ：0〜15分における Somatron、Tepe Player、NoMusic の平均四肢運動数）

定した3条件中の心拍数に有意差はなかった。しかし、対照条件に比べると、被験者Aの心拍数は、音楽を用いた両条件でより長い時間（3.5%、5.5%）正常の範囲内にあった（**図1A**）。

　酸素飽和度は、Somatron®を用いた条件（19.4%）およびテープによる音楽を用いた条件（20%）の両方で、音楽のない条件よりも、より高かった。この被験者は、対照条件に比べると、音楽を用いた両条件では、高い覚醒状態にある時間がずっと短かく（−44.8%、−85.2%）、静かな覚醒状態にある時間が長かった（22.8%、22.8%）。

　この被験者は、音楽のない条件に比べると、睡眠時間が、Somatron®を用いた場合は152%、テープによる音楽を用いた場合は235%増加した。四肢の動きも

また、音楽を用いた両条件でより少なく、また最も大きな減少が見られたのはテープによる音楽を用いた条件であった（**図1B** p189参照）。

ストレスの多い顔の表情は、対照条件およびSomatron®を用いた条件に比べると、テープによる音楽を用いた条件での減少がみられた。試験中被験者Aは、震え、驚愕反射などの自律神経指標は示さなかった。

被験者C

被験者Cは、早期分娩で、通常の経膣分娩により妊娠第28週に1100gで生まれた男の乳児。母親は産前検診を受けなかった。この乳児は呼吸窮迫症候群（RDS）と診断され、Exosurf®を受け、好酸球増多性肺浸潤（PIE）の治療のための7日間の高頻度酸素換気（HFOV）を含む39日間の補助換気を必要とした。また、胸水および気胸のため、胸腔チューブ留置を必要とした。昇圧剤は生後最初の9日間、低血圧症の治療のため使用された。動脈管開存（PDA）の閉鎖のため、インドメタシンを必要とした。

乳児は、DOL#74の研究に入った時点では、鼻のカニューレによる1/8 LPM 50％酸素であった。それが研究の期間中、徐脈が起こり、1/4 LPM 100％まで増加された。彼は環境からのストレスに対し、動揺した行動と、時には気管支痙攣で反応した。

被験者Cは、各条件あたり15分間の試験を6回受けた（**図2A**）。

Somatron®を用いた条件と、テープによる音楽を用いた条件の両方が、音楽のない条件に比べた場合、心拍数が正常範囲内にある時間（分）の増加（5.3％、14％）につながった。酸素飽和度もまた、対照条件よりも音楽を用いた両条件でより高かった（5.8％、31.6％）。

乳児は、音楽のない、あるいはSomatron®を用いた条件に比べると、テープによる音楽を用いた条件の方が、高い覚醒レベルで過した時間がたいへん短かった（－73.1％）。

けれどもSomatron®は、発達成長上、最良の状態である、静かな覚醒状態にあった時間（分）の増加（48.2％）をもたらした。音楽のない条件に比べると、テープによる音楽を用いた条件は、睡眠時間に24.1％の増加をもたらした。

ストレスの多い顔の表情は、音楽を用いた両条件において減少した。四肢の動きは、おそらく覚醒時間の増加のため、Somatron®を用いた条件の間の方が、よ

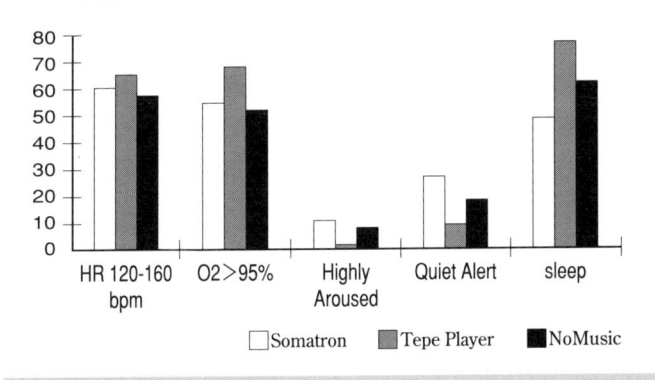

図2A　被験者C　各状態で過ごした時間（分）

（グラフ：HR 120-160 bpm、O2>95%、Highly Aroused、Quiet Alert、sleep の各状態について Somatron、Tepe Player、NoMusic の比較）

図2B　被験者C　手足の動き

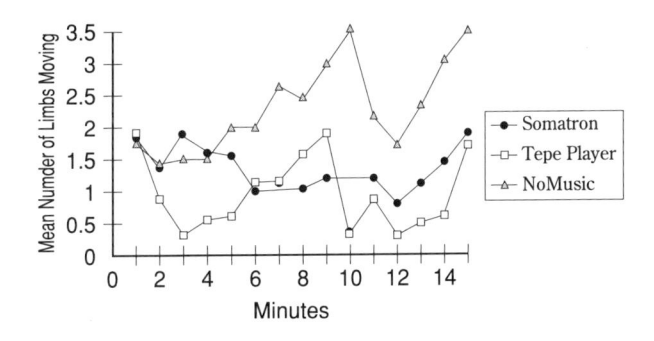

（折れ線グラフ：Mean Number of Limbs Moving 対 Minutes、Somatron・Tepe Player・NoMusic の比較）

り多かった（**図2B**）。自律神経指標の最も少なかったのは、音楽のない条件で観察された。

考察

　研究の目的は、ストレスの多い介入直後の未熟児の興奮を減少させることに対する触振動覚と聴覚の刺激の効果を、評価、比較することにあった。研究での症例数は少なかったが、複数回にわたる介入によって、各乳児の、多くのデータを収集することが可能となった。これらのデータは、それぞれの乳児自身が"音楽のない"状態を対照条件とすることで、各試験を通してそれぞれの平均値を示し

た。

　今回の2つの症例研究によって得られたデータは、子宮内の音と組み合わせた音楽が、ある乳児に対しては、ストレスの多い介入に続く興奮の期間を短縮するのに効果があることを示唆するものである。神経質な児も静かな乳児も両者とも、これらの"ヒュー"という音に対して反応、特に触振動覚的介入の間に、反応しているのが、目に見える記銘力と静かな覚醒によって分かった。

　さらに、消費されるカロリーの指標として、四肢の動きを見ることで得た所見は、音楽や触振動覚刺激が、カロリーを消費する手足のばたつき運動を減少させることによって得られる体重の増加を促進しうる、という概念を裏付けるものである。

　結果の要約は以下の通りである。

1）心拍数は、テープによる音楽の使用で改善した。
2）酸素飽和度は、音楽を用いた両条件で改善した。
3）テープによる音楽を用いた条件によって、高い覚醒状態にある時間が短縮した。
4）Somatron®によって、静かな覚醒状態にある時間が増加した。
5）テープによる音楽を用いた条件によって、乳児の眠ってる時間が増加した。
6）音楽のない条件では、乳児はより大きな四肢の動きを見せた。

　Somatron®の生みだす、触振動覚刺激と聴覚刺激の組み合わせが、リラクセーション反応を生ずるのに最も有効なものになるだろうことが仮定された。しかし今回の乳児では、最も大きなリラクセーション反応（睡眠）は、聴覚的刺激のみの場合に見られた。このような所見は、3名の興奮した新生児が"移り変わり（Transitions）"と題したテープに"即時的反応"を示し、"落ち着いて、眠りに入った"（P47）と報告したLeonard（1993）の所見を支持するものである。

　被験者Cは、聴覚的刺激のみに比べると、Somatron®の上では低い覚醒状態にあった時間にわずかながら増加がみられた。このような所見は、視覚機能に先立つ触覚および聴覚機能の発達を伴なう「知覚機能の階層的構成と統合」が存在するとの理論（Glass, 1994）によって支持されるものである。

Somatron®およびテーププレーアにより演奏された音楽が、音楽のない条件と比べると、乳児のうち3名で興奮のレベルを低下させることに明確な効果があったが、Somatron®は静かな覚醒状態にあった時間（分）をより長いものへ促進した。

　静かな覚醒状態は、未熟児では稀にしかみられないもので、発育成長のためには最良の状態である。低い覚醒と静かな覚醒状態の両方は、病気の早期産児の自律神経の安定を促進し、酸素処理の改善と、成長と治癒のために必要なカロリーの維持を可能にする。静かな覚醒状態の増加が見られたことは、予想外の積極的な発見事項であった。

研究の制約

　研究症例の数が少なかったことは明らかである。性質がより均一な、より多数の症例であれば、より確定的な所見に結びつくであろう。さらに、この研究の間のSurfactant®の使用の増加が、慢性気管支肺異形成と、長時間にわたる機械的人工換気法を必要とする乳児の減少の一因となった。

今後の研究へのまとめ

　聴覚的刺激および触振動覚的刺激に対する反応の個人差に注意することが重要である。これはYecco（1993）が"予防的で発達を促がすようなプログラムと組み合わされたとき、個々の乳児の行動上の、そして生理的な手掛かりに対応するような刺激は、最も有益である"（P63）とした勧告と整合している。

　ある乳児にとってはSomatron®の感覚体験は刺激的過ぎかも知れない。従って、音楽のない条件に比べれば興奮を低下させるが、睡眠を促すことではそれほど有効ではない可能性がある。

　より多い症例数と、子宮内の音に適応しているより産後日数の少ない乳児によって、この研究の繰返しが必要である。また、介入前後の試験をするためのより長い基準となる期間を用いて、聴覚あるいは触振動覚刺激のいずれかから、より多くの利益を得るような乳児の特定のタイプが存在するのかどうかを、さらに調査する必要がある。

　触振動覚的刺激を伴う音楽も伴わない音楽も、未熟児にとっては生理的な安定を促進し、介入による有害なストレスに関連した反応を減少させることに有益で

あるように見える。今後の研究は次の点に集中するかもしれない。

1) 発育成長の促進におけるSomatron®の有効性。
2) 四肢の動きを減少させて体重増加を促すことにより、成長を促進させることへの音楽（聴覚的あるいは触振動覚的）の使用。
3) 治癒過程を容易にする安定した期間をより長くすることによる、入院日数の全体的な短縮。

music vibration

第17章
入院小児に対する振動音響

Laura Jones

─── クライエント集団

　聖ヨセフ・タンパ小児病院（Tampa Children's Hospital at St Joseph's）は、フロリダ州タンパ（Tampa）にある120床の病院である。この病院は、出生から18歳までの全ての小児を、その支払い能力に関わらず対象にしている。ここには、12床の小児科集中治療室（レベルⅠ）、8床の小児科心臓外科室、24床の新生児集中治療室（レベルⅢ）、内科／外科が69床、小児救急センター、小児専門クリニックがある。

　さらに、18歳を越えた患者が、その疾患の結果として小児科医、または小児科専門家の治療を受け続けている為に、この病院でケアを受ける場合もある。膵嚢胞性繊維症、あるいはアーノルド・キアリ奇形を伴う二分脊椎の患者が、18歳を越えても小児科医・小児科専門家が患者のケアを管理するなどがその例である。

─── 臨床的記述

　聖ヨセフ・タンパ小児病院で治療を受けている小児の過半数は、急性の疾患をもっている。また、約3分の1の小児が頻回の入院を必要とする慢性疾患である。内科や外科の医療は、機能不全、または以下の身体組織の疾病をもつ小児に提供されている。

　神経病学、肺臓学、心臓学、内分泌学、胃腸病学、腫瘍学、耳鼻咽喉科学、腎

臓学、泌尿器科学、血液学、眼科学、新生児学、整形外科学。

さまざまな度合いの外傷を負った多くの小児が、救急治療センター、および、必要に応じて入院患者病棟で救急看護を受けている。単純な心奇形から複雑な心奇形まで治療する小児心臓外科プログラムがある。

可能性として、これらの小児全員が振動音響療法から恩恵を受けることができる。けれども、主として振動音響療法から恩恵を受けるのは、医学的に複合の疾患をもつ小児である。それら医学的複合疾患のために、医学的手段によって安楽を提供しようとする際にしばしば制約を受ける。

例えば、ある小児は鎮静作用を意図した投薬を受けている。けれども、これらの小児は多くの場合、投薬が十分な治療効果に達するまで、彼らを安楽にする触覚的または音響的な処置を必要とする。

─── 照会手続き

聖ヨセフ・タンパ小児病院では、2つの治療室のうちの1つに、振動音響装置を内部に組み込まれた処置台（Somatron®）が置かれている。この治療室では、医師および看護師によって多くの処置が行われている。鎮静を伴う、または伴わない腰椎穿刺、経皮静脈内カテーテル挿入、中心静脈カテーテル挿入、鎮静によるくも膜下化学療法管理、鎮静による骨髄吸引、などがこの治療室で医師によって行われる侵襲的処置の例である。

正看護婦によってこの治療室で行われる処置の例としては、尿路カテーテル法、および静脈内のカテーテル留置（access）がある。

これらの処置の多くは、振動音響装置が作動した状態の処置台の上で行われる。小児に痛みを与える可能性のある処置は、彼らの病室のベッドとは違う場所で行うのが、医師と看護スタッフのねらいである。

この施設では、振動音響処置台を使用して行われる侵襲的あるいは非侵襲的処置を受ける患者に対する、特別の照会規約はない。振動音響処置台は、小児が恐れや不安の徴候を見せた際に用いられる。音楽と振動が小児の注意を振動音響処置台へとそらす手助けとなるが、それは、小児が処置台からの音楽を聴き、また音楽を構成する低音、高音のもたらす振動を感じるからである。

我々はまた、処置の間、両親が小児に付き添うように促すが、それは両親が居合わすことに小児、両親双方に心を静める効果があるからである。
　医師と看護婦は小児に自分たちがどんなことを行おうとしているのか、また処置の間、各々の出来事に先立って、小児がどのような感じを受けるかを説明するためにできるかぎりのことをするが、それは、子供には処置の間に予測されることについて知らされる権利があるからである。小児の年齢によっては、このようにすることが小児を落ちつかせることもあれば、興奮させることもありうる。
　医師と看護婦は、小児に対して大きな愛しみと思いやりを持って接している。小児の涙はぬぐわれ、小児の手は処置の前、最中、後まで握られている。

事前評価手順

　正看護婦が処置を行うためには、医師による指示が患者の指示書に書かれなければならない。身体的な評価は、看護婦の勤務日、または交替勤務時間の初めに実行される。身体的評価には、身体の神経系、神経血管系、筋骨格系、呼吸器系、循環系、胃腸系、泌尿器系が含まれる。
　看護婦は患者の身体的評価を終えた後、記録のためのガイドラインに従い、臨床フローシートに所見を詳細に記録する。一連のバイタルサインが患者から測定される。バイタルサインには、体温、根尖性の脈拍（apex pluse）、呼吸、血圧の全てが含まれる。不規則な脈拍数と呼吸が小児にはよく見られる共通の現象なので、脈拍と呼吸は1分間にわたって数えられる。
　看護婦が処置を行うのに必要な機材および補給品を準備すると、看護婦は、実施が必要な処置について両親に知らせる。これから行われようとしている処置について、両親と年齢が適当なら子供にも説明をした後、看護婦は両親から必要な同意書への署名を得る。
　看護婦は小児を治療室へ連れて行き、処置に向けて小児の準備を整える。乳児から学齢期の小児まで、処置が行われている間、身体をできるだけ動かさないようにする為に、腕および脚の、軽い拘束を必要とすることがある。例えば骨髄穿刺、腰椎穿刺、静脈内カテーテル挿入など多くの処置には、身体の目印を用い、正確に位置を特定する必要がある。

小児は鎮静、麻酔を必要とする全ての処置の間は、処置前、中、後、での脈拍、呼吸、血圧を記録できるように、心拍／呼吸モニター、パルスオキシメータ、血圧計で監視される。特定の鎮静薬、あるいは麻酔薬を用いる処置が行われる場合は、意識のある鎮静、あるいは麻酔からの回復に関する当施設のプロトコルに従う。

─── 音、および振動による刺激

　内科・外科病棟で治療を受けている小児に侵襲的処置を必要とする場合は、治療室へ移される。子供の年齢によって、処置中に再生される音のタイプが決まることが多い。乳児および未就学児童の多くに対しては、穏やかな子守歌様の音楽が再生される。学齢期の小児に対しては、映画のサウンドトラックが再生される。今は例えば、"ライオンキング"と"美女と野獣"のサウンドトラックが最も評判が良い。動物や自然の音もまた、全ての年齢の小児に対して再生されることがある。青年期の患者に関しては、その時点での流行歌が彼らによって選ばれる。青年期の患者は、しばしば自らが振動を望んでいるのかいないのかを選択する。乳児、未就学児童、学齢期の小児に対しては処置台での振動が用いられる。振動は処置の間、気を紛らわす手段として働く。

─── 処置手順

　この施設では、振動音響処置台を用いるにあって適用される正式の手続きはない。処置台は、音楽／音のカセットテープを、それに伴う振動と合わせて、あるいは振動なしで再生することが可能である。音量も振動も低から高まで調整可能である。音量および振動強度は、患者（青年の場合）の好みの問題で、乳児および幼児の場合は、両親か医師が判断する。けれども音量と振動強度は、小児にとってイライラさせる環境刺激ではなく、患者にとって望ましい効果があるように調整されるべきである。
　音と振動の存在は、小児と直接的な関係を持っていなければならない。医師が

得ることを望むべき成果とは、音あるいは振動が、不快な医学的処置を受けている小児に対して、静かでリラックスさせる手段を与えるものでなければならない。

音と振動は、不快な処置から小児の気をそらすものとして働く。一般に、経口、直腸、静脈経路を用いた鎮静は小児を落ちつかせる効果を持つ。一方、音と振動は、処置中の医師同士の医学的会話から小児の関心をそらすように働く。医師が口にする言葉は、小児にとっては恐ろしいものと響くこともある。"注射""患者を準備""患者を拘束"などの言葉は、それらが意図する意味とは非常に異なるものとして理解されることがある。

—— 評価手順

我々には、振動音響処置台を使用した際に、患者の得たもののみを対象とする確立した評価手順はない。処置が終わると看護婦および医師が経過記録に、処置に対する患者の反応を記録する。処置の間に鎮静剤が用いられた場合は、プロトコルに従い、バイタルサイン、意識レベル、気道の開通性を記録する。入院中の小児を対象とした振動音響の効果に焦点をあてた研究は、大きな成果をもたらすものであろう。当施設の医師の多くは、振動音響処置台が、不快で痛みを伴う可能性のある処置を受ける小児に、気をそらす手段を与えることは間違いないと感じている。けれども、ある処置の間に小児が感じる不快感の度合いを決定するにあたって、影響を及ぼしている他の変数が存在している。このような変数には、その場にいる医師に対する小児からの信頼度、医師の処置を行う技術、環境中の要素（光、温度、騒音）、処置が行われる部屋で交わされる会話などがある。

——症例研究1

聖ヨセフ・タンパ小児病院では、1990年11月以来、振動音響処置台（Somatron®）を使用してきているが正式な調査研究は行われていない。けれども処置を行う際、振動音響処置台の使用を医師が望むような患者が常に存在する。

治療が非常に難しかったある患者がいたが、それは、この施設に来た時、生後ほぼ1日の男児の乳児であった。彼は、直ちに外科的な修復を必要とする中断された大動脈弓を伴って生れてきた。修復が終わった後、肺高血圧症および反応性

気道疾患（reactive airway disease）に罹った。その結果、さまざまな投薬、肺の保全のためのエアゾール療法、酸素療法を用いた医学的管理が必要となった。

　この小児は哺乳不良で、容易に体重が増加しなかった。彼は乳を飲むことだけで摂取したカロリーを全て使い果してしまった。このため、より容易に栄養を与え、乳を飲むことにカロリーを費すことを避ける手段として、彼の胃に胃瘻造設チューブが挿入された。また、彼の栄養補給のカロリー含量を増加するために調乳を強化した。

　小児は非常に虚弱であった。彼が泣くか、神経質になった時、彼はどうしても最終的に気道が閉塞、閉鎖するほどに興奮した。彼は未熟な乳児にしては相当なかんしゃくがあったことを付け加えておきたい。その結果として彼はよく気道閉塞を起し（shut down）発汗した。このため、彼の全入院期間中、（点滴のための）静脈を確保（access）することが常に必要であった。

　この小児には、しばしば体重相当量のモルヒネ投与と、1〜2時間の酸素量の増量と、その後の本来の酸素必要量へのゆっくりした減量と、鎮静効果のある子守歌が必要だった。

　この乳児は、環境に対して強い反応を見せた。彼は両親や看護婦に抱かれていることが多かった。眠りに入るのを助けるために、背中を優しくなでながら"おやすみなさい赤ちゃん（Goodnight, My Love）"のような子守歌のテープをかけた。

　彼の医学的状態から何らかの処置が必要になった際、彼が振動音響処置台に寝かされると、血流力学的に悪化しないことに気付いた。時々、彼は末梢静脈の部位を変え、また頻繁なラボ検査を受けなければならなかった。時が経つにつれて彼の静脈は硬化し静脈確保が難しくなった。このため、このような処置は、良好な結果を得るにはスタッフにとって大変に困難なものとなった。我々はまた、もし絶対不可欠でなければ、彼に投薬することは望まなかった。

　この小さな患者が、新規の末梢静脈の部位や、ラボ検査が必要になると、看護婦は彼を治療室へ連れて行き、毛布でくるんで振動音響処置台へ寝かした。看護婦は再生装置に子守歌のテープを入れ、その子を眠らせる、あるいはできるだけリラックスさせる目的で、振動装置を作動させた。

　この患者の血液を取るか、静脈の利用を確立するため我々の良く使用した部位は頭皮だった。このような処置に続いて起こる反応が極めて重いものであった為、

この乳児に出来うるかぎり不安を与えないようにするのが我々の意図であった。

——症例研究2

　2例目の患者は男児で未熟児として生まれ、新生児集中治療室（NICU）で数ヵ月を過ごした乳児である。彼は、NICUにいた際、第Ⅲ度の頭蓋内出血を経験していた。その結果、彼は後に水頭症および脳性麻痺を発現した。

　水頭症の病状は、彼の頭部に溜る脳脊髄液を適切に排出する為に、脳室腹膜短絡術を必要とした。脳脊髄液が排出されなかった場合、それが脳に対して加わる大きな圧力を生み、脳自体に損傷を加えることが避けられず、時には脳の重要な部分を圧迫することの結果として死を招く可能性がある。

　この小さな患者には脳性麻痺があった。彼の脚と腕の筋肉は常に緊張し、そして曲げられ交差した。けれども眠っている時には、彼の腕も脚も弛緩していた。また、興奮した時には、彼は背を弓なりにし頭がつま先に触れることがあった。

　この乳児に哺乳することは、両親そして看護婦にとって非常に困難なことであった。彼の腕や脚を弛緩させ、身体を休ませる手助けとして、4～6時間毎に鎮静薬が与えられた。予想されていた通り、極く小さな刺激によってもこの小さな乳児は興奮した。

　彼は、数ヵ月間入院したが、退院した後も、また入院のために戻ってくることがしばしばであった。その後の入院は肺炎のためであることが多かった。

　この小さな乳児は、興奮すると、泣き、背を弓なりにし、こわばった両脚、両腕をよじり、胃の内容物を吐き戻した。彼の病状に対して、経口的、直腸的鎮静によって安楽と静穏を与えることができない場合、静脈内の利用を必要とした。長引く入院によって、彼の静脈は硬化し確保が困難になった。彼は、末梢静脈部位を頻繁に変えることを必要とした。更に時々血液検査を行うことも必要であった。これらの処置は、この小さな男児を非常に怒らせるものであり、彼は非常に興奮した。

　1つだけ救いになることがあった。彼は、優しく触れてあげることと音楽に非常に良く反応した。眠らせる際、穏やかな音楽を聴き、優しく頭を撫でてもらうことを好んだ。すると直ぐに落ち着き、眠った。そのような時、彼は、脚、腕、背が弛緩しており、穏やかな乳児そのもののように見えた。

　彼に、末梢静脈部位での血管確保、あるいは血液検査を行う必要があるとき、

彼が処置台に横になり音楽を聴くのを好むことから、看護婦は振動音響処置台を用いれば上手くいくことを直ぐに気付いた。この小児は四肢および背を弛緩させた。看護婦は、血液を採取する、あるいは静脈を確保するために使われている肢を除いて乳児を包んだ。この乳児に関しては、処置台の振動装置が効果的ではないことが分った。

──── 考察とまとめ

　医学的に複雑な小児の多くが、音響療法に対して肯定的な方法として反応する。音響療法では、小児が自分の母親または父親の声、子守歌、クラシック音楽、さらにはその小児の周りの環境を向上させるような音を聴くことができるように、医師は患者のベッドにテープレコーダを置くことがある。両親の声は、穏やかな曲とともに、新生児集中治療室、小児科集中治療室で幅広く使われてきた。このアイデアは子供に非常に大きな安楽と安心をもたらしている。さらに両親も、自分達の大切な子供にテープを介して語りかけることができることから、大きな励ましを得ている。このようにすることで両親に、物理的には子供の枕元にいないときにも、自分たちの意義を感じ励ましが与えられるのである。

　乳児は非常に早い時期に各々のパーソナリティを発達させる。各々の小児は、振動療法に対して異なる方法で反応する。病院という場では、振動音響処置台を使用するにあたって、安心感を与えるために、当病院の看護婦が乳児／小児を毛布で包むことが多い。

　振動音響処置台を使用するにあたっては、小児にこの新しい環境へ慣れるための時間が与えられた場合に、より明確な成果が得られた。すなわち、小児は処置が行われる際に抵抗がなくリラックスしていた。医学的に複雑な小児の多くは、処置に先立って興奮していた場合、振動音響処置台を用いた処置の間、および処置の後には、なかなか落ちつかなかった。この新しい環境に小児を慣れさせるための時間を設けることが、振動音響処置台を使用するにあたっての鍵となった。さらに、この処置台は、小児の関心を処置、それに関連する不快や痛みから外らし、音楽および振動へ向けるものであるように思われた。

　両親は、振動音響処置台の使用を革新的なものとして捉えることが多い。年長

の慢性的な小児にとっては"特別な"処置台は楽しみである。看護婦と医師は、これから実施する必要のある処置ではなく、この振動音響処置台に小児の関心を集中させようと試みている。

　急性医療を行う病院環境での使用に振動音響処置台を応用することと、振動音響療法を必要とする様々な患者における成果との関係を検討するような、より詳細な研究によって、興味深い臨床的究明がなされるであろう。また研究を通して、入院中の小児を対象にした振動音響療法の利用のための他の応用法も明らかにされるかもしれない。これらの小児は多くの場合それらの特別なニーズ、あるいは医学的病状の結果として大事に養育することと大きな愛を必要としている。

music vibration

第18章
心臓外科患者に対する
Physioacoustic®(体感振動)*療法

Charles Butler, Penelope Johnson Butler

"手術後の生理的、心理的な恩恵を得る目的で音響を使う計画を初めて示された時、私は懐疑的だった。しかし生理的な恩恵が記録された。心理的恩恵もそれと同じくらいに重要であった。このベッドの利用から得られた平穏な感じは深遠なものであった。私の心は静かで回復に対する心配をしていなかった。また痛みを軽減するための化学薬品はほとんど使用しなかった"(患者Ｘ　95年2月19日)。

　治療のコストと質という相矛盾する問題が、現代のヘルスケアの実践にはつきまとっている。政府は年々厳しさを増す国家予算に直面している。来世紀に向けて、成功する臨床家とは、治癒を速め、病気に掛かるコストを減らすような新らしい技術を応用することができる者となるであろう。
　本章は特に、我々の地域の、開心術(直視下心臓手術)を必要とする成人集団を取り上げたものである。ここでは、患者のリスク、および集中治療環境の必要性を軽減し、そして心膜手術環境へ低周波の純音を導入することによって入院期間を短縮しようとする我々の試みを紹介する。目標は、より具体的には以下の通りである。

1) 術後に人工呼吸器(ventilator)を用いる時間の短縮。
2) 集中治療施設にいる時間の短縮。
3) 痛み、不安、抑鬱の軽減。

＊Physioacoustic® は商標名。

4) 患者の鎮静剤使用量減少による早期離床の促進。

人工呼吸器を早く外すこと、そして安定することによって、集中治療室での滞在期間が短縮される。早期離床により、早期退院が可能となる。

患者集団

研究対象となった集団は、矯正的な心臓外科：冠状動脈バイパス、弁置換、あらゆるリスクを伴う複合的な手術のために照会されてきた成人からなっている。手術に来るのは、強健な心臓、薬と生命維持装置を必要とする脆弱な心臓、あるいはその中間の病状の患者などがいる。これらは全て、ミシガン州カラマズー（Kalamazoo）のブロンソン・メソジスト病院（Bronson Methodist Hospital）へ照会されてきた患者である。この病院はアメリカ中西部の人口約15万人の街に位置する、病床数400床の2つの病院のうちの1つである。この2つの病院が100万をわずかに下まわる住民のための、第3次医療照会センターになっている。両病院では毎年900例以上の開心術が行われている。両病院は競合し、コスト意識が高い状況にある。

我々の集中治療施設では、Physioacoustic®（体感振動）マットレスが、麻酔薬の必要量を減らし、人工呼吸器を早く外すことを促し、集中治療室での滞在を短縮する目的で日常的に用いられている。このマットレスはまた、リラクセーションと気管内挿入管の苦痛を和らげるためにも用いられている。人工呼吸器への依存を長びかせる鎮静薬の必要量が減少している。

個々の事例としては、重症慢性閉塞性肺疾患を伴う患者の気道クリアランスに対して、非常に有効であると見られた。けれども、我々の施設は、重度の気腫の患者数名が心臓手術の対象となっているに過ぎないので、重度の閉塞性肺疾患に対する定量化に最適ではない。

Physioacoustic®（体感振動）装置

Physioacoustic®装置は、人の筋繊維および神経系での共振振動を刺激するような周波数を用いた純音を（音楽なしで）与えることからなる。それは柔軟な発泡体のマットレスに埋め込まれた一組の振動変換器から構成されている。回路基板は、27〜113Hzの正弦波低周波音を生成するために使用されている。

走査、低周波音（振動）の脈動、リラクセーションの適正システムによる各刺激の後、不快感、標的疲労、または強直（tetany）を避けるために安静期間が設けられた。

全身的なリラクセーション、睡眠誘導（視床下部の知覚しうる周波数）、さらに看護婦専門家による手作業の理学療法をはぶき、人件費を削減させる肺の理学療法のために、音とプログラムは独立筋群に特有の共振周波数に調節可能である。

研究で用いたシステムは、市場で入手可能な、ミシガン州KalamazooのHeritage Medical Products社のPhysioacoustic®（体感振動）ベッドである。

倫理的考慮

このシステムは、食品医薬品局によってその使用が承認されているため、臨床的使用に対する特別な同意書は用意されなかった。試験研究では、治療を受けた患者の80％が、心機能（心拍出量と酸素の組織利用）の増加が示された。

純音の使用によって心機能を向上させる効果を立証、定量化することを目的とした研究への候補者は、病院ヒト利用委員会および調査委員会によって承認された同意書へのサインを求められた。

Physioacoustic®装置の使用に際する禁忌には、腫長あるいは炎症分野、皮膚の発疹、原因不明の腓腹筋痛、低血圧心疾患（低血圧をともなうショック）が含まれる。

被験者

治療母集団に含まれる患者は、以前にリストされた目標を果すためにPhysioacoustic®装置の使用を承諾済であり、選択開心術か、あるいは緊急開心術の両方の候補者である。

承諾をした全ての患者にPhysioacoustic®療法が施こされた。看護業務は鎮痛剤使用、心理的安寧感、不安、人工呼吸器を必要とした時間をモニターし記録する。

Duke大学の研究者は、Physioacoustic®療法についての小規模な無作為前向き研究（randomized prospective study）で、対照集団と比べた場合、鎮痛剤の使用量が速やかに減少する、不安および敵意が減少する、満足感が高まるといった効果を既に示している。

ブロンソン・メソジスト病院での研究は、Physioacoustic®療法に応答する心機

能を測定することに特に焦点を当てたものである。研究対象となった全ての患者は、最近、人工呼吸器あるいは薬を変えていないこと、あるいは、何らかの形式であれ容量負荷試験を受けなかった者である。時には、心拍機能（心拍出量）の低下をもつ患者が、そのような傾向を逆転させる試みとして処置を受けている。

設計と手順

　研究の対象として好ましい患者とは、浅い睡眠の人である。看護婦が測定を行い、ベースラインとなる3回から6回の心拍出量をコンピュータによって記録する。これは心機能の測定である。患者は、Physioacoustic®マットレスを用いた、修正された「リラクセーション」プログラムでの低音に20分間暴露される。コンピュータがマットレスの電源を切ると、看護婦が再び心拍出量を測定し、通常の方法で、3回から6回の測定結果をもう一度得る。

　患者の意識の状態がベースラインから変化している場合（患者が覚醒し、動いている）、あるいは測定期間中に何らかの不整脈が認められた場合、その測定は無効とされる。コンピュータが心拍出量および混合静脈酸素分圧（心臓の機能のもう1つの測定）をプリントアウトする間の簡単な臨床的概要が患者の同意書に添付され、今後の研究のために収集される。患者が心拍出量について調べられる際には、数時間の測定の間は、痛み、不安あるいは鎮痛のためにPhysioacoustic®装置を使用することは許可されない。

　心拍出量のデータ全てに、測定を行った看護婦によってサインと日付が書きこまれる。操作者による偏りを減らすため、複数の要員が使われた。痛み、睡眠、あるいは安寧の向上のために引き続きPhysioacoustic®装置を使用した患者は、それを望んだ場合、主観的評価を書き記すこともある。ブロンソン病院勤務看護婦は主観的なコメントを記録するか、その他の生理的変化が起こったときに書き留める。

臨床的考慮

　各患者は、調査担当チームによって個々に評価される。低周波可聴域の音響エネルギーは人体の組織に容易に浸透する。しかし、X線や、他の形式の波動エネルギーの場合と同様に、その効果は、目標となる筋群の質量、そして目標となる筋群（心拍出量を観察する場合）がすでに最大の生理的機能に達したかなど、患

者の質量によって減衰させられる。
　臨床での経験を通して、心拍出量を増加させるには、患者は仰臥位でマットレスに触れているようにすべきであることが明らかになった。枕で支えられて横に寝た患者はこの恩恵を受けない。非反応者は次の通りである。

- 体重の重い患者（例えば300ポンド）。
- 身長に比べて体重の重い患者（例えば5フィート4インチ、240ポンド）。
- 非常に大きい、あるいは重い心臓を持つ患者（例えば大動脈弁狭窄症、または通常の2〜3倍大きい左心室の質量を持った患者）。
- 心筋が、より良く機能するための余裕を持っていない患者（例えば最大の心臓薬物投与と大動脈内バルーンポンプの患者）。

　我々は、筋収縮性の（心臓薬物）援助を追加するか増加させるかわりに、心拍出量を増加させるために、応答者に対してPhysioacoustic®装置を使用している。このPhysioacoustic®装置は、身体の特定の部分に合わせるように、そして適合する周波数を用いるように、各々のプログラムの信号の強さを調節することが可能である。
　波動エネルギーに対して質量が持っている減衰効果のため、我々は、大きな患者に対してはプログラム全体の強度を増すことが有益であることを見出している。同様に、心拍出量強化のために、より大きい患者では、頸部および背部領域で信号の強さを増加することが考えられる。枕を使っている患者は、枕を取り除くか、あるいはより大きな安楽の為に、頸部の信号強度レベルを少し増加することが考えられる。
　痛みの緩和、リラクセーション誘導、睡眠、および肺への理学療法は、単にプリセットされたプログラムのうちの1つを始めることにより、大部分の患者において容易に達成される。操作者が、基本プログラムの強度、周波数、領域の信号強度を、個々の患者に合わせて、より安楽になるよう調整することで、心拍出量を増加させた患者のパーセンテージが上昇する。

評価
　このシステムの有効性に対する評価は4つのレベルで行われる。

1. 術者が署名し日付を記入した処置の前後の心機能の指標（心拍出量および混合静脈酸素飽和）が分析のために収集される。
2. Physioacoustic®療法について、鮮明な記憶がある患者にたずねるか、主観的印象を記録するよう依頼する。全ての患者が、術後早い時期から自らの体験を覚えている、あるいは記録できるわけではない。ゆえに看護評価が重要となる。
3. 看護婦、看護人が、このシステムの生理的効果として重要なものであると思ったこと、あるいは装置に対して患者が指摘したことを記録する。
4. この装置を使った看護婦、看護人に、装置の便益と問題点の主観的印象を得るために面接する。

──症例研究1

　X氏は48歳、体重227ポンドの男性で、心機能は良かった（左心室）。彼は、併発性を伴わない三重の（三血管）冠状動脈バイパスを完了して、薬または筋収縮性の援助を受けていない。現在、手術直後の段階である。彼は麻酔から醒めておらず、人工呼吸器を使っている。

　彼は大柄な男性であったので、信号の強度は強いものを用いることが望ましい。彼は今も軽い麻酔下にあるため、不快な感覚を与えたり動揺病をおこしたりすることなく、実行することが可能である。従って、Physioacoustic®装置は、最大強度（9）と、最大値刺激で、背部（9）、頸部（9）で、プログラム1（全身のリラクセーション）に設定された。

　基準となる心拍出量は平均して6.10L/min。混合静脈酸素飽和（mixed venous oxygen saturation）は76％であった。Physioacoustic®プログラムは標準の持続時間で20分間実行された。処置終了後も患者はまだ眠っているように見え、再び心拍出量が測定された。この時、9.2L/minで、混合静脈酸素飽和は65％であった。

　これは心機能の増加を示すものであり、増加が大きかったので、心拍出量の測定が6回行われ、最高値と最低値が除かれた。残りの4回の測定値間の差は小さかった。

　患者Xは、病院の施設内倫理委員会によって承認された臨床試験における一

連の10名のうちの3番目の患者であった。心拍出量の増加が予想よりもはるかに顕著であったため、チームは、マットレスのスイッチを切った状態で1時間近く待った上で、なお眠っているこの患者の心拍出量検査を行った。この時も、心臓機能は8.43L/min、混合静脈酸素飽和が73%とやはり改善されていた。

1分あたり3リットルという心拍出量の増加は、応答者に通常見られる500cc/minから1000cc/minに比べてはるかに顕著である。この点を除けば結果は典型的に見られるものである。このような結果はシャント（短絡）形成に関係したものではない。混合静脈酸素分圧は低下または同一のままである。心拍出量が増えると同時に静脈の酸素抽出量が増加するのと同様に、心拍出量の増加はまた、組織の酸素利用率の増加に関係している。

この症例は、心拍出量の通常は見られない大きな増加にもかかわらず、例証の目的で選ばれた。それは、組織の酸素利用の増加が共振運動の増強の結果でもなく、また音楽療法により引き起こされた患者の部分的活動の増大の結果によるものではないという概念を支持するものであるからである。全ての計測は体感振動マットレスをOFFにした状態で行われた。心拍出量と組織の酸素利用の増加は、処置の終了1時間後にも依然として見られた。その間、患者に動きはなかった。この点で我々は次の仮説を想定した。すなわち、心臓（筋収縮性）薬物の使用によるものでもなく、患者側の動きの明らかな増加によるものでもない心拍出量の増加と、組織の酸素利用の増加は、術後期には、良い兆候である。

心拍出量の計測終了後、患者は徐々に目を醒ました。彼には、通常の強さのリラクセーション用プログラムの使用方法が教えられ、それを自由に使うことが許可された。鎮痛剤として彼が必要とした量は非常に少ないものであった。彼には、術後の抑鬱ないし不安は見られなかった。彼はPhysioacoustic®療法のことを鮮明に覚えており、彼の言葉（病棟に移される前に手術室で書き留めたもの）を本章の冒頭に紹介した。

──症例研究2

患者Yは76歳の男性、うっ血性心不全で、三重バイパス形成を必要としていた。収縮期の駆出率（1回毎の拍出量）は15〜20%である。正常な収縮期の駆出率は60〜70%である。彼はバイパス手術には高いリスクがあると判断された。術前、この患者には心臓がよりよく働くことを助ける侵襲的装置である内部大動

脈バルーンポンプが留置された。三重のバイパス手術の後、この患者はバルーンポンプによる補助に加えて、強力な心臓薬物治療（inotropes——エピネフリンとamiodorone）を必要とした。エピネフリンは段階的に減らされた。まだ麻酔下にあって、良い"充満圧（filing pressure）"が保たれていた状態にも関わらず、この患者の心拍出量が落ちはじめた（5.06L/min.,混合静脈酸素飽和64％から、4.62L/min.,混合静脈飽和60％へ）。

患者の妻との話しあいの後、この傾向を逆転させる目的で、筋収縮作動薬物投与を追加する替りに、Physioacoustic®マットレスの起動を決定した。20分後、患者の心拍出量は、5.02L/min,混合静脈飽和61％に戻った。それ以後も筋収縮作動薬物投与を追加することはなかった。

翌日、この患者は、徐々に全ての筋収縮作動薬物投与が減量、中止され、バルーンポンプが除かれた。彼は順調な回復を見せた。この患者は心臓手術室では非常に状態が悪かった。Physioacoustic®マットレスが使われたことを覚えていなかった。主観的な報告は得られなかった。

この症例は、劇的でありPhysioacoustic®療法の注目すべき重要性を示すので選ばれた。心拍出量が約500cc/min増加したことは、非常に状態の悪い人々から得られた結果としてはこれ以上無い位典型的な結果である。

考察

我々の具体的なプロジェクト——心拍出量に対するPhysioacoustic®療法の効果——は初期の段階である。更に取り組むべき問題が存在する。心臓機能の向上を最大にする最適の周波数、強度、周期、プログラムの長さは何れほどか？

ひと度、ある患者に試して心臓機能の向上が見られた場合、異ったプログラムでの改善は大きく、あるいは小さくなるのだろうか？（ひと度、向上が見られると、処置を中止した後もしばらくの間は持続するため、プログラムを比較するために、同じ患者をもう1度用いることができない）。

当初、我々は混乱を避けるため、通常のプログラム＃1のみを用いた。現時点での処置では、振動強度、力強さ、背部および頸部への刺激を、患者の身体と心臓の質量に応じて変化させることで、より大きな効果が得られている。中央背部領域で広く感じられる周波数を特別に調節することで、時に良い効果が得られている。

研究はもちろん今も進行中である。我々は10名の患者でのシリーズを終えており、さらに20名について研究するための許可を申請済みである。この章の発表時点で、処置を受けていた患者8名のうち6名に心拍出量の増加が見られ（5名は500cc/minから1L/minの範囲、1名は3L/minの増加）、1名には変化がなく、1名はわずかな減少（300cc/min）が見られた。

未だ、処置を受けた患者数が少なく、また再検討の対象となることもなかったため、完全な結論を導びき出すことはできない。しかし、少なくとも何人かの患者においては、心機能（心拍出量および組織の酸素利用能）を強化するために、純音周波数音響を使用する概念を支持する証明が可能であると確信している。

当初、身長に比べて体重が非常に重い患者、あるいは心臓の質量が巨大な患者（大動脈弁狭窄）は無応答の傾向があるので、心機能を高めるこの研究からは除外されるはずであった。しかしこのような患者も、痛みと不快の軽減という恩恵を受けた。

筆者は、プログラミングを最大にする方法の知識が深まるに従い、より良い結果が得られるようになり、応答者のパーセンテージがより高くなるだろうと信じている。

まとめ

薬物に、化学に傾倒する者が興味をもつように、治療形態としての音響利用は、物理学的背景を持ちながら医学に携わる者にとっては、大きな興味を持つに違いない。Physioacoustic®の科学は初期段階であるけれども、筆者は、麻酔薬と鎮静剤の使用を減らし、ボタン1つで肺の理学療法を行う為に、さらに心拍出量を増加させる目的で、この装置がすべての集中治療室に、置かれることを信じる。

経費抑制補助器具

より現実的な傾向に立てば、この章で最も重要な項目であるかもしれない。Physioacoustic®マットレスの導入以降、我々はより作用時間の短い麻酔薬へ切り換えることができた。鎮痛および鎮静薬の使用が減少し、患者はより早期に離床できた。人工呼吸器を使用する時間の平均は17時間から7時間へと減少した。心臓外科手術室の滞在時間は平均36時間から18時間へと減少した。入院日数は、平均9日から5日へと減少した。これら全てが、我々の病院の心臓手術患者に関

する経費の削減を素晴らしく促進した。

　これら装置は、通常の病院ベッドにおいても、鎮痛剤、睡眠薬の使用を著しく減少させるであろう。筋肉緊張、睡眠障害を経験する何百万もの人々の家の中にも、その余地があるのではないか？　筆者は、夜、副作用のない平穏な睡眠のために、自分の装置を購入し使用している。

第19章
振動音響療法における2つの事例研究

Olav Skille *

── 事例1

　第1の事例は、間欠性の交替する内斜視と、強い上向きの注視不全麻痺を持った、脳損傷を受けている12歳の少女の振動音響（VA）療法の利用について述べる。これらのVA療法は1994年に実施された。

　クライエントであるエリザは、バルカンのある国からの難民で、ノルウェー、Trondheim近郊のTambartun視覚機能障害・能力センター（Tambartun Competence Center for Visual Impairments）へ通っていた。彼女は以前の就学経験がなく読み書きができなかった。彼女はノルウェー語の訓練を受けており意思を伝え始めていた。

　彼女の筋肉および視覚の状態についての臨床的評価が、TrondheimのDalgard schoolで、理学療法士のR.H.Jeremiassen、看護婦のT.Anderson、特殊教育者のK.Tangvoldによって行われた。この時の結果に基づいて、上記、両症状の改善を目的にVA療法のプログラムが計画された。

　エリザは毎朝VA療法を受けた。治療が行われる間、2本のテープが使用された。1本目は周波数46～53Hzで脈動するもので、2本目は周波数69Hzのものであった。治療期間を通じて、彼女の運動および視覚機能が毎日（VA療法の前後に）評価された。

　エリザは、検査のあいだ、非常に強烈な強い光を受けた。彼女の運動反応時間（眼運動機能および視覚解釈時間を含む）は遅かった。同様に発語能力も遅いものであった。視覚的印象を保持する能力も短時間のものであった。

　＊　Tabartun Competence Center と Dalgard school との協同

VA療法の後では、視覚固定の間隔がより長くなったのが観察された。この間隔は1〜2秒から4〜5秒へ増加した。45分後、視覚固定の間隔は再び短かくなった。

　VA療法の前、彼女は痙性のため身体を伸ばすことができなかった。VA療法の後では、彼女は身体全体を伸ばすことができ、この効果は約6時間持続した。同様に、視覚と運動の制御の改善は、少なくとも45分間は維持された。3時間後、彼女は治療前のレベルに戻った。周波数69Hzを含む音楽テープを用いると、彼女の眼球および頭部の制御がより良くなることが観察された（50Hzの刺激を含んだもう1本のテープとは対照的に）。

　結論として、VA療法の後では、エリザの眼、頭部、筋肉の全体的な制御が、平均約200％、1時間持続する改善が明らかになった。この効果によって、彼女はその意味を理解するのに充分な時間、対象物に、眼を固定することが可能となった。この結果はまた、以前は不可能であった読み書き学習の開始を可能にした。

　彼女が他の種類の教育、および治療的介入を受けている一方で、このような効果の恩恵を持続的に受けることを可能にするため、VA装置を内蔵した特別の器具あるいは家具が設計されるよう望まれた。

事例2

　第2の事例は、線維筋痛（fibromyalgia）／リウマチをもつ女性を対象にした予備実験について述べる。この女性は1945年生れで2人の子供がいた。彼女は自身でVA療法を照会してきた。

　彼女の主な症状には、両腕、両脚の痛み、そして午前中ひどくなる全身の硬直があった。このクライエントは、鎮痛剤を使用していた。彼女はまた、不快感を取り除くために、午前中、熱い風呂に入り、マッサージを受けていた。時には、正午まで動くことができない日もあった。X線および血液検査の結果は陰性であった。彼女は1988年の秋からVA療法を受け始め6年間、維持セッションを受け続けた。

　治療の開始にあたって、音楽のテープが、42Hzから86Hzまでの低周波とともに用いられた。5日間連続の10回の治療の後では、彼女は目に見えて痛みがとれ、よく睡眠をとり、"生れ変ったように"感じていた。1日2回、8日間にわた

ってVA療法を受けた後には、このクライエントの感じる満足感において極めて明確な結果が見られた。この集中的な治療期間の後、2〜3週間に1回の治療が予定された。

　この女性にとって、そして同様の問題を抱える他のクライエントにとって、介入戦略が1つ開発された。それは最初の週の集中治療（1日2回ないし1日おき）から構成される。単一周波数（40Hz）のテープが使用され、続いて複数周波数のテープが使用される。その後、クライエントは1週間おきの経過観察治療を4〜5回受ける。その後、維持療法は月に1度、あるいは個々に適応した間隔で与えられる。この処方計画はクライアントからそれらの症状を取り除き、長期間この効果を維持するために最適のように思われる。

　線維筋痛の治療を始める際、時にはクライエントが症状の悪化を感じることがあることを指摘しておかねばならない。これは、クライエントがこの治療からの作用に慣れる前に、最初の2〜3回のセッションにしては高過ぎる振幅を用いることで引き起こされる。低周波音によるマッサージのために筋肉が痛く感じるのである。筋肉に対する血液循環を改善する目的で、低周波音によるマッサージを40Hzで始めるのが望ましい。そしてこの後に用いる複数の周波数のテープが、この効果を拡げてゆき、痛みの増加を防ぐとともに、この効果を生理的により大きなものにしていくのである。

　再発を回避し、一定水準の効果を保つためには、定期的な維持セッションが必要である。

music vibration

第20章
Physioacoustic®(体感振動)*メソッド

Petri Lehikoinen

―― 歴史

　Physioacoustic®(体感振動)メソッドは、音楽療法における幅広い臨床的取り組みの中から得られた経験に基づくものである。フィンランドでの最初の試みは、精神的、身体的障害児を対象に行われた。ジュリエット・アルバン、ポール・ノードフ、クライブ・ロビンズ、ならびに他の音楽療法の先駆者達が認めているように、音楽は人間の身体と心に対して、機能が正常でも制約を受けていても、非常に強い効果を持っている。障害を持つ人々は普通より強い感覚的刺激を必要とするので、音は、治療とレクリエーションの目的で、容易に用いることができる感覚刺激の一種である。

　早い時期での重要な研究結果の1つは、音楽は聴こえる音響的情報を与えるだけでなく、触覚によって知覚される振動的情報をも与えるものである。この研究結果は、とりわけ聴覚障害および多様な障害をもつ子供たちに対する療法において大きな意味を持っている。耳の聞こえない人々はしばしば、その代替手段として触覚に頼っている。例えば楽器からの振動を介して音楽を読みとることのできる聾の音楽家も存在する。

　体感振動メソッドの最初の実験は、1970代ヘルシンキの聾・聴力障害リハビリテーション施設(Kuulonhuoltoliitto)で、強い低音を伴う音楽を用いて行われた。患者をスピーカの上に座らせたり、ピアノの背面に寄り掛からせたり、あるいは手をバスドラムの皮の上に置かせたりすることで、音楽は身体的感覚に変

　＊　Physioacoustic®は商標名。

えられた。通常の聴覚を介さないで振動を知覚する方法は数多く存在する。全ての音は元々、空気を介して全ての方向へ拡がってゆく物理的エネルギーである。感覚神経系では、音は皮質の聴覚野において聴覚的構造として知覚される。音が神経系の幅広い領域を活性化し、また心理的生理的機能を刺激することに疑いの余地はない。これらの基本的な研究結果が、体感振動メソッドとその装置の基礎となっている。

── Physioacoustic® (体感振動) 装置

　Physioacoustic® (体感振動) メソッドは、やや特有の治療技術である。
　Physioacoustic® (体感振動) 装置は次の項目から成る。調節可能な椅子、椅子の内部に組み込まれたコンピュータユニット、オーディオ装置、振動変換器である。このシステムは、通常の電源を使用し、振動変換器に1本、音楽装置にもう1本のコードが付いている。トランスは装置内で15ボルト各々の2つの回路へ電圧を下げる。このため感電の恐れはない。
　Physioacoustic®装置のために特別に設計されたコンピュータから正弦波低周波音が供給される。このコンピュータが基本となる音の要素と同時に治療プログラムをコントロールしている。
　音楽は、このメソッドのために特別に選ばれるか、あるいは作曲されることもある。このため、このメソッドにとって理想的であると同時に、クライエントの要望に沿った音楽を選択することが可能である。このPhysioacoustic®装置によって音楽療法士は、低周波音信号と音楽とを、理想的な生理的・心理的治療効果を生みだすように組みあわせる素晴しい可能性を手にするのである。
　Physioacoustic®装置は、特別に選ばれた音楽と組み合された正弦波低周波音を用いる。周波数は27Hzから113Hzにわたり変化する。この低周波音は、特別に設計されたコンピュータから供給される。あらゆる音源(例えばCD、テーププレーアなど)を、音楽による効果を生みだす目的で用いることが可能である。
　Physioacoustic®メソッドでは、音(振動)に関わる3つの要素が重要である。すなわち脈動、走査、方向である。

低周波音（振動）の脈動

低周波音は、特定のコントロールされた時間の連続の中で変化する。力強い脈動の目的は筋収縮を防ぐことにある。普通、持続的な刺激は麻痺感と収縮をもたらす。音（振動）がゆっくり脈動することによって、このような効果が避けられ、替りにリラクセーションを得ることができる。

走査

コンピュータは、ある一定の振幅と速度の範囲内で変化する周波数を生成する。これは最適の周波数、つまり特定の筋肉が自然に反応するピッチで、各筋肉が治療されることを保証するのに必要である。

理学療法の領域で実施された基礎研究により、近似的な共振周波数が知られている。ストックホルムで設立されたカロリンスカ（Karolinska）での調査努力もこれらの知識を裏付けた。Thomas Lundeberg教授他（1988）は、振動が筋肉の痛みの治療に有用であることを明らかにした。けれども痛みの軽減を得るためには、周波数が正確でなければならない。

Physioacoustic®メソッドでは、複数の周波数がコンピュータのメモリに設定されており、プログラムによってそのような周波数の周囲で音を変化させる。これにより特定の箇所に理想的な共振周波数が確実に届くようになる。その時、筋肉は刺激に対して反応する。治療セッション（普通は20分間）の間に、筋肉の反応（振動による効果）が何十回も起こる。筋肉が反応する度にリラクセーションは深まる。このような理由で、全ての筋肉と身体の各部分を最良の点で治療することができるよう、プログラムを設定することが可能である。全身に対する治療も、特定の範囲に対する治療も、1つのプログラムの中に組み合わせることが可能である。

方向

音は、身体の下部から上向へ、あるいは逆の方向で動かすことが可能である。方向を変えられることは、精神身体的疼痛、筋緊張などのストレスに関連する、ある種の症状の治療に有益であるように思われる。音を動かすことは、身体の内部で移動する音圧を生み出す。このような圧力は、脈管系およびリンパ液の循環に対する効果がある。それはまた、神経伝達物質（神経経路を通して脳へ情報を

伝える化学物質）を刺激するPhysioacoustic®療法が、感情的体験を制御するエンドルフィンに作用することも明らかになっている。このことは抑鬱状症の治療に特に有用である。

　脈動、走査、方向は、個々の治療が必要とすることに対処するプログラムを設計する際の、大きな可能性を提供する。それが治療上適切であると思われる場合は、セッションの途中においてさえ、プログラムを変えることが可能である。

─── Physioacoustic®（体感振動）メソッドの主な使用例

　フィンランドでは、Physioacoustic®メソッドが、6つの主な医学的な、あるいは教育的な環境において使われている。

  1）労働衛生サービス、および予防的ヘルスケア
  2）病院
  3）身体障害者のリハビリテーション
  4）スポーツ医学
  5）教育およびトレーニング
  6）心理療法および精神医学的治療

　労働衛生サービスでは、様々なストレス症状が最も一般的な問題である。このことは、仕事からの重圧が疾患の主な原因であるように思われる、作業不能の訴えが非常に多いことに表われている。オフィスワーカー、特に、コンピュータあるいは文書処理に携わっている者では、頸、肩、背の痛みが作業能力を大きく阻害する。不眠症および感情的な緊張に悩む者も多い。一般的に、ほぼ全ての人間が、効果的で定期的なストレス軽減のための手段を必要としている。

　病院では、Physioacoustic®メソッドは様々なかたちで用いられている。リラクセーションは重要であり、それは、慢性の患者は長期間にわたる不快な姿勢に起因する痛みに苦しんでいることが多いからである。特に褥瘡が高齢の患者にとっては問題である。Physioacoustic®療法は、血液循環を刺激することが可能であるため、これらの症状の緩和をもたらす。

障害児のリハビリテーションでは、Physioacoustic®メソッドはフィンランドの数多くの施設で用いられてきた。その結果は、とりわけ重度の脳損傷児、脳性麻痺者、自閉症・自傷行動・攻撃性の重度の症状を示す患者の治療において肯定的なものであった。追跡研究において、この治療の結果が長期間持続するものであるとの示唆が得られている。

スポーツ医学とトレーニングでは、この療法の結果は最も興味深いものである。1990年秋以来、何名かのスキージャンプ、クロスカントリースキー、テニス、サッカー、フットボールのトップ選手が何人かPhysioacoustic®装置を使用している。彼らは、集中的なトレーニングおよび競技の間、この装置がリラックスするための手助けとなったと報告している。したがってこの装置は、彼らの集中力を高め、より安全な休息をとることを助け、最高のレベルで競技を行うことを可能にしている。

メンタルトレーニングと教育では、Physioacoustic®メソッドが接続されている椅子と共に、幹部あるいは先進的なチームの小集団訓練のために使用されている。

精神医学の治療では、ヘルシンキ市の精神病院（Nikkila Hospital）が、慢性の精神病患者を対象にした試験によって、精神病、例えば緊張性分裂症、破瓜病などの患者に、Physioacoustic®療法が役立つことを明らかにした。緊張性患者の増加した筋緊張は、Physioacoustic®療法中に減弱した。

ヘルシンキ大学中央病院では、精神科クリニックで神経症患者を対象にした試験がHannu Naukkarinen医学博士（1990）によって行われた。この実験には、8名の患者（32歳～67歳）がボランティアで参加した。この研究の目的は、音楽と組み合わせた低周波音が、身体的な不安、緊張、痛みを軽減するかどうかを確定することであった。これに関連する以下の測定が、治療のあいだ4回行われた。

1) 痛みの主観的な感じ方
2) 緊張の主観的な感じ方
3) 不安の主観的な感じ方
4) 抑鬱の主観的な感じ方
5) 睡眠に関する問題
6) 収縮期血圧

7）拡張期血圧
8）脈拍
9）状態不安スコア（Spielberger）
10）特性不安スコア（Spielberger）
11）全不安スコア（total anxiety score）（Spielberger）
12）不安スコア（anxiety score）（Zung尺度）

　統計学的分析によって、Physioacoustic®療法の結果関連する全ての測定において減少がみられ、痛み、緊張、不安の主観的な感じ方、全不安スコア値に有意の減少が見られた。
　この予備実験から、Physioacoustic®療法がこのような患者群の為の治療法として有望な方法であろうと結論された。今後の研究では対照群およびプラセボ群に、より多くの被験者を参加させることが望まれた。

── 今後の応用

　脳波に関する最近の研究において、Physioacoustic®療法に影響を与える興味深い発見がいくつかある。ヘルシンキ大学では、Naatanen教授ら（1992）が、視床野からの40Hzの周波数が、聴性誘発反応の調節に重要な役割をはたしていることを明らかにした。
　Llinas教授とRibari教授（およびその他）（1993）は、初期のアルツハイマー病、麻酔状態、およびある種の脳外傷などの特別なケースでは、40Hzの脳波が消える、ないし乱れることを明らかにした。Llinasは、40Hzの音を用いた聴覚的刺激によって、視床野の周波数を強めることが可能であろうと示唆している。
　筆者もまた、脳外傷および脳卒中患者のリハビリテーションにおいて、耳と身体を介した40Hzの刺激に効果があることを発見した。Physioacoustic®メソッドでのプログラムのほとんどは、主として40Hzの周波数を基にしている。もちろん、特別なプログラムでは他の周波数もまた使用される。

副作用

　日常的な環境のなかで、人間は自動車や重機から何の制御もされない振動の暴露を受けている。しかし、Physioacoustic®メソッドでは、振動は制御され試験される。Physioacoustic®メソッドは27Hzから113Hzまでの周波数を普通は20分間使用する。

　Physioacoustic®療法を受けた患者から報告された副作用の可能性のあるものは、最初の治療中あるいは治療後の軽い嗜眠状態、目眩、吐き気感である。

　これらの症状を3回から4回のセッションの後には消えるのが普通であり、また、イスをより立てた状態に調整し、出力を弱めることで軽減される。

──── 症例 1

　症例1は、脳をゆっくりと破壊してゆくめずらしい遺伝性の脳疾患（Calcification intracerebralis familiaris idioathica）に苦しむ11歳の女児。この疾患の患者の寿命は非常に短かく、青年期以前に死亡することが多い。彼女は既に末期で予後数ヵ月の段階であり、Physioacoustic®療法開始時には治療は中止されていた。彼女の身体の状態はこの時点で非常に悪かった。彼女は血液循環と消化に障害があり、運動機能は著しく低下し、筋緊張のほとんどが痙性であった。

　最後の何ヵ月間、Physioacoustic®療法によって彼女の不快感が軽減されることが望まれた。Physioacoustic®療法が平日の毎日（週5回）20分間適用された。2ヵ月後、セッションは週2～3回に減らされた。

　患者はこの治療に直ぐに反応した。第1回目のセッション中から、楽しそうな様子が明らかに見てとれた。2週間後、飲み込むことやあくびなどの自然な反射が改善した。6ヵ月後、彼女の運動は、水彩絵具を使って絵を描き始めることができるまでに改善した。消化も循環も大きく改善した。3年間の治療の後、1993年では、彼女の身体の状態は安定しており、時折治療を必要とするのみであった（Leppala, 1993 : Lehikoinen, 1990）。

症例2

症例2は、アルベールビル冬期オリンピックに向けてトレーニングをしている27歳のフリースタイルのスキー選手。彼は、ヘルシンキのスポーツ医学センター・Diakonissalaitosで梨状筋症候群と診断された重症な筋肉の問題を抱えていた。この問題は12月、アメリカでのトレーニングと競技ツアー中に始まり、患者はこの疾患のためにツアーを中断せざるを得なかった。

Physioacoustic®療法は、92年1月27日に始められた（残念なことに始めたのが非常に遅く、Physioacoustic®療法には1週間半の余裕しかなかった）。

Physioacoustic®療法開始時、彼の筋肉は非常に痛む状態だったため、最初の目標は痛みと考えられる筋肉の炎症を軽減することであった。この目的のために、非常に低い周波数（交流ゼロレベルのわずか上）が使用された。開始時にはまた、重力牽引が30度で用いられた。

それに続いて、症状がみられる領域の痙攣した筋肉の弛緩を対象とし、88-38-20-0の周波数が当てられた。開始時に使用された脈動は速く（周期10-25）、徐々に周期を遅くし、セッションの終わりには60-100-199に落とした。セッション（15分）の後半の為にプログラム4が使用された。また、大腿と脚部の強度を増加させるために、重力牽引の角度はゆっくり90度程度に増加された。

患者は、全部で6回の治療を受け、アルベールビルに参加することができた。不運にもこの選手は競技中に転倒し決勝戦に参加することができず、筋肉の損傷により外科手術が必要となった。

症例3

症例3は、交通事故に遭い重症の頭部外傷を被った8歳の女児。彼女は3ヵ月半の間意識のないままで、その後も全身麻痺でほとんど回復の望みはなかった。しかし、タンペレ（Tampere）大学病院の神経科医によって3ヵ月間、試験的にPhysioacoustic®療法を試すよう勧められた。保険会社がこの小児のために装置をレンタルし、自宅で1日2回用いるようにした。理学療法士が彼女と協力し、経過を監視するために採用された（Ronnholm, 1993）。

3ヵ月後、以下の経過が報告された。

1) 痙性および緊張性反射の減少。
2) 運動機能が改善し、彼女は頭の位置を調節することが出来るようになり、そして電子通信器を動かすために両手を使えるようになった。両脚にもある程度の運動能が見られた。
3) 消化および代謝機能が良くなり、筋肉に乳酸が残らなくなったため、痛みが軽減し屈曲性が改善した。
4) ぐっすりと良く眠れるようになった。
5) 精神状態が改善し、彼女は希望を持ち幸せそうだった。
6) 彼女はまだ言葉を発することはできなかったけれども、大きな笑い声と、表情豊かな声の働きが言語療法士によって報告された。

Physioacoustic®装置はまた、彼女の両親がリラックスし、この状態に対処する手助けになっているように見えた。

このような結果が得られたため、神経科医はPhysioacoustic®的治療を毎日続けるように勧め、保険会社はこの小児のために装置を購入した。1993年12月現在、この患者は声を表情豊かに出すことで進歩を示し続けた。彼女の協調運動および筋機能は改善し続けており、心理的、生理的状態は安定した。

music vibration

第21章
一般医学領域における振動音響療法

Riina Raudsik

── はじめに

　エストニアの振動音響療法の発達は1987年、それがタリン教育学研究所（Tallinn Pedagogical Institute）で最初に導入された時に始まった。この頃、振動音響療法は、教育を学ぶ学生の不安障害を研究するために用いられていた。エストニアの会社は、イギリス、アメリカ、スペイン、エストニアの様々な施設で研究に使用されている振動音響装置を作り上げた。

　振動音響療法は、Juri保健センタークリニックには1991年12月に導入された。このクリニックでは、振動音響療法は、他に処方された治療法と組み合わせる治療法の1つである。ここに展開されたアプローチは実践的なものであり、科学的なものではない。従って結果は、研究試験というよりも、これまでの臨床治療の記録である。

　1992年から1993年にかけてクリニックで試みられた概要は、スペインでの第7回音楽療法国際会議で論文として発表された。

── クライエント集団

　1992年から1993年にかけて、このクリニックで156名が振動音響療法による治療を受けた。女性81名、男性55名、小児20名を対象に、合計1560回の振動音響のセッションが行われた。この方式を使いはじめた1年目、最初の結果が見込みのある場合、患者はさらに治療するために選ばれた。患者の診断は、主とし

て神経系の機能障害の領域内で特に次のものだった。

　　1）チック症候群（顔面筋のねじれ）
　　2）ストレスに関連する障害
　　3）神経症、ないしノイローゼ状態
　　4）吃音（どもり）

　1994年からクリニックに、パイオニア社のテープレコーダを組み込んだ質の高い振動音響的刺激を再生する、改良された装置が導入された。臨床治療は、患者への振動音響療法の利用について訓練された資格のある看護婦によって行われる。治療は平日の午前8時から午後5時まで行われる。

　振動音響療法を受ける予定の患者は、以前にこの治療について聞いている人々、この治療を以前受けたことのある人々、保健センターの医師からこの治療法のために照会されてきた人々である。

　1992年に行われた臨床セッションでは、患者全員と治療後の会話が持たれた。しかし、1993年からはこのような会話は行われていない。その代り患者はアンケート用紙に記入し、受けた治療の経過についての自己評価を医師に伝えている。患者は2週間後、追跡調査のために再び医師と連絡をとるよう求められる。

─── 使用する振動音響刺激

　1994に開始された作業、およびこの章の報告は、治療での1本の特定のテープの使用による。それは、異なる周波数の異なる3部分から成る。
　1）36Hz（7分間）。　2）46Hz（6分間）。　3）40Hz（7分間）。

　このテープは20分間の治療用テープであり、これら3つの周波数は、以前1992年と1993年に行われた作業の結果を基に選ばれたものである。この時の試験ではクライエントの自己評価から、より低い周波数で、より良い結果が得られることを明らかにした。高い周波数は興奮、そして時には頭痛を引き起こした。この治療用テープは、ファンクション・ジェネレータを使い制作された。

——1994〜1995年に行われた治療

　この期間に、女性152名、男性78名、小児94名の合計324名の患者が治療を受けた。この中、女性31名、男性12名、小児14名が繰り返し治療を受けた。さらに、本態性悪性高血圧症と診断された女性7名も治療を受けた。全ての患者が20分間の一連の治療を10日間にわたり受けた。

　治療を受けた150名の女性のうち、145名が以下の病訴があった。
　　神経過敏 ◆ 不眠 ◆ 過度の興奮
　　緊張性頭痛 ◆ 集中と作業能力の低下
治療を受けた94名の小児の中の多くは以下の症状があった。
　　神経系の機能障害 ◆ チック症候群 ◆ 吃音
　　不眠 ◆ 集中と作業能力の低下

　学年度末、彼らが疲れ、作業能力と集中が低下したときに、小児を頻繁に治療するよう決められた。
　治療を受けた78名の男性の中、35名が仕事での高い緊張に起因する睡眠の問題があり、22名が頭痛を訴え、21名が動脈性高血圧症であった。

——評価方法

　生理的な評価法が用いられ、動脈血圧、脈拍数が各々の振動音響療法セッションの前後に測定された。
　さらに、患者の健康状態の変化に関する主観的な評価を得る目的で、タリン教育大学（Tallin Pedagogical University）のチームの手によって質問表が用意された。この質問表は簡単なもので、被験者に氏名、生年月日、そして、治療によって主訴が改善されたか、不変か、悪化したかどうかの主観的情報を求めるものであった。

表1　女性からの質問表の結果

女性 （平均年齢38歳）	VA療法前に報告 された病訴	VA療法後に報告 された病訴	報告された病訴 からの回復の％
神経過敏	145	12	91.7
頭痛	39	3	92.3
筋肉の痙攣または緊張	10	0	100
睡眠障害	25	2	92
疲労感	145	20	86.2
不安	41	15	63.4
作業能力の低下	90	71	21.1

──── 結果

表1に157名の女性からの質問表の結果を示す。この結果から、振動音響療法の後では、不安および作業能力を除く全ての病訴で著しい減少が見られた。さらに行われた測定では、血圧と脈拍でも著しい低下が見られた。平均すると動脈血圧は治療前の180／86mmHgから、治療後には132／72mmHgへ低下した。同様に、脈拍数は平均して治療前の毎分92から治療後の毎分76へ低下した。

血圧のデータには、悪性高血圧症の7名の女性は含まれていない。しかしながら7名のうち3名は治療の結果、高血圧の投薬を中止することができ、2名は頭痛がとまった。

表2（p234参照）に78名の男性からの質問表の結果を示す。男性患者でも動脈血圧の測定結果は注目される。平均すると動脈血圧は、振動音響療法前は132／98mmHgで、振動音響療法後は111／86mmHgであった。脈拍数もまたVA療法前の平均82からVA療法後の71へ低下した。

振動音響療法を受けた小児には自己申告の質問表は配られなかったが、それは小児は自らの問題を小さくみせようとする傾向があるため、小児からの報告は常に信頼できるとは限らないことによる。

表2　男性からの質問表の結果

男性 （平均年齢32歳）	VA療法前に報告された病訴	VA療法後に報告された病訴	報告された病訴からの回復の%
神経過敏	135	9	93.3
頭痛	22	3	86.3
筋肉の痙攣または緊張	3	0	100
睡眠障害	35	0	100
疲労感	35	3	91.4
不安	12	7	41.6
作業能力の低下	35	7	80

── 症例研究1

　被験者Aは、34歳の女性で2児の母親。3年の間、彼女の動脈血圧は危険な高さにあり定期的な薬剤使用にもかかわらず、収縮期血圧が220〜240mmHg、拡張期血圧が120〜140mmHgの間であった。彼女は高血圧症について異なる病院で診察を受け、悪性（慢性）高血圧症と診断されていた。

　彼女は1年半にわたってβ-blockerのAtenololiを使用していた。この投薬によって彼女の動脈血圧は、収縮期血圧が140〜160mmHg、拡張期血圧が100〜120mmHgの範囲に維持されていた。

　彼女は処方された薬剤投与を受けた後に胃の病訴があったため、振動音響療法を受けた。治療の間に、ひどい頭痛は取り除かれた。さらには治療3日目以後、彼女の血圧は150〜170mmHgと90〜120mmHg（拡張期）の範囲に減少した。

　この時点から治療が終了されるまで、彼女は投薬を中止できた。治療の後、彼女の胃の痛みは治まった。振動音響療法のセッションが終わる度に、彼女はより頻繁に排尿するようになった。

　この症例研究からの主要な結論は、振動音響療法が動脈血圧の低下を効果的にもたらしたことであった。また、振動音響療法には下記があるように思われた。

1) 血管に対する鎮痙効果（慢性高血圧症患者には血管痙攣がみられる）。
2) 自律神経系のバランスを保つ効果。
3) 脱水効果。腎臓への血液供給が増加し、血液へのレニン―アンジオテンシンの分泌が減少した可能性も高い。

──── 症例研究2

被験者Bは6歳の時から吃音だった12歳の女児。彼女の吃音は頻度と強度が一様ではなかったが、発語は常にどもった。

3回目と4回目の振動音響療法のセッションの後、吃音はより頻繁になった。筆者はこのようなことが起こるであろうと予想しており、被験者の両親に伝えておいた。治療期間が終わるまでには、彼女の吃音は頻度が減り、2週間の追加的な治療期間の後では、吃音は完全になくなった。振動音響療法の最初の10回のセッションが終わった後では、彼女は10ヵ月以上にわたって吃ったことはなかった。

それから学年末になり緊張が高まった結果、彼女が時々吃り始めていることに両親は、気づいた。最近2回目の治療のための振動音響療法クールが完了したが、その結果に対する評価はまだ行われていない。

──── 追加的な成果

てんかんに起因する痙攣に苦しむ3名の女性が、3年以上にわたって振動音響療法による治療を受けた。治療の後では、彼女たちの脳波は正常であるように見えた。彼女たちは抗痙攣薬投与を続けているが、治療後、4ヵ月にわたって発作は起らなかった。

また、夜尿症の小児も多くが治療を受けた。治療を受けた5歳から7歳までの小児の50％で症状の減少が見られた。しかし慢性の腎臓炎症（慢性腎炎）(kidney inflammation) の小児では、病状の悪化が見られた。このためこの問題を持つ小児は、もはや振動音響療法の対象とはなっていない。

結論

　1992年と1993年に試みられた研究によって、神経系の機能障害を持つ患者への振動音響療法の実施が決定された。彼らが最大の恩恵を受けるであろうとされたからである。

　このようなクライエントを対象にした今回の作業での主な所見は、振動音響療法について以下のことを示している。

1) 中枢神経系を安定させ、リラックスさせる。
2) 平滑筋に対する弛緩効果がある。
3) 代謝を促進する。
4) 全ての器官への血液供給を改善する。
5) 血液に対するレニン―アンジオテンシンの分泌を抑制することで動脈血圧を低下させる。
6) 自律神経系にプラスの影響を及ぼし、興奮と抑制に平衡をもたらす。
7) 新しい治療法を信頼する人々におけるプラセボ効果が促進される結果として、病状が改善することもある。

　この治療法のもつ確実な効果は、治療終了後、1週間ないし2週間で現れることが多い。1年後においてさえ、振動音響療法からの何らかの効果を報告するクライエントもいる。

　振動音響療法は、Juri保健センターに来院する多くの患者から熱い支持をもって受け入れられた。現在このメソッドは、医師によって日々の実践の中で用いられている。

music vibration

第3部
臨床および専門家としての問題

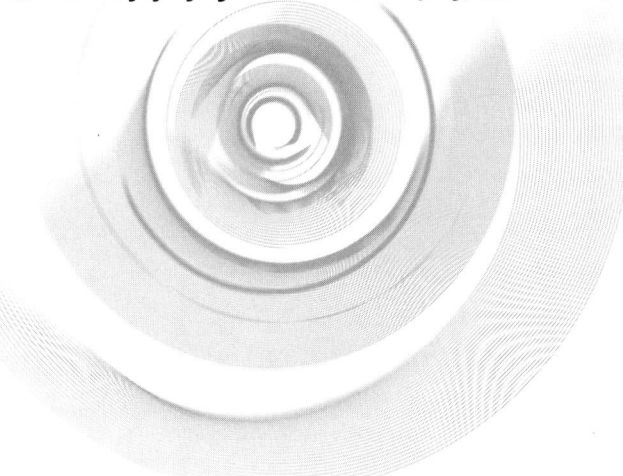

第22章
臨床と倫理の検討

Tony Wigran, Cheryl Dileo

── はじめに

　振動音響療法は数多くの国々で、そして、医師、看護師、療法士、教師、私的な個人を含むさまざまな専門家によって発展してきた。それは、さまざまな病理学的状態への特殊な治療法として提案され、また同時に心地よいリラクセーションの方法として宣伝された。このことは、誰がこの治療法を適切に用いることができるのか、どのような知識、訓練、資格が必要であるのか、種々疑問を投げかける。

　個人が自分で使用するために振動音響装置を購入する場合、装置の製造元には、その装置の使用時に考えられる健康に対するリスクとして分かっていることを、購入者に知らせる責任がある。

　他者に対する治療を目的に、個人あるいは施設が振動音響装置を購入する場合は事情が異なってくる。治療ツールの適切な利用は、その利用にあたっての科学的根拠についての充分な理論的知識と、治療法の適用のための、確実な手順に依存する。

　さらに、臨床の信頼度と臨床的責任能力に関わる問題にも触れる必要がある。振動音響療法は治療の一形式であるため、適切な知識と経験のある臨床医によって使用されるべきである。資格を持たないスタッフによって使用される場合は、スタッフは資格を持つ臨床医の管理下に置かれるべきである。

　振動音響療法が発展し、この治療法を専門とする科ができるまでに到ったイギリスのHarperbury病院の中では、この装置の使用者は誰であれ、この治療手段の科学的、理論的基礎を理解するための充分な知識を身につけ、適用および評価

に熟達する、適切な訓練手続きを経なければならないことが定められている。

　振動音響療法に対する科学的・理論的な基礎について、どの程度の知識を持つことが望れるかについて検討し規定することは、"答えようのないこと"を尋ねられるに等しい。この分野では、音楽に対する心理的・生理的反応、音楽の構成要素および構造、振動および低周波音の物理的効果、振動音響療法についての研究および評価、刺激の適切な選択にあたっての理論的な基礎に、についての相応な理解が含まれる。

　参考となるような研究、および臨床的情報は限られるため、知識を深めようと望むならば、このテキストは更なる資料を提供するだろう。振動音響療法は未成熟な分野であり、この療法を応用するために必要な経験と臨床的技術レベルに関し、研究者と臨床医の中での意見の一致した進展あるいは方向性はまだない。

　この治療法が用いられるクライエント集団にとって、様々な分野の専門家たちが振動音響療法の実施を可能とするような訓練を終え、臨床的知識を持っている。とはいえ、この治療法は、音楽という芸術的媒体を、さらに音楽および低周波音という振動的刺激を用いるため、音楽療法士は、治療における振動音響療法の効果を高めることのできる関連知識を既に身につけている。

　しかし、この関連知識もまた、音楽療法士の経てきた訓練環境と伝統によって大きく異なることも指摘しなければならない。この刺激の性質に対する理解の不足は、どうしても治療の施行と評価を行う際の明瞭さの欠如につながる。

　何らかの訓練、特に音楽の教育と経験を欠く臨床医のための訓練は、限られた経験によってこの治療を行うことを避けるために、その上、この治療法の適用に対する理論面と実践面双方の知識に基づいたアプローチの発展のために、注意深く取り組む必要がある。理論的な知識の獲得とならび、この治療法を施行するための臨床的に適切で繊細な方法を身につけることが重要である。

─── 治療方法（手順）

　振動音響療法における現時点での治療手順は様々に異なっており、現在、この治療形式の適用の基準となる正式な指針はないに等しい。商業的組織が振動音響装置の開発を進め、販売している一方で、適切な治療方法に関する購入者向けの指

示はほとんど、あるいは全くない。

　公的あるいは私的に運営されている健康関連組織において振動音響療法が広がりを見せたことで、人々がこの治療の適用を受ける際の基準となるような、ある程度の定義されたプロセスあるいは方法が必要となった。

　1987年、イギリスのHarpurbury病院で推進してゆく過程で、治療マニュアルが作られた（Wigram & Weekes, 1987）。その結果として、振動音響療法への照会、評価、治療の望ましい実践のあり方と禁忌に関する指針を記述し、明文化された。

　VA療法による治療は、現在、そしてこれまでに用いられてきた手順についての指針が文章化されている（Wigram, 1995）。治療のプロセスは6つの段階に分けることができる。

　1）セッション前の準備　　2）導入　　　3）治療の開始
　4）治療の監視　　　　　　5）治療の終了　6）治療後の作業

セッション前の準備

　振動音響装置あるいは体感振動装置を用いた全ての治療セッションに向けての準備として、ベッドあるいは椅子は、これから治療を受けようとしている患者のために注意深く整えなければならない。この治療方式は、治療の過程で中断があった場合、好ましくない影響を受けてしまうため準備は重要である。

　身体障害の患者の場合、適切な支えがないとクライエントが不快感を覚える可能性があるため、枕、あるいは楔（転がり止め）により、必要とする支えの量を適切に配慮し提供すべきである。

　使用に向けての装置の準備は、調整つまみをゼロに落としておかなければならない。ゼロに落とす点が重要である。ボリュームが上げられた状態で振動音響テープが回り始めると、患者は突然強い音と振動に晒されることになる。準備に関して指摘した点は当り前のように見えるかもしれないが、一定の治療基準が必要であり、新しく資格を得て何らかの治療に加わったスタッフには、これらのプロセスを明示した手順書が必要である。

導入

　患者が初めて振動音響療法を受ける場合は、これから起こることについて、患

者は何らかの説明を必要とする。療法士は何かあったらすぐに対応する体制を取っていること、また、患者が刺激を不快、あるいは苛立つと感じた時には、患者が発言したり、装置からおりられることをクライエントに知らせて、安心させる必要がある。

重度の障害、重い精神障害の患者の場合は、このように安心させるための時間を設ける必要がある。声の調子、用いる言葉によって、効果的なセッションのための場面の設定、環境作りが可能となる。

これは他の多くの治療方式と同様の、患者／療法士の関係を構築する一部分である。患者は療法士を信頼して治療を委ねるのであり、療法士がこれから起こることが安全であることを、患者に話す伝え方によって安心させることが必要である。セッションの開始にあたって適切な環境を整えることが、このプロセスの重要な部分を成している。

治療開始

ある種の振動音響装置では、療法士は準備したテープを用いて開始する。他の種類の装置では、音楽と低周波音の両方を開始する。いずれの場合でも、刺激は除々に始めるべきであり、その患者にとって最も効果的な音量と刺激のレベルと思われるところまで調節して行く。低周波音が使用される場合は、音楽のみに対する反応のための短い時間を設け、その後で低周波音を除々に強めて、刺激を構成する部分を導入することが重要である。

患者の多くが、最初は刺激が相当強いことを望む。そして音量ないし強度を上げるよう求めることが、経験上知られている。しかし、ある程度時間が経つと、強い効果に対する当初の欲求は強過ぎるものである。そして刺激を弱める必要がでてくる。各々の患者の治療に最適の強度を、療法士が見出すための評価の過程が必要がある。

そうした後でも、患者が治療を受ける際には、何時も同じ強度に同じ反応をすることを期待することはできない。その時の心理的、生理的状態によって、患者がより大きな、あるいはより小さな強度を必要とする日もある。現時点では、そのようなことは厳密な科学の枠外にあり、患者に対してどの程度の強度を与えるべきかは、具体的な指示ができない。

治療の監視

　このプロセスは患者によって変る。治療が進行する間、療法士は邪魔にならないようにして部屋に留まり、患者に安心感、心地良さを与えることが可能である。その一方で患者が異なれば、患者が一人で治療を受けるように療法士が部屋を離れる方が適切なこともある。身体障害ないし精神障害の患者の場合は、治療の過程で患者を観察できるようにすることが重要である。

　これは受動的な治療方式であるため、患者が"見られている"と感じないようにすることが多くの場合に重要である。従って療法士が控えめに位置し、患者を観察しているように見られないのが、より好ましい。

　反応を言葉で表現できない人々が示す反応を評価するにあたって、患者が不快感を感じているか、あるいは治療に対して否定的な反応を示しているか否かを評価するには、顔の表情と身体の動きを観察するのが適切である。

治療の終了

　治療の終了時、患者と療法士の関係は特に重要である。振動音響療法中、患者はしばしば深いリラクセーション状態に入る。彼らは寝入り夢を見ることもある。このため治療の終了時に患者は敏感になっているかもしれない。患者は、意識変容状態へ移行することがあり、安心、誘導、援助のために療法士を必要とする。

　セッションの終わりに、患者についての幾つかの評価を行なう必要がある。身体的に障害のある患者では、身体的な何らかの改善、あるいは改善の意味を調べるために、いくつかの身体的な操作が含まれる。

　振動音響療法の後、患者が活動できる／動ける／ようになるには少し時間がかかるかも知れない。セッションの後数分間の休息を必要とし、装置を離れる際には「自分の身体へ戻ってくる」ために身体をよく伸ばし、少し周りを歩くことが必要な者もいるということが経験から分かっている。振動音響療法のあいだに、脈拍数、血圧、筋緊張の低下が起こりうること、そして深くリラックスした状態から戻ってくるには患者は少し時間がかかるであろうということが経験と研究から分かっている。セッションの後、患者が極めて感情的（emotional）になっていて、心地良さを求めてか、患者が行きついた非常に深い状態から回復するためにしばらくのあいだベッドないしイスの上で過すということもある。セラピストは患者のために「そこにいる」よう注意しなければならないけれども、多くを話

しすぎたり、患者に多くを求めすぎてはいけない。

治療後の作業

　いくつかの状況で、振動音響療法は前処置（pre-treatment）として使用されている。例えば理学療法のための前処置として用いることができる。治療が終了し患者の意識が戻るための時間が与えられた後、患者は弛緩状態にあるが、これは理学療法を始める場合に役立つであろう。もう1つの可能性はセッション後のこのひと時に、患者が話しをしたくなることかも知れない。

　患者が治療中に寝入ることもあるため、彼らが去る前にしばらくの間、患者は休息の時間を要する。

　患者の反応と影響が示す状態の、何らかの変化の記録を確実に行うには、いずれの形式の振動音響療法であれ、記録の維持が非常に重要である。

　最後は、治療後に装置の確認を行う必要がある。それは調整つまみをゼロにすること。次に治療に来る患者に音と振動が突然飛び出さないことを保証するのに有効な手段である。

要約

　治療手順は、使用されている装置、そして治療を受ける患者により変ってくる。上記した治療手順の記述は、振動音響、または体感振動の治療セッションのすべての形式に適用可能で、有効な手段の一般的な指針となるように意図したものである。

　治療手順については、文献あるいは振動音響装置に付された仕様書・説明書から得られる情報量も限られている。現在、振動音響装置の使用に関しての、最も重要な倫理面の1つは、装置に関する説明書が書かれ、提供されることである。

　振動音響、あるいは体感振動療法を用いた治療を受ける時間の長さは一様ではない。Skille（1991）は治療が10分から40分の範囲であることを勧告した。Wigram（1993）は、治療およびその場の状況に対して患者がどれくらい我慢するかによって治療時間が決まるような、混乱したあるいは攻撃的な行動を伴う患者の場合を除いて、30分から40分の範囲の治療を絶えず用いている。Chesky（1992）は30分間の治療時間を採用した。

　ある種の障害、例えば低血圧の患者を治療する場合"過剰適応"を防ぐために

注意を払わなければならない。例えば、重症な痙性と股関節脱臼を伴い、大部分の生活を特別に調整された車椅子の上で、背を平らに横たえてきたHarperbury病院の65歳の女性に、痙縮および筋緊張を軽減する目的で振動音響療法が行なわれた。

治療後、彼女が"完全に意識を取り戻す"為に掛かる時間は段々長くなり、彼女の緊張は頻繁な治療の後では非常に低く思われた。彼女の状態を考えると週3回の治療は多過ぎるようになったため、治療は週1回に減らされた。

禁忌

振動音響および体感振動療法は未だ実験段階にあり、これらの治療法の有効性について客観的な評価をするめの様々な研究が行なわれてきたが、何らかの禁忌、あるいはこの治療法からの好ましくない副作用についての情報は、大部分が個々の事例に基づくものである。どのような場合この治療法が禁忌の対象となるのか、具体的に特定するための実験は行なわれていない。

しかしながら、懸念を生じさせるいくつかの作用が記録されている。何人かの患者は吐き気を体験した。しかしこれは一時的な効果であり、何らかの特別の状態とは無関係に思われる。被験者が"モーション効果"を経験するのは治療の副産物かもしれない。そしてこの経験が被験者に吐き気を引き起こす。それらを治療する最良の方法が何であるかを明らかにする必要がある。

また、心臓の疾患のような急性の症状に苦しむ人々に対するVAの効果に関しても明らかになっていない。VA療法は血圧を低下させ（筋肉の活動性に対する効果によって）、動脈拡張を引き起こすため、ある種の症状に対する治療法としては禁忌の対象となるであろうと推測されている。

このように、この治療法に関する禁忌を特定する方法は、経験に基づくものと推測に基づくものによっている。現在、最も安全な選択肢は、主要な禁忌リストを設定し、不確実な場合は一般医ないし専門医の助言を求めるよう患者に勧めることである。

Skilleは患者に対し定期的にVA装置を使用していた際に経験した禁忌のリストを定義した。

A）血栓症、狭心症などの急性の症状に対する治療を受けている場合。
B）進行性、あるいは急性の炎症のための治療を受けている場合。
C）椎間板ヘルニアの場合。
D）事故後、頭部または頸部の損傷、例えばむち打ち症に苦しむ場合。
E）手術後、内出血あるいは外出血中、あるいは活動性の出血がVA療法によって始まる可能性のある場合（月経の出血はこれにはあたらない）。
F）精神病状態、前精神病状態あるいは境界精神病状態および重度神経症状態の場合。
G）低血圧症に罹っている場合。
H）心筋梗塞発症直後の場合。

"これらの条件の中の、何らかのものがあると少しでも疑われる場合は、治療を始める前に医師の助言を求めなければならない"（Skille, 1991, pp61-64）。

Harperbury病院で著者によって試みられた試験において、また現行の作業においても、注意している禁忌のリストは以下の通りである（Wigram, 1995）。

1. **急性の炎症性の症状**——これには、リウマチ様関節炎の急性期、あるいは耳痛、歯痛、あるいは椎間板ヘルニアによる腰背痛の場合のように、炎症が悪化するような症状が含まれるだろう。
2. **精神病患者**——精神病患者は、自らがどんな刺激を受けているのか理解できない可能性がある。彼らを治療することは可能だけれども、それは患者を良く知っている者がそこにいて、起こっていることを患者に説明できる場合に限られる。
3. **妊娠中の女性**——妊娠中の女性を含む試験は行なわれておらず、また、生れる前の胎児に対する作用は不明である。このため、妊娠中の女性は禁忌の対象とする方が安全である。
4. **急性の症状**——患者が既に治療を受けている最中の急性の症状に苦しんでいる場合、VA療法を行なう前に、まず一般医または専門医に確認することが重要である。この治療法を禁忌の対象とするような何らかの副作用がある場合は、療法は厳密に監視されなければならない。

5. **出血ないし出血中（active bleeding）**——血圧および脈拍数に対する作用のため、患者に内出血または如何なるものであれ出血（月経を除く）が見られる場合は、この治療法を禁忌の対象とすることが重要である。
6. **血栓症**——血栓症または塞栓症に苦しむ患者は、VA療法で治療してはならない。VA療法は、痛みも増し、そして関連するリスクを高める可能性がある。
7. **低血圧症**——異常に低い血圧の患者の場合。
8. **ペースメーカ**——ペースメーカを付けた患者は禁忌の対象となるが、それはある期間、磁場に晒されてはならないことが勧告されているからである。

　さらなる禁忌も推測されており、癌あるいは心臓病の患者は治療すべきではないとの示唆もされた。けれども、このような症状にVA療法が何らかの害を与えるかは、現在までに行なわれた治療からの証明はない。装置が安全に、且つ注意深く使用され、極端な強度、極端に低い周波数、または極端に長い治療時間を避けられるならば、有害な作用は存在しないはずである。

　治療の長さについては既に触れたごとく様々である。VA療法の長期的な研究、累積効果に注目した研究は未だ行なわれていない為、明確に述べるのは困難である。Skilleは、喘息患者が疾患の急性期の間、喘息発作を緩和する目的で1日5回から7回の治療を受け、有効な成果が得られたことを、個々の事例として報告している。Harperbury病院のVA療法センターでは、身体障害および自傷行動を伴う患者に、治療頻度を週1回から週3回へと増やした結果、改善が得られている。

　しかしまだ、治療の頻度、継続時間、強度とともに、最良の音楽および振動の周波数は、現在利用できる限られた個々の事例報告、研究報告を検証するための、今後の研究課題である。

── さらなる倫理的な問題

　VA療法を音楽療法とみなすことは可能か？　臨床レベルでVA療法を実践する資格は誰に与えられるのか？

　この治療法は比較的新しいものであるため、これらの2つの疑問に答えることは困難である。しかしそれにもかかわらず、これらの思考過程の開始を試みたい。この分野が成長し発展するに従い、必ず、より洗練されたものとなっていくだろう。

VA療法は音楽療法か？

　Marantoによれば（1992、1991）、音楽療法の構成要素は次のものである。

　　a）何らかのニーズを持つクライエントと治療目標。
　　b）訓練を受けた音楽療法士、音楽的体験ならびに、治療的関係（P.20）。

　さらに、音楽療法にはアセスメントの期間および介入のプロセスが必要となる。
　この基準から見たとき、VA療法は、音楽療法士によって与えられなければ、音楽療法とは見なされない。さらに、もし治療プロセス、および治療的関係が存在しないならば、例え音楽療法士が行ったとしても、VA療法を音楽療法とみなすことはできない。VA療法での主要な治療の方法が、音楽および／あるいは低周波音であることは明らかである。けれども、治療的関係は治療にとっての不可欠な役割であるに違いない。テクノロジーをこの関係に代わるものとして用いることはできない。音楽療法士によるものであろうとなかろうと、クライエントと療法士の関係は、全てのVA療法の一部であるべきである。
　それに加えてVA療法は、クライエントの変化がある期間にわたって見られる治療プロセスの一部であるに違いない。VA療法が1回だけの介入として与えられる場合には実現しない。さらに、クライエントの問題はVA療法に先立って評価を受け、治療の目標が立てられなければならない。クライエントの個々のニーズを考慮することなく処方されるような、音楽療法介入、すなわち標準の治療用テープ・低周波などの、標準"処方箋"は存在しない。

VA療法の資格は誰に与えられるべきか？

　音楽療法士は、そのバックグラウンドとVAの追加的な訓練（それらの本来の訓練の要素以外ならば）によって、この種の治療に従事するための資格が与えられるだろう。音響学、生理学、音楽と医学について追加の学習が必要となろう。また、実習課目は体験し、音楽療法士はそこでスーパービジョンを受けることが望ましい。

　VA療法が音楽療法士によって提供されない場合、誰がこの種の介入を提供するのに適格か？　これは非常に難問である。VA療法の実践を音楽療法士のみに制限するのは、現在の筆者の意図するところではない。けれども、訓練のためのいくつかの必要条件について最初の提案を確立し、治療される集団によってこれらを分類することは有益かもしれない。

　現在の状況は誰もが音楽振動機器を購入し、自由にそれを使用できることである。この状況は、近い将来に変わるものではないだろう。個人が家での利用として自助介入のために、これらの機器を購入する場合は、あまり懸念することではないかも知れない。リスクは明らかに彼ら自身で負うものだからである。

　けれども、個人開業であれ、施設環境であれ、何らかの能力障害、あるいは問題（身体的、心理的、知的、その他）を持つ人を対象にこの装置を使用する場合には、資格のある開業医のために、より大きな注意を払わねばならない。そのような場合、VA装置を使用する者（あるいは他の専門家を監督、訓練する者）は次の最低限の必要条件を満たしているべきである。

　　1）ヘルスケア領域（例えば医学、看護、理学療法、作業療法など）での専門の資格、および／または訓練。
　　2）VA療法のための音楽の利用についての専門的な訓練。

　後者は、スーパービジョン、または公式、非公式の、学習／コンサルテーションによって果すことができる。この重要性は過小評価することができない。

　今後、間違いなくVA療法実践のためのさらなる基準、そしてさらに進んだ倫理的指針ができるだろう。ここで試みたことは、その過程の始まりであり、適切な医療倫理によることは、決して時期尚早であるとみなされることはない。

music vibration

第23章
振動音響療法のための音楽制作

Olav Skille

── 歴史

　音楽は、主として耳で受けとめられる芸術形式と考えられている。我々は楽器の表面に手を触れたとき、楽器が発している振動を感じ取ることができるのを知っている。しかしながら感じ取る振動には、聞くことに見合う程の情報価値はない。音楽はヒトに個有の行動様式であり、意志伝達、感情の表現を目的として用いられている。

　けれども、音楽には未知のものも存在している。文明間の交流が活発になった結果、自分たちの音楽とは異った音楽、我々の知らなかった音楽の用いられ方にも触れることになった。この音楽の中のいくつかはあまりにも奇妙なので、我々はそれをほとんど"音楽"と呼ぶことができない。我々は、多くの場合そのような音楽に否定的な反応をすることがある。

　しかし音楽は、その表現の違いにもかかわらず、我々の社会でも他の社会でもある機能を担い使用されている。音楽は儀式のために、あるいは歓びや哀しみを伴い、そしてリラクセーションや睡眠のために、さらには癒しの目的にさえも使われる。

　このことは、音楽には文化的な側面からだけでは説明できないような、幾つかの普遍的な要素があることを意味する。音楽が持つ機能に関して、人類一般に広くみられる特徴を説明するのに、古典的（美学的）な音楽理論を用いることもできない。音楽には、表現の文化的差異とは無関係に、人間に対して効果を及ぼすような要素が存在するはずである。

　浮かんでくる疑問点のいくつかに対する答を見いだすためには、音楽の中のい

くつかの要素を個々に取り出し、要素の持つ作用に何らかの普遍性を認めうるか検討を加えることが不可欠である。

　私は、経験を通じて今までにこのような要素を3つ見いだしている。

　　1）低周波はリラクセーションを促進する。
　　2）リズミカルな音楽は刺激を与える。
　　3）大音量の音楽は積極的な感覚を刺激する。

これらの普遍的特性と反対の特性をもつものは、対照的な効果をもたらす。
　さらに2つの要素——和声と音色——（古典的な意味での）がある。しかし、2要素は全体的にも、文化的にも独立した、あまりに多くの異なる要素から成る。今のところ、その2つの要素を普遍的な要素のリストに加える程十分な知識はない。
　1968年から1980年にかけて、それら3つの普遍的特性について、私の振動音響（VA）療法に関して哲学的・実際的な検討を行い、1980年には、新たな音楽の流れの中で、使用される最初の試作品を試験した（Skille, 1982, 1986）。
　皮膚の表面を介して人体に音楽を直接伝えることは、1950年代初めPontvikとTeirich（1959）により試みられたが、ヨーロッパでの音楽の治療上の使用の先駆者である両者は、その作業の焦点を主として音楽に対する聴覚的感受性に当てていた。彼らは間違いなく文化的要素に密接に関わる音楽の質的側面を特に検討の対象にしていた。彼らの先駆的研究を引き継ぐ研究においても、音楽の振動の持つ質的要素、およびそれらが人間の身体的、精神的機能に及ぼす効果についての綿密な研究は行なわれなかった。
　1980年、私は発達障害を伴う複合障害児を対象にしたデイケアセンターでの仕事に携わっていた。当時、理論面での検討が充分に進んで、実践的な作業に取り掛かるための準備が整い、楽音の振動を人体表面へ直接伝える（音源との身体的接触）のに必要な装置を組み上げたのを機に、私は振動のもたらす効果について観察を始めた。そして、私はPontvikとTeirichによって記述された効果を再確認し、その後何年か掛けてこのような手法を用いるのに相応しい装置を開発した。
　当初、私は普通の鑑賞を目的に制作されたテープやレコードの中で見つけられる音楽を用いて作業を行っていた。痙性の小児に対する鎮攣効果が観察され、音

楽のどの要素がこの効果の最大の要因なのか測定したかった（Skille 1986）。音楽にはあまりにも多くの因子が存在し、そのトータルの結果として関与するので、音楽をそのまま用いることは、適切ではなかった。

　私は上述の普遍的特性に戻ることを余儀なくされ、最良の結果をもたらす周波数を調べる目的で周波数発生器（低周波発振器）の使用を開始した。そして、いくつかの明確な効果を起こした周波数領域を分離した。ノルウェーMossのSEASスピーカ工場の協力を得て、私がスピーカの上に直接横たわった時、身体への音の浸透は、60Hzで最も強く、また80Hzにもそれとほぼ同程度のピークが1つあることを感じた。ある信号の強度では、私の身体の上面で計測した音圧は0.2Gの力と等価であった。

　音程の要素について計算を行ってみると（表1）、上記2つの周波数間に倍音関係のあることが明らかになった。60Hzは80Hzの4度下である。80Hzの1オクターブ下は40Hzであり、60Hzは40Hzの5度上となる。ピタゴラス音階の物理的法則、そして古典的な和声学の法則が身体組織を介した音の浸透（効果）にも当てはまるように思われた。その後、15年間の何千時間にも及ぶ実践的な作業を経て、40HzがVA療法にとっての基本的な周波数と思われ、「音によるマッサージ」に最大の効果を生みだすことを発見した。

　しかし、周波数発生器からの正弦波のみを用いた場合でも肯定的な生理的効果が見られたとはいえ、人工的な純音の持つ精神的な効果は否定的なものであった。そのような音は生気に欠け、音楽の持つ生命感が失なわれていた。

　ところが単なる手違いから、周波数がほんの少し違う2つの低周波を混ぜたところ、3つめの周波数が私の身体に対して穏やかにポンピングするのを感じた。私はVA療法用の信号の振幅変調を作り出していたのであり、正弦波の振幅変調の効果は、単一の変化のない音に比べてより満足のいくものであった。しかし、現在は、振幅変化の速度こそ最適の治療効果を考えるために加えられるべき要素であるように思われる（Skille, 1989a, 1989b, 1991, 1992；Wigram, 1996）。

　様々な周波数の持つ効果についての研究を絞る目的で、私は振動音響帯域を限定し、それを最大浸透周波数の上下1オクターブと定めた。これが、振動音響帯域が30Hzから120Hzまでであると規定した理由である。実践においても、これは、音、音圧波に対する聴覚的知覚と皮膚による知覚の重なりが最も大きくみられる帯域である。

表1　ピタゴラス音階の数学的構造

間　　隔	間隔要素	逆　　数	フラクタル
主　音	1.000000	1.000000	1/1
全音階的半音	1.066667	0.937500	16/15
全　音	1.125000	0.888889	9/8
短3度	1.200000	0.833333	6/5
長3度	1.250000	0.800000	5/4
完全4度	1.333333	0.7500000	4/3
半音階的増4度	1.414214	0.707107	45/32
完全5度	1.500000	0.666667	3/2
短6度	1.600000	0.625000	8/5
長6度	1.666667	0.600000	5/3
短7度	1.800000	0.555556	9/5
7度	1.875000	0.533333	15/8
オクターヴ	2.000000	0.500000	2/1

　2オクターブの振動音響帯域は可聴範囲の5分の1に過ぎず、また、我々の身体に対する物理的効果を持つであろう周波数範囲全体からすればほんの小さな部分に過ぎない。我々が意識的に感じることができないけれども、我々に治療効果あるいは有害作用を有する他の周波数帯が存在するのと同様に、振動効果の理解には認識の知覚（聴覚）では、限界がある。

　我々の感覚の鋭敏さもまた、我々の意識的な反応に制限を加える。耳の感度は、100Hz以下では1オクターブあたり20dBの割合で低下していくのである（Skille, 1989）。

─── 振動音響療法用の音楽

　私がVA療法に音楽を使いはじめたとき、使用したのは、鑑賞を目的に制作された、市場で入手できる音楽であった。最も多くの効果がみられたのは低音の強い音楽であった。例えば、ジャズ音楽では、ベースラインとパーカッション要素の両方に低周波がみられた。けれども、正確にはどの周波数に最高の効果がある

のかは分っておらず、自分が用いている音楽と一緒に録音／混合ができるような低周波を発生するため周波数発生器を使用した。こうすることで、周波数と振幅の両方で定量化が可能な要素がさらに1つ加わった。

　私が偶然、元の音楽のリズム的要素をある意味で、隠したり上回ってしまうような振幅変化を見つけた際、音楽と調和させて付加する低周波の穏やかな正弦波の振幅変化と音楽とを混ぜあわせるということから、VA療法用のテープ録音されたプログラムについてのアイデアが生まれた。

　このアイデアの基となった理論は実に単純なものである。音楽は、耳を介して鑑賞するとき、それだけで身体的、感情的な効果を及ぼす。低い周波数も身体に直接伝えられると大きな身体的効果を及ぼす。ゆえに身体と心の両方に対する更に大きな効果を得る目的でこれらの要素を組み合わせたのは至極当然のことであった。

　最初の頃、私とフィンランド人音楽療法士Petri Lehikoinen、そして彼の同僚でエレクトロニクス技術者のSalomo Murtonen、さらに作曲家Otto Romanowskiとの間には密接な協力関係があった。Murtonenは私の仕様書に従ってVA療法用の電子装置を製作し、Romanowskiは始めからVA療法のために作られた最初の楽曲、「E-vib」を作曲した。「E-vib」は、40Hzの基本周波数の倍音フラクタルに基づくものであり、この40Hzの基本周波数は私が他の低音の要素とともに録音したものであった。より幅広い利用のために、私は52Hz（4度）、68Hz（6度）、86Hz（9度）も混ぜ合わせた。

　我々は、自分たちの施設のスタッフに対して様々な周波数の効果についての調査を行ない、この調査から背部の問題、および月経痛に対する最大の効果は52Hzで、頚／肩の痛みに対しては68Hzで、頭痛／片頭痛に対しては86Hzで最大の効果を確認した。当時も今も、周波数を小数点以下まで特定することのできる装置がなく、このため私は常に近似値で作業を進めなければならなかった。

　1980年代初頭以来、私は実験的使用のためのVA療法用テープを350本以上制作し、様々な問題に対してそれらの持っている効果についての評価を行ってきた。何人かの作曲家も、VA療法のために特別に作られた作品を私に提供してくれた。低周波を伴う作品もいくつかある（Sjøholtによるものなど）。現在、私がVA療法のために主として用いている音楽は、3つのタイプに分類することが可能である。

1. 倍音のフラクタルに基づきVA療法のために作られた音楽

　いくつかの記事の中で、私はこのような音楽を"フラクタル音楽"と名付けたが、この用語はマンデルブロー集合のフラクタルによって作曲された音楽を指すので、この音楽は"VA療法の楽曲"と呼ぶ方がより正確であろう。

　VA療法用の楽曲については、自身との"不調和な"個人を、再度調和させるように意図される。作曲家は旋律線と和声的構造を構成するために、半音階上の音との間の、古典的和声法の規則と倍音列の数学的な相互関係を用いる。

　このことに対する数学的な基本は**表1**（p255）に示してある。この表は、私がVA療法向けの音楽を作曲するのに必要な計算を行う際に使用するものである。この表はまた、VA療法のプログラムを組み上げる際、特別な病状に適合する周波数を選択するにあたって、代替的な周波数、あるいは相補的な周波数を算出する目的でも使用が可能である。VA療法向けの音楽を作曲するにあたっては、作曲家は作品の基盤になるものとして、ただ1つの周波数または和声進行を用いている。音楽の周波数帯域は、振動音響領域に限定されるものではなく、ゆえに作曲家は作業にあたって大きな自由が与えられることになる。

　VA療法向けに作曲された音楽は、律動的に漂うようなものである。そこには何らかの既知の曲の部分を連想させるような直接の旋律構造、あるいは音楽のテーマは持っていない。このようにすることで、療法用の椅子またはベッドで過す間、利用者は日常生活での音楽への連想から自由になることが可能となり、自らの身体の内部で起こりつつあるプロセスにより集中することができるようになる。

　VA療法の効果は、利用者がしばしば時間の感覚を失い、深くて長い夜の眠りから醒めたときの感じに似ていると感じることも多い。この効果は全身のリラクセーションの感覚を誘導して、身体全体の神経インパルスの調和的な同期化を意味することに希望を抱かせる。

　VA療法の利用者は上記の見解に同意してくれることが多いが、耳なれた構造あるいは方向性を持たない音楽にさらされた時、不快感や不安を感じる利用者もいる。このため、VA療法向けの音楽の準備には、このような利用者にとってより慣れ親しんだ種類の音楽も含めておくことが必要である。

2. 追加された周波数をもつリラクセーション音楽

　VA療法用として特別に制作された音楽を使用できない場合、私は、鑑賞を目

的として制作された機能的な音楽を用いざるを得ない。音楽の選択にあたっての技術は、文献に十分述べられており、またそれは音楽療法、および心理療法／イメージ療法（guided imagery）の両方で用いられる。リラクセーションを目的に特別に制作された音楽もいくつかの種類が存在している。

　VA療法を目的として以上のような音楽を用いるにあたっては、私は、その楽曲全体にわたり用いることのできる基本周波数を1つ見つけなければならない。聴取用のプログラムが独立した複数の部分より成っている場合、私はそれらの部分間の合い間に周波数を変えることもある。可能であれば、基本となる調からの転調を伴う音楽は避けている。音楽的には、このことはときには非常に困難なことである。私が特定の目的のためにVA療法用の特別なプログラムを作成する場合、選択の余地はさらに小さなものとなるが、それは、和声的基準と治療的基準の両方を満たすよう、試みなければならないからである。

　このため、VA療法向けプログラムの作成者は、効果的なプログラムを作成するために、音楽の分野と治療に関わる分野の両方に精通していなければならない。聴くことを目的にしたリラクセーション向けの音楽は、和声的な単純さと構造的統一を備えているものが多く、この両者によって音楽的ニーズと治療的ニーズの両方を満たすようなVA療法の周波数を見つけることが比較的容易である。

3. 通常の音楽とVA療法

　刺激を目的として、私はレコードあるいはテープの中に見られる通常の音楽もまた使うことがある。クラシック音楽からハードロックまでにわたる研究用のテープを製作した経験がある。セラピストと患者が、自分の好きな音楽の入っているマスターテープを提出し、それにVA療法用の周波数を加えるようにする。

　私は、声の入った音楽は、感情的な効果の邪魔になるため避けるのが普通であるけれども、例えばスポーツ外傷などのように精神的には健康な患者に対応する場合には、このように配慮することがそれほど重要ではないこともある。失語症の患者を治療する、あるいはプログラムの内に特別な文句を入れたい場合にも、私は声の入った音楽を含める。

　利用者の特性に合わせたVA療法向けテープを制作することは、より困難であることが多いが、それは、音楽上必要とされることを満たすために、何度も周波数を変えることが求められるからである。

音楽上必要とされることは治療上必要とされることとは相反することが多く、このため患者のために代替的な周波数を決めなければならない際には、和声的な計算が重要となる。時には、音楽的基準も治療的基準も満たしていないという理由から、そのテープの使用を拒否せざるを得ないこともある。

良いVA療法のプログラムを作成するためには、治療上のニーズを満たすために使用しなければならない特定のキーと、利用者の音楽の好みとの間で折り合いをつけなければならないことがしばしばである。

このような場合、私は使用する音楽の基本周波数（キー）と不調和となるような周波数を用いることは避けている。このことを、ぜひ頭にとめておかれたい。私の意図するところは利用者の中に、心身、両面の調和を作り出すことであり、治療プログラムに不調和であるような周波数を用いることは、VA療法での音楽上の信念と相反することである。

このことはまた、私がカセットによるVA療法プログラムのみを用い、利用者に周波数発生器（低周波発振器）を使って周波数を決めさせることは、決してしないことの理由でもある。VA療法用のプログラムは、技術を身につけた専門家の手によって作成されなければならないというのが私の意見である。自分のことは自分でやるという原則に従って、素人にVA療法用の周波数を作らせるのには、あまりに大きなリスクが伴うのである。

── 技術的な開発

1996年5月、ノルウェー人電気技師 Finn Harald Skille が、療法用のプログラムの作成をかなり単純化する、VA療法「ブラックボックス」の構築を終えた。VA療法における正弦波振幅変調（脈動）という特徴を生みだす第3の周波数を得るためにもはや2つの正弦波を組みあわせる必要はない。とはいえ、プログラム作成に求められる技術が少なくなったからといって、プログラム作成のための基本的な条件が緩められるわけではない。正しい周波数設定、振幅変調の周期速度、音楽と振動の混合比を決めるためには、プログラムの作成者は、技術を身につけた音楽家／セラピストでなければならない。

第24章

振動音響療法と体感振動療法用の装置*

Tony Wigram

　振動音響の領域は成長と発展を続けており、本章執筆中においてさえ、振動音響装置の製造とその臨床的使用の研究開発が行なわれ、新しい展開が生まれている。このため以下には、これまでに開発された機器のいくつかの例、それらの仕様と提案されているものについての情報を記す。それは不十分であることは避け難く、これまでに製造された数多くの多様な機器のおおよそを、読者に示すことができるだけである。

Somasonics

　アメリカのSomasonics社は、Somatron®と呼ばれる振動装置を幅広く製造している。Somasonics社は、それを"全身を通して、旋律、和音、音響を演奏する楽器"と定義している。

　Somatron®は世界中で最も広く用いられているVA機器であることを謳っており、実際、主としてアメリカで販売され、医療とパラメディカルの現場で使用されている様々な機器がある。Somasonics社は処置台、リクライニングチェア、椅子、マットレスを開発してきており、それらの仕様は、目的、機器が使用されるクライエント集団に応じて様々に異なる。この会社によって開発された数多くの機器の一例がHooperおよびLindseyによる章にあり、その中で、仕様、スピーカーの配置、Somatron®音響ソファーの適応性について説明されている。紙面に限りがあるため、現在この会社が販売している全ての機器について説明することは

---

*　振動音響はスピーカの音波により振動を発生する方式。体感振動は振動変換器により直接振動を発生する方式。

できない。

　その効果については、研究による根拠が詳細に記録されており、また、いくつかの研究結果が本書に述べられる。

Vibroacoustics A/S

　Vibroacoustics A/S社は、1980年代後半に振動音響チェアと振動音響台を製造した。この台の製造は終ったが、チェアは現在でも幅広く用いられている。この振動音響チェアは、長さ157センチ、幅77センチ、高さ45センチの皮張りのリクライニングチェアである。頸のうしろに25センチのスピーカが1個、背のうしろに25センチのスピーカが1個、おしりと大腿の下に21センチのスピーカが2個、脚の下に17センチのスピーカ2個を備えている。

　刺激はSU200コントロール・ユニットを介してチェアへ送られる。このコントロール・ユニットは、カセットプレイヤー、4チャネルのアンプ（チェア各部へ61W/ch）、2チャネルのアンプ（ヘッドホンへ各0.5W/ch）から構成されている。電源は600VAで、イスへの周波数帯域は20Hz～1500Hzである。

　SU200は、頸部、背部、座部、大腿、脚の後のスピーカによる刺激の強度を加減するために、独立した調整つまみを4つ備えている。音楽と脈動する正弦波低周波音とのバランスを変えるための調整つまみもある。このつまみは、Olav Skilleが制作したテープを用いるにあたって使用されているが、彼は、患者が頭の近くに置かれたスピーカにより音楽のみを聴くことができるように、ステレオテープの一方のチャネルに音楽を、もう一方のチャネルに音楽プラス低周波音を入れている。

Physioacoustic® （振動変換器により振動を発生する体感振動方式）

　"Physioacoustic®"装置は、振動音響的な考え方から発展してきたもので、両者は似かよってはいるものの同じではない。製造者（以前はNext Wave社、現在はHeritage Medical Products社）はこのシステムを以下のように説明している。"Physioacoustic®機器は、特別に選ばれた音楽と組み合わされた正弦波低周波音を用いる。その周波数は27Hz～ら113Hzにわたって変化する。この低周波音は特別に設計されたコンピュータから供給される。あらゆる音源（例えばCDまたはテーププレイヤー）を、音楽による効果を生みだす目的で用いることが可能で

ある。Physioacoustic®メソッドでは、音に関わる3つの要素が重要である。すなわち、脈動、走査、方向である。"

脈動

　低周波音は、特定のコントロールされた時間につれて変化する。力強い脈動の目的は筋収縮を防ぐことにある。普通、持続的な刺激は麻痺感と収縮をもたらす。音（振動）がゆっくり脈動することによって、このような効果が避けられ、替りにリラクセーションを得ることができる。

走査

　コンピュータは、ある一定の振幅と速度の範囲内で変化する周波数を生成する。これは最適の周波数、つまり特定の筋肉が自然に反応するピッチで、各筋肉が治療されることを保証するのに必要である。

　製造者は、この装置について技術的に以下のように説明している。"Physioacoustic®メソッドは、やや特有の治療技術である。体感振動装置は次の項目から成る。調節可能な椅子、椅子の内部に組み込まれたコンピュータユニット、オーディオ装置、および振動変換器である。このシステムは、通常の電源を使用し、振動変換器に1本、音楽装置にもう1本のコードが付いている。トランスは装置内で15ボルト各々の2つの回路へ電流を下げる。このため感電の恐れはない"。

　"体感振動装置のために特別に設計されたコンピュータから正弦波低周波音が供給される。このコンピュータが基本となる音の要素と同時に治療プログラムをコントロールしている。

　音楽は、この方式のために特別に選ばれるか、あるいは作曲されることもある。このため、この方式にとって理想的であると同時に、クライエントの要望に沿った音楽を選択することが可能である。この物理音響装置によって音楽療法士は、低周波音信号と音楽とを、理想的な生理的・心理的治療効果を生みだすように組みあわせる素晴しい可能性を手にするのである"。

Music Vibration Table（音楽振動台）

　Music Vibration Table（MVT™）は、Chesky（1992）によって以下のように

説明されている。"MVT™は、振動膜（台上部表面）を備えた基台と、コンピュータ化された振動フィードバック処理システムから構成されている。このシステムは、患者の身体に振動が影響を与える際に、振動の伝播を測定し制御するように設計されたものである"。

彼の博士号論文の中で、MVT™とともに用いた機器について説明している。"音楽の選択は、Magnavox社のCDプレイヤー上で行なわれた。このCDプレイヤーからの出力は、MVT™増幅システムへ接続された。CDプレイヤーからの出力は、パイオニア社のステレオレシーバ、およびアンプ＃SX-737から成る音響機器にも接続された。このレシーバからの出力が外部スピーカへ接続された"。

Cheskyは実験の中で天井へスピーカを組み込んだが、これは"被験者が、望んだ場合、音量を自分で調整するように指示された外部の周囲の音を被験者に与えるためであった。音量調整つまみは、被験者の右手脇のMVT™に据えつけられた"。

Quantum Rest

振動音響装置として販売されているものに、もう1つQuantum Restがある。Quantum Restは、"台となる箱（cabinet）のうえに置かれた、音響的に調節される温かいウォーターマットレスであり、この箱から大きなスピーカが、落ち着きを与えマッサージするような音波を身体へ発するもの"と説明されている。この機器の項目は、ストレスに対する効果的な治療としてPRされており、仕様書には18インチの非常に大きなElectronic voice社の低音スピーカーが挙げられている。この装置は明らかに低音振動を確保するように設計されたものであるが、ソフトの説明によると、低音振動は音楽を介してのみ生み出されるとのことである。Quantum Restには明確な技術的説明があるが、用いられる刺激そのものおよびその刺激の持つ治療的性質についての情報は限られている。

"電子コンポーネントは、適合したキャビネットに内蔵され、それらの品質と信頼性で選ばれた。ウォーターマットレスへ振動を送るメインアンプはQSC社MA-700で業務用の700Wであるが、これはアンプのロールスロイスともみなされているものである。QSC社MA-700は、これまた入手可能なものの中では最高のアクティブ・クロスオーバネットワークと考えられるRane社AC-22と組み合わされている。台の部分の、頭部用と足部用のスピーカセクションは――全

帯域にわたるハイファイサウンドが供給される――高品質のコンシュマ・エレクトロニクスによって駆動される"。

"コントロール用アンプは、複数の入力機能を備えたSherwood社 2ch 65W/chのものである。5disk カルーセルCDプレイヤーとオートリバース機能付のカセットデッキは、高品質の製品を作るメーカであるティアック社のものを使用している"。

ボディソニック®（振動変換器により振動を発生する体感振動方式）

ボディソニック®（Bodysonic®）は日本で開発されたシステムである。椅子、ベッドパット、さらにはパネル、および低衝撃フロアシステムを含めた、数多くの製品が製造されている。健康に加えて、この技術の応用範囲は、リラクセーション、コミュニケーション、エンターテイメントを含めた非常に幅の広いものである。製造者によると、"ボディソニック®の心臓部には、他に類を見ない特許取得済のトランスデューサ（電気―機械振動変換器）があり、それが超低周波までをダイナミックな振動へと変換する…。このような周波は、緊張した筋肉と心をリラックスさせ、身体そのものの内部に落ち着きと活力を与えるような波形パターンを作り出す…"

ボディソニック®はまた、自社製品とともに用いるための音楽テープも制作している。これらの製品の何種類かについての臨床的研究によって、睡眠を促進させること、血圧を低下させること、および血液透析中の患者を心地よくさせることなどの効果が示されている。

Thor of Genesis

Thor of Genesisも、ストレスに対する効果的な介入を主張している装置のひとつである。"Thor of Genesisは、全身に対する独自のバランスを保つような治療的運動およびマッサージを生み出す目的で特別に配置された24個のスピーカを使用している。これによりストレスを軽減し、さらに自然なエネルギーの流れに戻るよう身体を調節するような、リラックスした身体の状態が生まれる"。

Thor of Genesisに付された仕様書も、販売中のこの装置の基本的なコンポーネントについて説明しているが、治療向けの刺激、あるいは治療プロセスについては、印刷物からはほとんど情報を得られない。

──── 結論

　装置についてのこの短い概観は、筆者が知っており、具体的な情報があるものについて検討を試みたものである。他の機器も存在しており、振動音響および体感振動装置の市場は、拡大を続ける分野である。

日本における音楽振動の利用状況

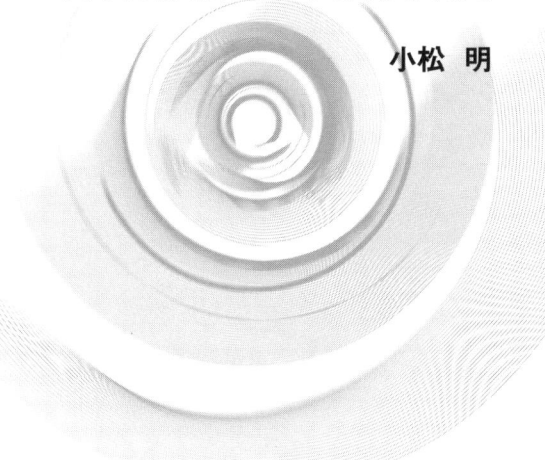

小松 明

第I章
体感音響装置による受容的音楽療法

――― はじめに

　我が国の体感音響装置（ボディソニック®）による音楽振動を採り入れた受容的音楽療法への応用は、心療内科領域[1-12]、老年医学領域[13]、末期医療領域[14]、人工透析[15-18]、成分献血[19-20]、外科領域[21-23]、ストーマ[24]、歯科[25]、産科[26]など、医学の広い分野で多くの研究・臨床報告がある。それらの臨床例を見ると、音楽の癒しによる患者の不安やストレスの緩和が、症状の改善に良い効果をもたらしている例が多い。末期医療の臨床例では、モルヒネを主とする薬物投与量の減少、便秘の改善、褥瘡発生の回避なども指摘されており、音楽振動が持つ独特の生理的効果として注目される。また、障害児への応用[27]や誘眠の効果[28-29]などの報告もあり、基礎研究的な報告[30-33]も行なわれている。

　第1章から第24章までに記されている"振動音響療法""体感振動療法"に対応する装置は、わが国では"体感音響装置"と呼ばれている。こうしたことから本章では"体感音響装置"と記すことにする。"体感音響装置"の振動発生方式はスピーカではなく"振動変換器"に依る"体感振動"方式の1種である（24章「振動音響療法と体感振動療法用の装置」参照）。

　また、わが国では"振動音響療法""体感振動療法"に対応する言葉は使用されておらず"体感音響装置による受容的音楽療法"として捉えられてきた。その違いは装置の性能の違いとともに、歴史的な生い立ちの違いに関係があるように思われる。第1章で記されているように欧米では最初から"療法"として発展してきたが、これに対して、わが国では"オーディオ"として発展してきた歴史の違いがある。

1. 歴史的経緯

1.1 重低音再生と体感音響振動

　オーディオ・ファン、オーディオ専門家やオーディオ技術者が比較的多かったわが国では、重低音再生の変った試みもされていた。そうしたものの1つに、1963年、五十嵐氏による「20〜40C/S振動を床に伝える」重低音再生の試み[34]が行なわれた。振動の発生はウーハ（低音専用スピーカ）を使用していた。

　1966年頃、ソニーの永見氏は3Dステレオ再生方式のスーパーウーハを、ソファー座席の下の空間をエンクロージャとして使用することにより、150Hz以下の低音再生とともに、体感振動がソファを通じて伝わることにより重低音感の効果を高める試み[35]をした。

1.2 振動変換器の開発と体感音響振動

　1960年代から70年代にかけて筆者は、壁、天井、床面など振動可能な板面を直接振動させ、壁や天井全体から音響再生をする、エコニックサウンド・トランスデューサ[36-37]、GTボードスピーカ[38]などを開発、製品化した。これらのトランスデューサは、動電形の電気―機械振動変換器であり、本来の音響再生の他、大学研究室などで特殊な研究用として使われるなど、思いがけないような分野でさまざまな実験や応用を促した。後に体感音響装置の開発にあたり、このトランスデューサが重要なキーテクノロジーとなった。

　1970年代初期の頃、筆者はこのトランスデューサを利用して、床面から音響再生を行うことによって重低音感を増す試みや、トランスデューサを取りつけたベニア板製のパネルの上に乗ったり、椅子を載せて座ることにより重低音感や臨場感を増す試みなどを行った。その頃、前衛的音楽グループ"タジマハール旅行団"によって、このトランスデューサをベニア板製のパネルに取り付け、音楽を再生するとともに、このパネルに身体を押し付け、音楽とともにその音楽振動を体感するワークショップなどが何回か行なわれた。

　このように体感音響振動を取り入れた考えやテクノロジーは割合早くから開発されていたが、体感音響装置を具体的に製品化する重要なきっかけとなったのは、次に述べる故・糸川英夫博士の提言による。

1.3 糸川英夫博士の提言と体感音響装置の開発

1972年、糸川英夫博士（ロケット工学の権威でチェリスト）はボーンコンダクション理論によって次のような提言[39]を行った。

『楽器を演奏する人は、弦楽器でも管楽器でも2つの音を聴いている。1つは空気中を伝わってくる音波である。もう1つは、楽器をもつ手、抱えている身体を通して、直接振動として伝わり、聴覚系伝播されるものである。音楽の中で、聴く人に真の恍惚感を与えるのは、この直接振動として伝わるボーンコンダクションの方である。バイオリニストが顎に楽器を抱えて陶然と自分の弾く音に浸っているのは、顎の骨にバイオリンの表裏板から直に伝わる振動音・ボーンコンダクションの音を聴いているためである。古典音楽がヨーロッパで発展したのは、貴族社会の中の小さい室内で、チャンバーミュージックという名がつけられた通りである。楽器の振動が床板を伝わり椅子の足を通して座っている人の腰にまで減衰しないで伝達するゾーンである。音楽が大衆化し大ホールが現れたときにこちらは棄てられ、空気中を伝わる音波だけの音楽になった。レコードが生まれ、エレクトロニクスが登場したときにも音波だけの音楽になりきり、ボーンコンダクションは忘却の世界に置き去られた。ディスコなどで物凄い音響を出し、ドラムが桁外れの音を出すようになったのは、若い人達が本能的にボーンコンダクションを現代に復活させようとする1つの試みである。ボーンコンダクションはそれに気づけば再現は可能である。ボーンコンダクションをステレオに付けるべきである』。

この提言を受けて数社が体感音響装置の開発に取り掛かり、振動の発生には低音用スピーカが使用された。これらの状況は1970年代中頃の特許文献に多数見ることができる。しかし振動の発生手段としてスピーカを使用することは、振動発生に付随する発音が大きくなる弊害や、装置が大型化するなどの問題があり、これらはわが国の住宅事情その他に合わなかったので製品化は成功しなかった。

こうした中で、その最も強力な推進者となったのは、パイオニアの創業者、故・松本望会長であった。松本会長の鋭い直感力はボーンコンダクション理論の卓越さと可能性を見通していた。筆者はトランスデューサの技術ノウハウや特許などを持つことから、松本会長に手繰り寄せられ、体感音響装置の開発に関わる

こととなった[40]。松本会長はボディソニック社を設立して1976年、最初の製品を世に送り出した[39-40]。この製品は振動の発生に、スピーカではなく動電形のトランスデューサ（電気―機械振動変換器）を使用した体感音響装置であった。しかし体感振動を付加したこの製品は当時のオーディオファンには理解されず、商業的には苦難の道を歩むことになった。

体感音響装置の研究開発はその後も休むことなく続けられ、椅子形の他、クッションやシート状のもの、床全体を駆動する方式、車載用、ベッド形式など、さまざまな形態、用途の製品が生み出されていった[39]。技術面でもさまざまな開発がなされ、最も基本的なデバイスであるトランスデューサ（電気―機械振動変換器）も、非常に小型なものから、大形で強力なものまで多数開発され、各種の用途に対応が可能となり[41]受容的音楽療法への利用も可能になった。

1998年にはアクーヴ社で16Hzまで再現可能な高効率、高性能なトランスデューサ、Vt7が開発され、Vt7を搭載した体感音響装置のチェアが、アイシン、ソニー、オムロン、リビングテクノロジーで製品化された。ベッドではシモンズから製品化されている。

また、2001年には20Hzまで再現可能な小形、高効率、高性能トランスデューサVp6も開発され、Vp6を登載した人工透析用の体感音響ベッド、およびベッドパット、透析チェアがGETWELLから製品化された。介護用の体感音響ベッド、およびベッドパットがシロキ工業から製品化されている。

この高性能トランスデューサの開発によって、第26章で述べる"振動音楽"を実現することが可能になった。

1.4　ベルボ・トナル・メソッドとの接点

1980年、ベルボ・トナル・メソッドの創始者として知られる、ザグレブ大学音声学研究所・ペタル・グベリナ教授が来日し、触振動覚を利用した言語リハビリテーションの立場から、わが国の体感音響装置の椅子に注目し、それを例にしながら講演をした[42]。このことが後に、言語リハビリテーション分野で体感音響技術が応用[43-47]される契機となった。

1.5　日本バイオミュージック研究会の発足と音楽療法への適用

1980年代前半、私的な報告で、体感音響装置のリラクセーション効果、老人

痴呆への効果、褥瘡への効果なども指摘された。

　1986年、音楽の全人的な医療における評価・研究、音楽の生体に及ぼす生理学的・心理学的効果の科学的な研究を目指した「日本バイオミュージック研究会」が日野原重明・聖路加看護大学学長らによって組織され、日野原重明学長が会長に就任した。日本バイオミュージック研究会は発足当初、医師や看護婦などの医療関係者がが比較的多かったのも、この研究会の特徴であった。

　1986年3月31日に発行された日本バイオミュージック研究会の創刊号会報の中で、日野原会長は「日本バイオミュージック研究会発足に当たって」と題し、研究会の意義や目標を述べながら、研究の進め方についても次のように触れ「研究には方法論がないと、なかなかできない訳ですが、幸いにもボディソニック®という体感音響システムが開発されたので、それを試験的に使いながら若干の研究をして参りました。これによって侵襲を与えることなしに一般の人々に、またベッドに横たわっている患者の全身を音楽で包むことによってそこに大きな生理学的な変化が出現するということが判って参りました。そこでこれらの音楽が心と身体に与える影響を研究してみたいと考えています」と述べている。

　ここで注目されるのは体感音響装置による音楽療法が「大きな生理学的な変化が出現する」としていることである。それを証明するように同年、日野原会長らは「不安定高血圧治療における体感音響システムの効果」を発表[48]し、生理的効果が顕著であったことを指摘した。

　こうして、医療関係者が音楽療法に取り組むようになり、医学の広い領域で多くの研究・臨床報告がなされた。これらはバイタルサインや医学的裏付けを重視した研究・臨床報告が多く、それは従来の音楽療法とはかなり異なる領域であり、メディカル・ミュージックセラピーとでも呼ぶような新しい音楽療法の領域が形成されつつある[49]ようにも見えた。

　ハードウエア（体感音響装置）の開発はわが国の方が早くから行なわれたが、音楽振動の音楽療法的な利用は、欧米と日本でほぼ同じ時期に起っている。

　尚、日本バイオミュージック研究会はその後1991年12月に日本バイオミュージック学会となり、2001年4月、臨床音楽療法協会と日本バイオミュージック学会が合同し「日本音楽療法学会」になった。

2. 副作用が少なく効果の高い"体感音響装置"

　体感振動は単純に付与すると、あるパーセンテージで悪心（吐き気）などの副作用が起る。これらの副作用を避け、心地よいリラクセーション感を得るためには、下記に述べる細心の配慮が必要である。

　同じ振動でもその目的、身体への駆動部位、駆動の仕方の違いによって、その効果は大きく異なってくる。副作用のない心地よい振動感の得られる"体感音響装置"を作ることによって、音楽療法で高い効果を示すことを可能にした。以下に述べることは筆者が膨大な実験・研究の中から見いだしてきたものである。

2.1　吐き気を催さない体感振動の付与方法

　体感振動の場合、リラクセーションや陶酔感など心地よさが重要であるが、局所的な振動では心地よさを得にくい（陶酔感、リラクセーション感が得られにくい）。この場合は全身的な振動ほど心地よく、陶酔感、リラクセーション感がもたらされる。しかし全身的な振動であっても、振動分布が均一な振動は吐き気を催すことがあり、あるパーセンテージの人が顕著にこの傾向を示す。特に胃の後辺りを振動駆動すると吐き気を催す確率が高くなる。

　振動分布の要所は、ヒトの官能特性に合わせて、肩、腰、座部、ふくらはぎ、足部に、あるバランスで振動分布を構成し、振動は均一ではなく濃淡があるようにする。しかし濃淡がありながら、体感者が"全身的である"と感じるようにすると高い効果が得られる。胃の後の振動駆動は避ける。

　体感音響装置は、こうしたことに細心の注意を払うことによって、心地よい振動感、リラクセーションの効果を実現している。図1〜3（p274参照）に体感音響装置のトランスデューサの配置の1例[50]を示す。用途によりトランスデューサの配置が異なるのは、ベッド、椅子などの構造が持つ物理的振動特性の違いによる。良い効果を得るためには高度なノウハウを必要とし、音楽振動（体感音響振動）を適切に付与することが必要である。

　体感音響装置においては、このような振動分布を構成することによって、吐き気を催すことがなく、心地よい振動感、リラクセーション感が得られるように設計されており、長時間使用しても、問題がないようになっている。それは3.2.2 人工透析の項で、吐き気、嘔吐の減少の指摘に現れている。

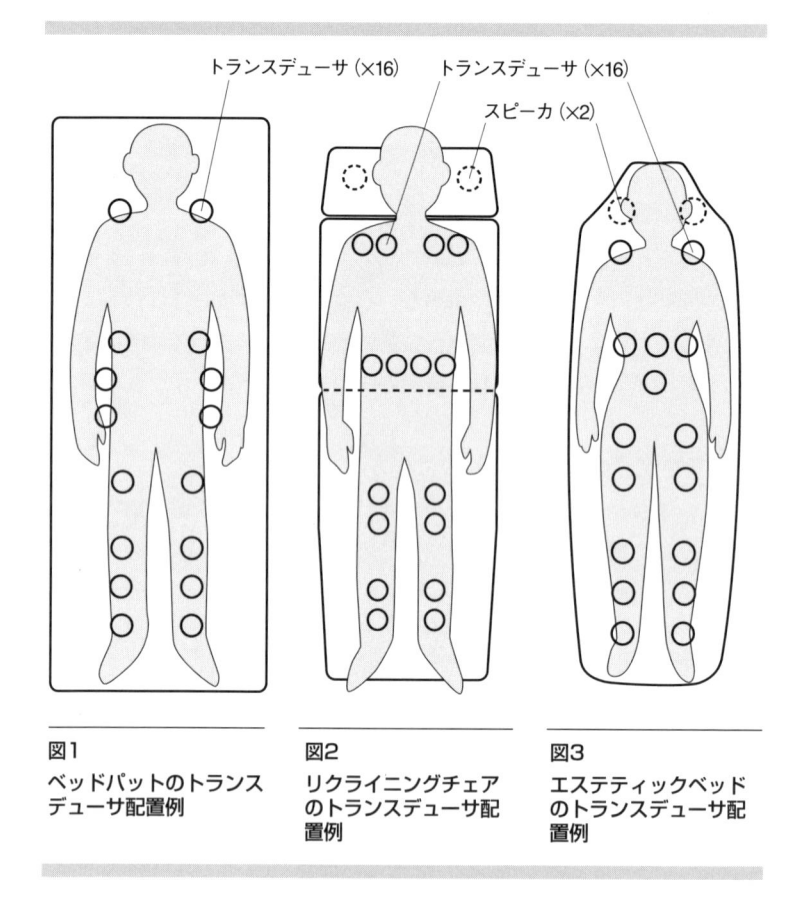

図1 ベッドパットのトランスデューサ配置例

図2 リクライニングチェアのトランスデューサ配置例

図3 エステティックベッドのトランスデューサ配置例

2.2 音楽の特性に合わせた信号処理

　体感振動に必要な約150Hz以下の周波数成分は、音楽の種類、楽器編成、録音状態などさまざまな違いにより、大きなレベル差が生じる。バスドラムやエレキベースなどを使用するポピュラー音楽では、比較的十分な低音成分が得られ易いが、アコースティック楽器を使用するクラシック音楽では、体感振動として使用可能な低音成分レベルの低い場合が多く、十分な体感振動の効果を出しにくい場合が多い。このように音楽を使用して体感振動を得る場合は大きなばらつきが出てくる。

　また、ポピュラー音楽などにおけるバスドラムの音は、ずば抜けてピークレベ

ルが高く、これに振動レベルを合わせると他の楽器の振動レベルが低くなり過ぎる。他の楽器で適当な振動レベルにすると、バスドラムのピークレベルでアンプが飽和し歪みが発生する。歪みが発生しないようにするにはアンプのパワーを上げれば良いが、振動出力強度が過大になりやすい。過大な振動出力は人体に有害であり副作用を引き起こす恐れが出てくる。

こうした問題を解決するために、音楽信号を適切にイコライジング処理した後、レベル圧縮回路で音楽の種類などの違いによる低音レベルの差を圧縮し、リミッタ回路によってバスドラムなどの高いピークレベルを押さえる。そして適切な特性を持つ低域通過フィルタにより低音成分を取り出す[39]。体感音響装置においては、このような信号処理によって、音楽の種類などによるばらつきを押さえ、副作用を起こすこともなく、より良い体感振動の効果が得られるように設計されている。

更に必要によっては、音楽信号からいくつかのパラメータを抽出し、そのパラメータによって振動信号を合成するシンセサイザ方式の信号処理[50]も行なわれる。

以上に述べたような振動構造と信号処理によって、体感音響装置は吐き気などの副作用がなく、心地よい適切な振動レベルで高い振動効果を実現し、音楽療法で高い効果を示すことを可能にしている。これらがVA療法（振動音響）の装置とは異なる点である。

3. 体感音響装置を使用した受容的音楽療法の臨床例
―― 音楽による癒しが症状の改善にも効果をもたらしている ――

体感音響装置を使用した受容的音楽療法の臨床例を見ると、治療としてのみならず、音楽の癒しによる患者の不安やストレスの緩和が、症状の改善に良い効果をもたらしている例が多い。そうした臨床例のいくつかを紹介し、その心理的、生理的効果の機序に触れてみたい。尚、この章に載っている体感音響装置の写真は全て、研究用として特別に開発し製作したものである。

3.1　治療的音楽療法　心療内科領域

我が国は'80年代、ストレス社会に突入した。企業は急激にOA化を進めテクノストレスなどが深刻な状況を作り出していた。受験戦争も社会問題になってい

た。こうした状況下で、心身症、神経症、不登校児の増加、過労死など、ストレスに起因する病を多発させた。

心療内科領域での受容的音楽療法の研究・臨床例は、「うつ状態に音楽療法的接近を試みた1例」[1]、「うつ症状の治療に音楽療法を併用した1例」[2]、「心身医学領域における音楽療法の試み――受動的音楽療法の適用と限界について」[3]、「頭頸部の不定愁訴に対して音楽療法を施行した1例」[4]、「摂食障害患者の過食衝動に対する音楽の活用の試み」[5]、「摂食障害患者に対する音楽療法の試み（2）」[7]、「音楽が健常人に及ぼす生理学的変化に関する検討（第1報）」[8]、「過敏性腸症候群に対する音楽療法」[9]、「在日外国人のストレス管理の一手段としての音楽の活用の試み」[10]、「心療内科クリニックにおける音楽療法の試み」[11]、「高齢者に対する音楽療法の試み」[12]など、東邦大学心療内科・筒井教授らの数多い研究・臨床報告がある。また、横浜労災病院心療内科・山本先生の「不登校症例に対する音楽療法の活用」[6]も報告されている。方法としては、リラクセーション効果のある椅子形の体感音響装置を使用した例が多い。

東邦大学心療内科では、音楽療法導入前に対象者の状態を十分に把握し検討した上で、音楽療法が適した患者のみに行われ、治療の目標となるゴールを設定し、治療方針を決定の後に音楽療法セッションを行っている。カウンセリングはもとより、ケースによって自律訓練法、バイオフィードバック療法、薬物投与などと、音楽療法を併用する高度に治療的な音楽療法である。

心療内科領域での振動音響療法、体感振動療法は、この本の第2部でも具体的な研究・臨床報告の章はなく、東邦大学での体感音響装置による受容的音楽療法の研究・臨床報告は、質、量ともに群を抜いており、その業績が評価されている。

3.2 音楽の癒しが症状を改善

音楽療法は治療的な面だけでなく癒しが重要な意味を持つ。病は生理的にも精神的にも苦痛や不快感を伴う。また医療での手術や内視鏡検査、人工透析なども苦痛や不快感がともなう。こうした医療の場で、音楽の癒しが症状の改善などに良い効果をもたらすことが、以下の項で紹介する臨床例にも表れている。

成分献血でVVRの発生がゼロになった。人工透析で吐き気、嘔吐が少なくなり、血圧変動が軽減した。ストーマ・ケアで下痢・便秘などの便の性状によるトラブルがなく便のコントロールが得られた。末期医療でモルヒネを主とする薬物

の投与量が減少し、便秘の改善と褥瘡の予防効果が指摘されたなど、様々な効果が見られる。

使用する音楽は演歌もあればクラシックもありで、患者の好む曲を使用する例が多い。また、音楽が趣味の患者の場合に効果が大きいようである。

3.2.1 成分献血

大阪府赤十字血液センターの小林医師らは、成分献血[*1]に音楽療法を採り入れ「成分献血における音楽の心理的効果について」[19]と、「成分献血における振動を伴う音楽の心理学的効果」[20]を報告している。

上記文献によると、血液凝固因子製剤の国内自給のため成分献血を推進しているが、大きな問題は穿刺を伴った約1時間の拘束である。そこで、ドナー（献血者）が、できるだけ快適にリラックスして採血時間が短く感じられるよう、成分献血用ドナーチェアに特別製の体感音響装置を搭載した（**写真1** p279参照）。

ドナーは好みの曲を選び体感音響装置で音楽を聴きながら成分献血をする。成分献血者から142名を無作為抽出し、アンケート調査した結果、初回者では100％、経験者では94％が「好む」と回答している。皮膚温、GSR（指の皮膚電気抵抗）の測定データでも音楽を聴く方がリラックスしていることを裏付けた[20]。

オープン採血（学校や企業への出張採血）では、センター採血と異なり、採血環境の条件がよくない場合が多い。ドナーに対する精神的環境がよくない場合にVVR[*2]などの発生が起こり易いが、体感音響装置を採用してからはVVRの発生がゼロになった[19]と報告しており、音楽による精神的環境の改善の効果として注

[*1] 成分献血
　血液凝固因子製剤（血液を原料とする医薬品）に必要な血漿と血小板のみを採血し、赤血球をドナーに返す採血方法。普通の全血では一回の採血が200ccであるが、成分採血では1000cc分に相当する血漿と血小板の採血ができ、しかもドナーの負担が軽く回復が早い[26]。

[*2] VVR（VASOVAGAL REACTION）
　血管迷走神経反応。採血に伴う副作用として最も頻度が高く、問題となる症状の一つである。採血に対する献血者の心理的な不安・緊張、あるいは採血による神経生理学的な反応の結果として生じる。VVRの症状は多様であり、気分不良、めまい、あくび、顔面蒼白、熱感など軽度なものから、冷汗、悪心、嘔吐、徐脈、呼吸浅薄、血圧低下をきたし、さらに意識喪失、筋拘縮、痙攣、失禁に至るものまである[26]。

目される。

3.2.2　人工透析

大阪府立病院[*3]人工透析室の表氏らは「血液透析中における音楽療法の試み」[15]を報告している。また「大阪府立病院人工透析室での音楽利用」[16]でも紹介されている。

上記文献によれば、音楽療法で精神的に安定することによって吐き気、嘔吐が少なくなり、血圧変動が軽減し、腹痛・倦怠感など愁訴が減少するなどの改善の効果がみられた。

透析中、愁訴の多い維持透析患者10例について、各患者に医療用ベッドパットタイプの体感音響装置（**写真2**）を使用した音楽療法を行い、その前後の心理調査・透析経過比較・施行後の患者へのアンケートによって有効性を評価したところ、8例で不安度の改善や血圧変動・不定愁訴の軽減が認められた。

使用する音楽は病院でも用意しているが、患者に好きなテープを持ってきてもらうのを基本にしているとのことである。

聖路加国際病院の人工透析室では医療用ベッドパットタイプ体感音響装置と、特別設計の体感音響装置搭載の透析椅子（**写真3** p280参照）も使用されており、土屋氏らの「慢性透析患者・透析中の音楽併用の試み」や篠田教授の「音楽療法：慢性疾患、特に透析患者への応用」[17]が報告されている。

3.2.3　ストーマ・ケア

横浜市立市民病院の榎澤氏らは「人工肛門造設患者の術前・術後における精神的、肉体的慰撫の試み」[24]で、ストーマ・ケアに音楽療法を採り入れた臨床例の報告をしている。

[*3]　大阪府立病院
　　基幹病院として導入患者や合併症を持つ患者、大きな手術を必要とする難しい患者を扱っているので、患者のストレスの軽減は他の人工透析施設におけるよりも一層重要。3～6ヵ月の導入期を終え、透析を受容した患者は転院していくシステム。透析を初めて行なう導入患者は、経験がないため不安とストレスが高い。高齢、合併症を持つなどの難しい患者では特に著しい。透析導入期が患者の一生を左右するものであり、導入期を乗り切って安定期に入るまでは患者のストレスを軽減することが非常に重要。

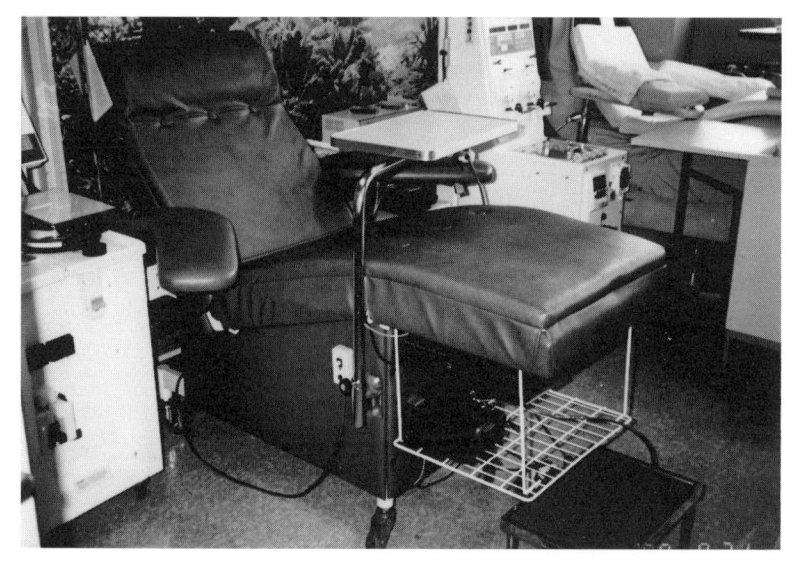

■写真1　体感音響装置を搭載した献血台（日本赤十字社北大阪血液センター）

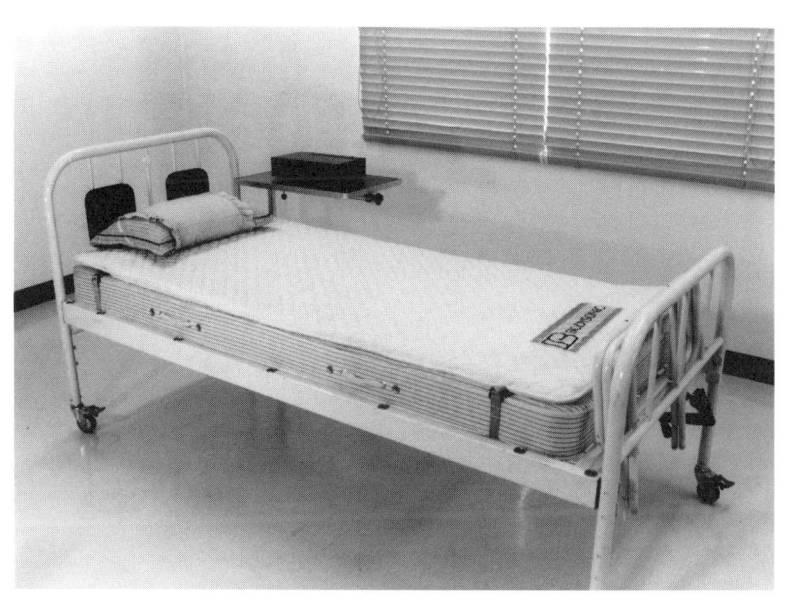

■写真2　ベッドパットタイプの医療用・体感音響装置

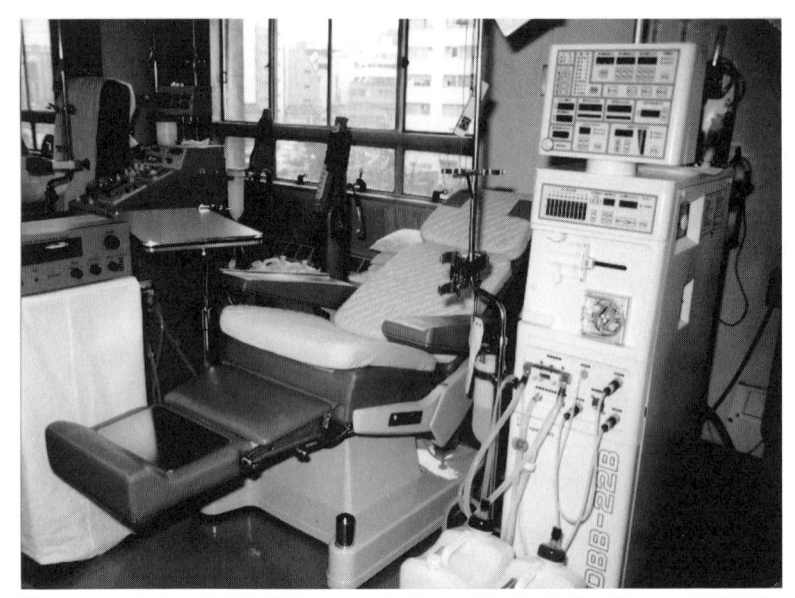

■ 写真3　体感音響装置搭載の人工透析椅子（聖路加国際病院・人工透析室）

　上記文献によると、同病院では特製のベッドパットタイプの体感音響装置（**写真2** p279）をターミナル患者に用いて、メンタルな面だけでなく、褥瘡の防止、便通の改善に効果のある経験から、人工肛門（ストーマ）造設患者に音楽療法を導入した。

　直腸癌手術で行われる人工肛門造設患者にとって、手術に対する不安や術後のボディイメージの変化は、時にはショックや抑鬱状態を招く。ストーマ受容の困難やセルフケアの自立を阻み、社会や家庭復帰の遅滞をもたらすと考えられる。

　このようなことが予測された患者に、音楽により精神的慰撫をはかる目的でベッドパットタイプの体感音響装置を使用した。その結果、音楽と体感音響振動のもたらす効果や、音楽を通じて患者、家族、医療者が疾患以外に共通の話題をもって接することにより、患者は疾患のみに囚われず自分の気持ちを外に発散することができ、精神的安定がはかられた。

　ストーマ・ケアで大きな課題となる下痢・便秘などの便の性状によるトラブルが全くなく、便の出始めから軟便で、やや軟便から普通便の排泄が見られ、便の

コントロールが得られてセルフケアの自立も早く、速やかな家庭復帰がなされた。

人工肛門造設患者にとって、下痢・便秘などの便の性状によるトラブルは切実な問題であるが、それがスムーズであったことは注目される。

3.2.4　大腸回盲部切除術と便のコントロール

便のコントロールでは、筆者自身、大腸回盲部（小腸と大腸がつながる部分）腫瘍切除術で'94年に東京女子医大病院消化器病センターに入院し、小腸の一部と大腸を20センチほど切除したが、体感音響装置の使用によって、排ガス、排便が、周りの患者に比べてスムーズであったことを経験している。

入院時、秘かに小形の体感音響装置・MX-1とCDを30枚ほどを持ち込み使用したが、術後3日目の朝には排ガスがあり、その日の午後には排便があった。

手術直後の痛みの中では体感音響装置の振動は傷の痛みに響いて使えないだろうと術前に思っていたが、手術直後ほど振動は強い方が苦痛や痛みを和らげた。これは意外で、実際に体験しなければ分からないことであった。

また聴く音楽が、病状の変化とともに変わっていったことが自身でも興味深かった。手術直後は体感音響装置で振動の良く出る音楽、病状の回復とともに聴き馴れた曲になった。

普段聴いている曲であるが、シェーンベルクなどの現代音楽は、退院間際でなければ、とても聴けなかった。この辺りが芸術音楽と、癒しの音楽の特質の違いであろう。

3.2.5　末期医療

横浜市立市民病院の岩谷氏らは「末期患者に対する音楽療法の試み」[14]を報告している。この文献によれば'90年以来、主として癌末期患者のトータルペインの緩和、QOLの向上を目的として、当時この領域では、まだ前例のなかった体感音響装置（ベッドパットタイプ、**写真2** p279）による音楽療法を導入し22例に実施した。

大方の例で、不安、痛みからくる鬱状態が軽快し、また、全例に便秘の改善、褥瘡（床ずれ）発生の回避が得られた。また、モルヒネを主とする薬物の投与量が減少したことも指摘されている。

ここには書ききれないが個々の臨床例では、様々な苦しみや葛藤があり、末期

医療では音楽による癒しは特に重要である。

音楽療法を強いて一言でいえば［音楽の機能を利用した心理療法］ともいわれる。不安、痛みからくる鬱状態が軽快したことは心理療法としての効果といえる。モルヒネを主とする薬物の投与量が減少したことは、痛みが緩和されていることを示している。

しかし、便秘の改善と褥瘡の予防効果も指摘されている事実は、心理療法のみならず、直接生理的効果を及ぼしていると考えられ注目される。

末期医療という、体動の制限・抑制が持続した期間から見て、当然、仙骨部などに発生することが予想された褥瘡が全く認められなかったこと。便秘の改善が全例に認められたこと。これは体音響装置による音楽の体感音響振動が直接的に生理的効果を及ぼしているものとも考えられる。これに関連しては細胞レベルでの効果の示唆[54]もある。

3.2.6 外科、歯科

外科領域では、術前、術後、術中があり、術前では「子宮摘出術を受ける患者の術前不安の緩和・その1」[23]および「その2」がある。

術後では先に紹介した「ストーマケア」[24]などがある。前項で紹介した「末期患者に対する音楽療法の試み」[14]も癌の手術をしているので術後と捉えることもできる。

術中では局所麻酔手術時に体感音響装置を搭載した外科手術台（写真4）を使用した「意識下で手術を受ける患者へのボディソニックの導入」[21]、「形成外科手術患者に対する音楽療法」[22]などがある。

歯科では「体感音響装置（ボディソニック）の歯科領域への応用」[25]や、その他の文献がある。歯科治療や、局所麻酔手術などは、全身麻酔と異なり意識がハッキリしているので、緊張や不安がつのる。こうした不安、緊張、痛みの緩和に効果がある。

3.3 臨床例の引用文献について

いくつかの臨床例を紹介したが、これはあくまでも文献の紹介である。短い文章の中での臨床例の紹介には限界があるし、筆者の知識不足による間違いのあることを恐れている。正確には参考文献の原文を参照されたい。また、臨床例など

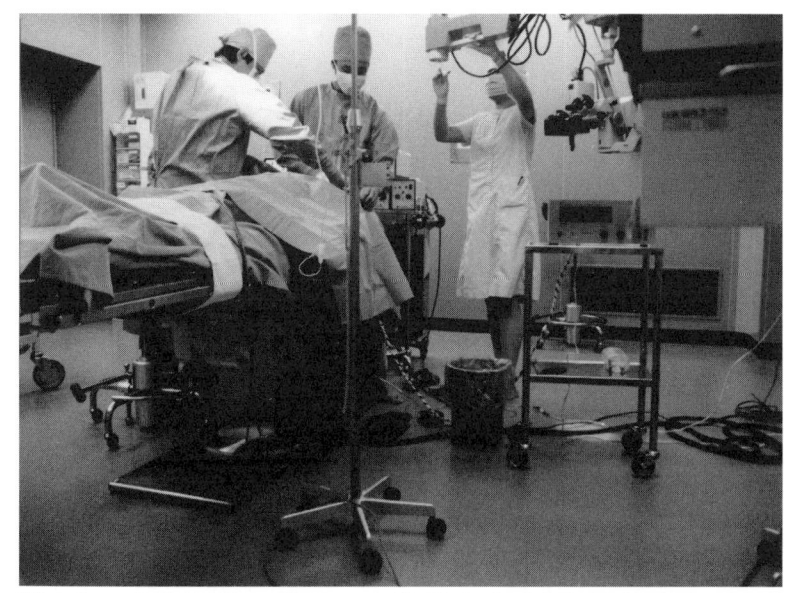

■ 写真4　体感音響装置を搭載した外科手術台（済生会横浜市南部病院・手術室）

の文献を引用させて戴いた先生方に深くお礼を申し上げる。

4．聴覚振動心理・生理

　今までに紹介した臨床例では、方法として体感音響装置を使用している。ではなぜ体感音響装置は受容的音楽療法に効果があるのだろうか。

4.1　人間が聴く音の原点は振動を伴っている（意識下に残る胎児期の記憶）
　人間が聴く音の原点は、振動を伴った音を聴いている状態といえる[51-52]。声を出している人の背中に触ると、驚くほど声の振動が手に伝わってくる。ドキッドキッと心臓の鼓動も振動として感じられる。このことから、胎児は母親の鼓動や声を、胎内で体感音響振動を伴った音として聴いていることが納得されるだろう。人間の身体は70％ぐらいが水分であり、水や骨は空気よりはるかに振動を良く伝える[51]からである。

母親が健康で情緒が安定している時のリズミカルな鼓動は、胎児に安心感を与える音と振動である。鼓動には1/fゆらぎがある。体感できる音の振動、すなわち体感音響振動が人間に及ぼす効果の最も根源的なことが胎児期の記憶にある。胎児期の記憶につながることは、リラクセーション効果をもたらす。

母親が発する鼓動や声など胎内音には母親の健康状態、精神状態など、心理的、生理的な情報が含まれている。単なる物理的な振動ではなく「情報を持つ体感音響振動」が胎児に心理的・生理的にさまざまな影響を及ぼす。

生まれたばかりの赤ちゃんは胎児期の記憶が十分に残っていて、お母さんに抱かれて母親の鼓動や声が振動を伴った音として伝わると安心する。この状態が人間にとって最も心安らぐ、リラクセーションの原点でもあろう。

人間は成長するにつれて、胎児期のことは忘れてしまうが、意識下には胎児期の記憶が残っており、何かの折に胎児期と同じような状態になると、安心したり快くなったりリラックスする。

これが「情報を持つ体感音響振動」を伝える体感音響装置による効果の根源的な要素である。単なる物理的振動であるバイブレータなどとは異なるものである。

4.2 体感音響振動と大脳生理学的視点

糸川英夫博士（ロケット工学の権威でチェリスト）はボーンコンダクション理論[39-41]の中で『楽器を演奏する人は二つの音を聞いている。1つは空気中を伝わってくる音波。もう1つは、楽器から直接振動が聴覚系に伝播されるボーンコンダクションである。音楽の中で聴く人に真の恍惚感を与えるのは、楽器から直接伝わる振動・ボーンコンダクションの方である』と音楽の振動と恍惚感の関係を述べている。この指摘は音楽の直接的な「振動」が、人間の根源的なものに作用することを示唆している。

恍惚感や陶酔感は高度な知的作業よりも、根源的なものによってもたらされる要素が大きいであろう。これは、知的作業を司る脳の表面の新皮質よりは、脳の内側の古皮質や旧皮質に作用することを意味する。

古皮質や旧皮質は、生存本能、食欲、性欲、快感、恐怖などヒトが生命を維持していく上で、最もベーシックな部分を司っている。こうしたことを考え合わせると、音楽の直接的な振動は、ヒトの「生物・動物」としての面に影響力があることを示唆している。

耳から聴いている音は、論理的な面に訴えてくる要素が多く、脳の最も外側の新皮質の左脳の部分に作用する比率が比較的高い。これに対して体感音響振動は、より右脳的であり脳の内側の古皮質、旧皮質にも刺激を与え、意識下の世界にも影響を及ぼし、より情緒的、官能的、本能的な面に作用し、人間の根源的なものに訴えかけてくる[51]ウエイトが高く、生理的効果を持つ。

4.3 体感音響装置

体感音響装置とは、糸川英夫博士のボーンコンダクション理論に基づき、音と同時に、音楽の主として低音成分をトランスデューサ（電気―機械振動変換器）によって体感音響振動に変えて、身体に体感させながら、音楽を聴くリスニングシステム[39-41]である。

体感音響振動を伴った音が印象を強め、音楽の感動や陶酔感を深める。また、胎児期の記憶につながることは、リラクセーション効果をもたらす。体感音響振動が生命の根源に訴える。

受容的音楽療法において、スピーカによって音だけを聴かせるのと、体感音響装置によって、音と同時に体感音響振動を付加するのとでは効果の違いがあるのはこのためであるとも考えられる。リラクセーション効果とともに、誘眠の効果[28-29]もある。

4.4 体感音響振動と褥瘡の予防効果

1.2.5項で紹介した末期医療では、22例すべてに便秘の改善、褥瘡発生の回避が得られたことが指摘されている。人間の心理と生理には密接な関係があり相互に影響するので、何処までが心理的効果でどこまでが生理的効果かは明確に区別しにくい。しかし便秘の改善と褥瘡発生の回避（予防効果）などは生理的な効果と思われる。

体感音響振動の褥瘡などへの予防効果の作用機序についてはまだ明確ではないが、たいへん注目される。

筆者らは音楽を「情報を持った振動エネルギー」として捉え、1989年に山梨県工業技術センターのワインセンターで、音楽振動を付与したワインの醸造を行った。その結果、発酵期間の短縮、官能テスト、物理的測定データなどで、通常

に醸造したワインとの間に有意差が認められた。そして測定データから音楽振動が、水の分子構造に効果を及ぼしている可能性が窺えた[53]。

褥瘡は病気などで長期間寝ていると鬱血など、血液循環が悪くなることによって起こるが、人体は70％が水分であり血液はさらに水分のパーセンテージが高い。音楽振動が水の分子構造に効果を及ぼす可能性があるとすれば、体感音響振動の褥瘡への予防効果に示唆する[54]ものがあるのではないかとも思われる。

4.5 痛みを和らげる効果

ルネッサンス期の音楽療法の記録によれば、坐骨神経痛患者の患部の上でアウロス[*4]を演奏させ、直接患部に曲の振動を与えて疼痛を軽減させる治療が行われた[55]という。現代でも音楽療法の効果の一つに、痛みを和らげる効果が指摘されている。また、音楽の振動が痛みを和らげる効果は、1.2項で紹介した「大腸回盲部切除術と便のコントロール」や「末期医療」「外科、歯科」などで体感音響装置を応用した臨床例に見られる。

1.2.5項の「末期医療」では、モルヒネを主とする薬物の投与量が減少したことが指摘されており、痛みが緩和されていることを示している。

4.6 体感振動（体感音響振動）と触振動覚の相違について

体感振動については上記のごとく、4.1～4.6項でに述べた通り、その知覚は右脳的であり生理的である。

【触振動覚（Vibrotactile）】

歴史的には、人が感じる振動感覚は"触振動覚（Vibrotactile）"として捉えられてきた。聴覚障害児（者）の音声言語リハビリテーションなどでは、聴覚の補

---

*4 アウロス
　ギリシャ語でアウロス（aulos）は「笛」を総称する言葉。もともとのアウロスは、古代ギリシャの重要なダブルリード楽器で、突き刺すような激しい音を出した。情動に衝撃的に働き、激情を発生させるとも言われる。アウロスはディオニュソスの祭礼に用いられ、熱狂的、官能的であることを特徴とする（太陽神アポロンの古典的明澄性を象徴する楽器「キタラ」と対照される）。アウロス（笛）をフルートと訳すのは適当でないとC・ザックス[56]が指摘している（フルートは繊細な楽器であり、振動の発生には不向き。アウロスのように情動に衝撃的に激情を発生させたりはしない）。

助手段として音声振動を使用するが、音声の振動は言葉を識別するために左脳で処理される。この場合は話し言葉の振動を、手、指先などに付与するのが、最も振動の言語的弁別能力が高く知覚の感度も高い。こうしたことから、指や手以外の身体に振動を付与することはあまり関心が持たれていなかった。弁別能力は高いが、この方法では体感振動のようなリラクセーションや陶酔感、生理的な効果は得られない。

　こうしたことから筆者は触振動覚と体感振動は区別されるべきであるとの立場を取っている。体感振動の概念は新しく、まだあまり一般化していない。

─── おわりに

　わが国の体感音響装置は、高性能な動電形のトランスデューサ（電気―機械振動変換器）の使用と適切な振動分布、高度な信号処理技術によって、音楽のみで効果的な体感振動を発生可能な性能を有している。音楽の多様な周波数成分による振動と、適切な振動分布によって吐き気などを催すことのない（副作用が少ない）ことにより、通常の音楽聴取と同じように、任意の時間聴取することが可能である。

　音楽振動は音楽の旋律、リズム、和声、ダイナミックスなどの音楽の情報を持っており、体感振動と音楽が融合した自然な音楽聴取を可能にするとともに、音楽による体感振動を伴った音が音楽の印象を強め、音楽の感動や陶酔感を深める。こうした効果による音楽の癒しが、医療のさまざまな場面における心身の不安や苦痛の緩和に役立ち、症状の改善にも良い効果をもたらしている。こうしたことが、わが国では、VA療法（振動音響療法）、体感振動療法とは言わずに"体感音響装置による受容的音楽療法"と捉えられている理由でもあると考えられる。

　それは、VA療法（振動音響療法）が、振動の発生手段としてスピーカを使用し、音楽による振動の不確かさを超えて、30〜120Hzの正弦波の低周波音圧を、治療目的に使用する音楽に混ぜて使用していること。この低周波音圧は特定の症状に特定の周波数を使用していること。特定の臓器、部位に対する共鳴周波数なども使用して非常に高い効果を持つことなどの特長を持つ。その半面、使用に当たっては専門的な注意も必要であること。また、正弦波の低周波音圧を、治療目

的に使用する音楽に混ぜて使用するため、低周波音と音楽との干渉（和声的、リズム的干渉による不協和、不自然感）などへの対応も必要であることなどと対照的である。

　このように音楽振動の利用は、欧米と日本では全く別の道を辿ってきたにもかかわらず、欧米と日本でほぼ同じ時期に起っており、医学領域での適用が多いこと、リラクセーション効果が高いこと、生理的効果が高いことなど共通することが多く興味深い。

　以上、わが国の「体感音響装置による受容的音楽療法」の文献を紹介して概観したごとく、多くの研究・臨床報告がなされており、ここでは紹介しきれない更に多くの文献がある。しかし、体感音響装置による受容的音楽療法そのものは医療保険で認められていないことから、日常の医療に採り入れられているものは限られているのが実情である。

　おわりに、臨床例などの文献を引用させて戴いた先生方に深くお礼を申し上げる。

music vibration

第Ⅱ章

振動音楽と感性振動

振動音楽(Vibromusic)は、体感音響装置による受容的音楽療法や、
リラクセーションなどで最大の効果を発揮することができる

―――― はじめに

　筆者は、体感音響装置で音楽を用いる代りに、鐘の音や波の音の感じを抽象化した信号を電子的に合成して駆動すると、非常に高い効果が得られることを見いだした。単調で比較的ゆっくりした繰返しが快よく「感性のバイブレーション」「心のバイブレーション」として、誘眠、リラクセーションなどに大きな効果が得られる[1]。これを「感性振動（メンタルバイブレーション®）」と呼ぶ。

　感性振動の信号波形は、自分の鼓動や呼吸を忘れてしまうような非常にゆっくりした周期の場合、リラクセーションや誘眠の効果が大きい。また信号波形の周期を早くし、自分の呼吸や鼓動を意識するようになると、落ち着かなくなったり緊迫感を与える効果がある。この中間的な周期を持つ信号波は、快活、快適などの心理的効果をもたらす性質があることなどの興味深い作用効果も見いだしてきた[2-3]。

　また、体感振動が、心地よさ、深い恍惚感や陶酔感をもたらす効果が特に高い周波数帯域は、凡そ25Hz〜50Hzであることも見いだした。

　筆者は、体感振動の研究と経験の中から得た「聴覚振動心理・生理とその効果」を応用すると、体感振動によって、音楽とは異なるが、ある意味で音楽のような表現の可能性があることを見出してきた。こうして新たな表現の可能性を求めて、体感振動を必須の要素とする「振動音楽（Vibromusic）」を提唱するに至った。

　振動音楽のもう1つの重要性は、聴覚障害者もこれを等しく享受することができる可能性が存在することである。

振動音楽を提唱するに至った要因はもう1つ、次のような理由もある。体感音響装置による受容的音楽療法の研究・臨床報告が、心療内科領域、老年医学領域、末期医療領域、人工透析、成分献血、外科領域、歯科領域など、医学分野の多くの領域でなされ注目された。また体感音響振動のリラクセーション効果なども注目されるようになった。しかし受容的音楽療法などで用いられることの多いクラシック音楽では、必ずしも低音成分が十分に含まれているとは限らず、満足できる効果を得ることが難しい場合があるなどの問題も存在する。

　体感音響振動が、深い恍惚感や陶酔感をもたらす効果が特に高い周波数帯域は、凡そ25Hz～50Hzであるが、普通のクラシック音楽においては一般的に50Hz以下の低周波成分が使用される頻度はかなり低い。

　さらに、アコースティックな楽器は、概して基本波成分が少ないことがある。例えば低音楽器の代表、コントラバスで41Hz（E1）の音を出した場合、あるデータによれば、基本波の41Hzは第3倍音の123Hzより16dB（1/40）も低い。第2倍音の82Hzより10dB（1/10）も低い。記譜上では41Hzでも、41Hzの成分はとても少ない。木管の低音楽器であるファゴットではこの傾向は更に顕著となる。

　このようにクラシック音楽で使用されるアコースティックな楽器では、十分な低音成分を期待できない場合が多い。従って体感音響装置としての効果を十分に発揮することが困難となる。

　また、弦楽四重奏などの室内楽では低音楽器はチェロとなり、コントラバスは使用されない。極端な例を上げれば、バイオリンやフルートの無伴奏ソロの楽曲では、体感音響装置はほとんど反応しない。音楽は本来、体感音響振動の効果を計算に入れて作曲されているわけではないので、上記のような不都合が生ずるのは当然の帰結である。

　この問題を克服するための技術もいろいろ開発してきた。Sモード[1]（シンセサイザ方式）の信号処理なども開発し、かなり対応も可能であるが、あまり無理に低音振動を発生させると不自然感を伴いやすく完全ではない。

　問題の抜本的な解決策と、新たな表現の可能性を求めて、体感振動を必須の要素とする振動音楽を提唱するに至った。振動音楽は体感音響装置による受容的音楽療法や、リラクセーションなどで最大の効果を発揮することができる。

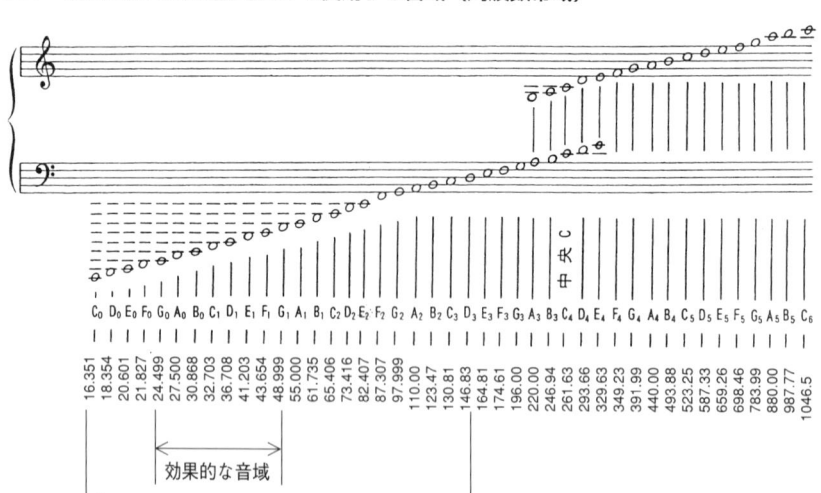

図1　振動音楽で体感振動として使用する音域（周波数帯域）

C₀	16.351
D₀	18.354
E₀	20.601
F₀	21.827
G₀	24.499
A₀	27.500
B₀	30.868
C₁	32.703
D₁	36.708
E₁	41.203
F₁	43.654
G₁	48.999
A₁	55.000
B₁	61.735
C₂	65.406
D₂	73.416
E₂	82.407
F₂	87.307
G₂	97.999
A₂	110.00
B₂	123.47
C₃	130.81
D₃	146.83
E₃	164.81
F₃	174.61
G₃	196.00
A₃	220.00
B₃	246.94
C₄	261.63
D₄	293.66
E₄	329.63
F₄	349.23
G₄	391.99
A₄	440.00
B₄	493.88
C₅	523.25
D₅	587.33
E₅	659.26
F₅	698.46
G₅	783.99
A₅	880.00
B₅	987.77
C₆	1046.5

効果的な音域：G₀〜C₄
体感振動として使用する全音域：C₀〜C₆（中央C＝C₄）

1. 振動音楽（Vibromusic）

1.1 振動音楽の定義

　振動音楽とは体感振動を必須の要素とする体感振動による芸術。時間の進行の中で、振動の強弱、長短、周波数（高低）、波形（音色）、重なり（和音）など、一定の法則に基づいた体感振動を組み合わせて、身体の体感振動、触振動覚に訴える美を表現する（括弧内は通常の音楽の場合の表現に相当）。

　従来の音楽と比較すると、振動音楽は生理的感覚に働きかける要素が高く、深い恍惚感、陶酔感やリラクセーション感が得られ易い。また、人間の根源的なものに訴える比率が高く、生理的効果が高い。

　体感振動の周波数帯域は、凡そ16Hz〜150Hzを使用するが、この中で24.499Hz（G0）〜48.999Hz（G1）の音域の体感振動は、深い恍惚感や陶酔感をもたらす効果が高い。しかし、24.499Hz（G0）〜48.999Hz（G1）の周波数のみでは、表現が偏ったり単調になったりすることもあるので、さまざまな周波数の組合せ、対比なども重要である。尚、24.499Hz（G0）〜48.999Hz（G1）

表1　音楽Musicと振動音楽Vibromusicの比較

	音楽 Music	振動音楽 Vibromusic
定義 その他	音による芸術。時間の進行の中で、音の強弱、長短、高低、音色、和音など、音を一定の法則に基づいて組み合わせ、人の聴覚に訴える美を表現する。 長い歴史の中で、膨大な作品が生み出されており、幅広い表現方法が確立している。	体感振動による芸術。時間の進行の中で、振動の強弱、長短、周波数、波形、重なりなど、体感振動を一定の法則に基づいて組み合わせ、身体の触振動覚に訴える美を表現する。 音楽と比較すると、振動音楽は生理的感覚に働きかける要素が高く、深い恍惚感、陶酔感やリラクセーション感が得られ易い。また、人間の根源的なものに訴える性質がある。
鑑賞の対象者	聴覚障害者は鑑賞できない。健聴者のみ。	聴覚障害者も健聴者も鑑賞できる。
適用する心理 的効果など	「聴覚心理、音楽心理」の効果	「聴覚振動心理・生理」の効果 褥瘡の予防効果、便秘への効果なども報告されている。
信号（楽音） の基本波成分	楽音は基本波成分が低く、倍音成分の多いものを使用する場合が多い。楽器の性質上、低音域でこの傾向が強い。	体感振動信号は基本波成分の多いもの（正弦波、もしくはそれに近いもの）を使用する場合が多い。
音　域	88鍵のピアノの音域が、A0の27.50Hzから、C8の4186.0Hz。（理論的には、C0の16.351Hzから、C10の16744Hzまで、楽音として規定されている）	体感振動は、約16Hz〜150Hzを使用するが、16.351Hz（C0）〜48.999Hz（G1）の音域の体感振動は、生理的快感、深い恍惚感や陶酔感などをもたらす効果が特に高い。
使用する音、 振動など	基本的に音のみによる。	「振動のみによるもの」と「音と振動によるもの」とがある。

の音域は、88鍵ピアノの最低音域の1オクターブより長2度低い音域である。

振動音楽で体感振動として使用する音域（周波数帯域）を図1に示す。

1.2　振動音楽Sと振動音楽V

振動音楽には「音と振動によるもの（振動音楽S）」と「振動のみによるもの（振動音楽V）」があり、振動の要素のウエイトが高いものほど、聴覚障害者も等しく享受することが可能である。将来は聴覚障害者の中からも振動音楽の作曲者、アーチストの排出が期待される。表1に、音楽と振動音楽の比較を示す。

また、聴覚障害者用のシステムでは、音声チャネルの信号（20Hz～20KHz）を使用して、電気―機械振動変換器により音声振動に変換し、指先などに音声振動を付与して音声の認識を可能にする。

1.3 既存の楽曲を振動音楽化する例

振動音楽について、文章のみの説明では、実感として分かり難いと思われるので、楽譜例を示して述べる。

振動音楽は、本来振動音楽として作曲されたものを指すが、既存の楽曲を編曲して振動音楽とすることも可能である。**図2**に、既存の楽曲を振動音楽とした例として、バッハの管弦楽組曲第3番からアリア（バイオリン用に編曲されたG線上のアリアの原曲）の冒頭部を示す。

スコア最下段のVibが体感振動のパートである。Continuo（通奏低音）のパートの音形を少し加工し、1～2オクターブ下げたものである（体感振動がどの辺りの音域であるかの感じをつかんでもらうため、やや低すぎる観はあるが、全曲ではそれなりの変化とバランスをとっていると理解されたい）。

この曲は比較的ゆっくりしたものなので、Continuo（通奏低音）のパートの音形を、ほとんどそのまま使っても面白いかもしれない。

振動信号のエンベロープは、ピアノの音のような減衰形にするか、弦楽器を弓で弾いたような持続形にするかによって感じが変わる。また、音源波形を正弦波にするか、高調波を含む方形波や三角波系統のもの、あるいは何かの楽器音にするかによっても効果は変る。これは音でいえば、音色の選択に相当する。

1.4 体感振動のみによる振動音楽の例

図3に振動音楽Vの場合の譜例を示す。8vaの指示があるので、実音は記譜上の音より1オクターヴ低い。誘眠などに適したもので、全曲は20分ほどのものである。

図示したものはその一部で、イントロダクションの後、図の譜例上段となり、少しずつ変化し、刺激を弱めながら徐々に速度を落とし、意識レベルを下げていき眠りに誘う。下段の譜例はその終止形の部分を示す。

図2 既存の楽曲を振動音楽に編曲した例（バッハの管弦楽組曲第3番から、アリア）

2. AIR

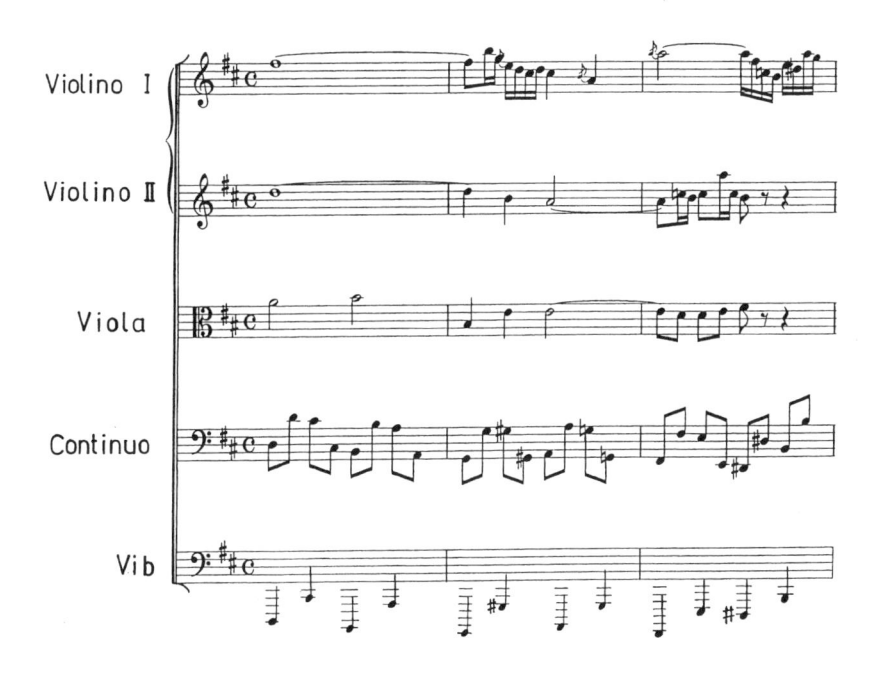

図3 振動のみによる振動音楽Ⅴの譜例「誘眠」
　　（8vaの指示があるので実音は記譜上より1オクターブ低い）

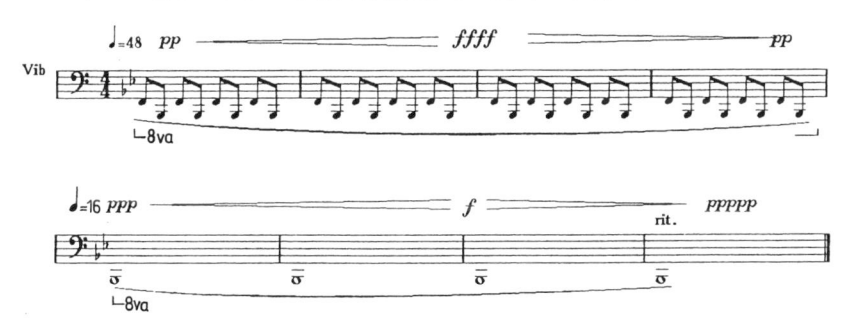

1.5 VA療法用の場合について

23章でも述べられているVA療法（振動音響療法）用の音楽で、例えば低周波音として40Hzを使用する場合、40Hz、あるいはそのオクターブ下の20Hzを基底音とする倍音列によって音階を構成する（純正調の音律と同じ）。純正調が不都合であれば12平均律に変換すればよい。こうした音階はアナログシンセサイザなどによって簡単に作り出すことができよう。この音階を使用して振動音響療法用の音楽を作れば（作曲でも編曲でもよい）和声学的な問題や困難さを軽減することができる。

1.6 体感振動パートに使用する音源波形について

体感振動パートに使用する音源波形は、正弦波、もしくはそれに近い基本波成分の多いものが体感振動としての効果が高い。しかし、正弦波に限るものではない。振動パートも音楽を構成する音として耳で聴きやすくする場合は、高調波を含んだ波形を使用することによって振動パートの音を聞き取りやすくすることが可能である。さまざまな音源波形がさまざまなニュアンスの表現を可能にする。

音源波形のアタック、ディケイ、サスティン、リリースなどのエンベロープの違いによるさまざまな表現が可能である。持続音と減衰音ではもたらす効果が異なる。一般的に、リラクセーションなどを目的とする場合は、振動パートの動きはゆっくりしたものの方が向いている。

1.7 振動音楽の可能性

音楽と比較すると、振動音楽は生理的効果が高く、生理的感覚に働きかけ、深い恍惚感、陶酔感やリラクセーション感が得られ易い。また、人間の根源的なものに訴える性質がある。こうしたことから、リラクセーション用、療法用としての振動音楽が考えられる。こうして作られた振動音楽は、療法用として最適なものといえよう。

優れた表現力を持つ作品が生まれてくれば、新しい芸術分野が誕生する。現在の音楽は聴覚障害者は鑑賞することができないが、振動音楽は体感振動なので健聴者も聴覚障害者も等しく享受することができる。これは聴覚障害者に福音をもたらし得るであろう。

聴覚障害者が体感音響装置によって音楽のほんの一部に触れることだけでも大きな喜びの表情を見せてくれる経験からも言えることである。将来は聴覚障害者の中からも、振動音楽の作曲家・演奏家の排出が期待される。聴覚に頼らない触振動覚に鋭敏な聴覚障害者の中からこそ、すぐれた振動音楽のアーチストが出てくる可能性が高いとも考えられる。

また、受容的音楽療法の場で経験することだが、音楽を聴くことを好まない人もいるが、感性振動は好み、音楽療法と同じ様に使われてもいる。こうしたことから音楽とは異なった愛好者層が出てくる可能性もある。

多くの才能有る人達によって作品が作られれば、振動音楽は、リラクセーションなどの実用的なもの、娯楽的なもの、さらに芸術的なものまで、多様な作品が生まれることだろう。振動だけでなく、音を併用して良いことは言をまたない。

2. ハードウエア

2.1 振動音楽に必要なハードウエア

振動音楽に必要なハードウエアは、振動音楽を制作するための機器（スタジオ機器的なもの）、演奏機器（電子楽器の1種）、鑑賞機器（振動音楽仕様の体感音響装置）などのハードウエアが必要である。

本格的には制作機器、演奏機器など専用機器を必要とするが、取り敢えずは、デスクトップ・ミュージック用のハードウエア、ソフトウエア。ミュージック・シンセサイザなどを使用することができる。しかし電気―機械振動変換器（Vibro-transducer）のみは、専用のものを必要とする。

2.2 電気―機械振動変換器（Vibro-transducer）

振動音楽の鑑賞機器として体感音響装置を使用することもある程度は可能なのだが性能的に不足する。それは電気―機械振動変換器（Vibro-transducer）の性能が不十分だからである。その原因は、既存の電気―機械振動変換器が、40Hz以下の低い周波数の再生が概して不十分であることによる。このため、振動音楽にとって重要な25Hz～50Hzを十分に再現できない。

2001年現在、振動音楽に使用可能な電気―機械振動変換器は、アクーヴ・ラ

図4 聴覚障害者も健聴者も振動音楽を鑑賞できるチェアのイメージ図
　　　E–Mが音声振動を右手指先で受けるトランスデューサ（聴覚障害者用）

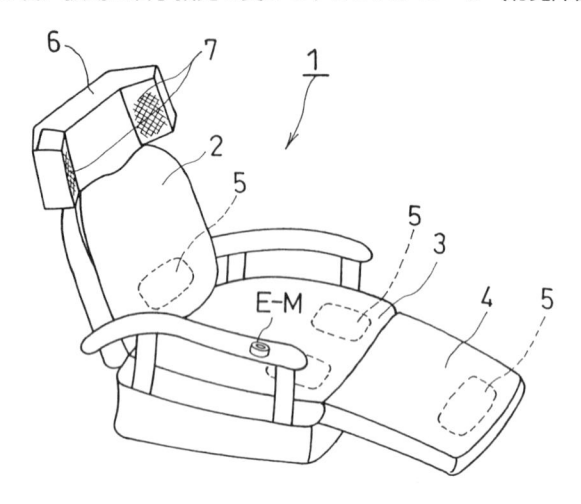

ボ社のVt7とVp6である。Vt7とVp6は最低音の16Hzまで再現可能であり、振動音楽にとって重要な25Hz〜50Hzを再現可能である。

2.3　聴覚障害者用のシステム

図4に、聴覚障害者が振動音楽Sを鑑賞できるシステムのイメージ図を示す。肘掛の部分に音声振動用の電気―機械振動変換器が装着されており、20Hz〜20KHzの音声信号を音声振動として出力する。音声振動出力用の電気―機械振動変換器は広い周波数帯域を必要とする。

　これによって聴覚障害者は、スピーカから放射される音響（音）の代わりに20Hz〜20KHzの音声振動を、身体で最も振動弁別能力の高い指先などで触振動覚的に伝え、音声情報を得る補助手段とすることができる。

　このシステムは、スピーカも装備されているので健聴者も使用でき、健聴者・聴覚障害者兼用である。

　音声振動は、LRの2chにするのが基本だが、**図4**に示すものはLRを混合して音声振動出力をモノラル（1ch）にしている。音声振動出力をモノラル（1ch）

にするのは、音響を触振動覚的に弁別（識別）する上で、神経を集中しやすい利点がある。音響（音）を振動によって触振動覚的に弁別（識別）するのは、健聴者が聴覚で音を聞き分けるほど容易ではないからである。この場合、右手指先に音声振動を付与するのは、右手に付与された振動は左脳に伝わるウエイトが高くなり、弁別能力を高めるからである。また、音声振動出力をモノラル（1ch）にするとシステムを簡素化することができる。

3．振動音楽規格

3.1　共通規格

振動音楽S	体感振動と音よりなるもの
振動音楽V	体感振動のみによるもの
体感振動周波数範囲	16Hz～150Hz（C0～D3）
音声周波数範囲	20Hzから20kHz
聴覚障害者用の場合	音声チャネルの信号を使用して電気―機械振動変換器で音声振動に変換し、指先に音声振動を付与できるようにする。

3.2　振動音楽規格　レベル1[*1]

音声チャネル数	LRの2chとする。
体感振動チャネル数	1
体感振動の録音方式	体感振動信号は、音声信号と一緒にLRのチャネルに入れる。再生時はLR信号をミクシングした後、fc150Hzのローパスフィルタで体感振動信号を取り出す。

---

*1　規格レベル1は、現在のCDをメディアとして使用でき、体感音響装置を振動音楽鑑賞機器として使用可能な規格で、現在最も実現の容易な規格である。（但し現状では、電気―機械振動変換器としてアクーヴ・ラボ社のVt7、Vp6を使用する必要がある）。

3.3 振動音楽規格 レベル2[*2]

音声チャネル数 　　　　LRの2chとする。
体感振動チャネル数 　　背部1、座部1の2chとする。
　　　　　　　　　　　但し　背部は音声チャネルのLchに、
　　　　　　　　　　　　　　座部は音声チャネルのRchに割り当てる。
体感振動の録音方式 　　体感振動信号は、音声信号と一緒に、背部はLchに、座部はRchに入れる。
　　　　　　　　　　　再生時はLR信号をそれぞれ、fc150Hzのローパスフィルタで体感振動信号を取り出し、Lchは背部を、Rchは座部を駆動する振動信号とする。
振動表現の可能性 　　　体感振動信号は、背部と座部の2chにすることにより、座から背に、背から座にと、動きのある振動表現が可能となる。
　　　　　　　　　　　あるいは、低い周波数振動は座部で、高い周波数振動は背部で、あるいは交互になど、より幅広い振動表現が可能となる。

3.4 振動音楽規格 レベル3[*3]

音声チャネル数 　　　　LRの2chとする。
体感振動チャネル数 　　2（背部1、座部1の独立した2chとする）
振動表現の可能性 　　　体感振動信号は、背部と座部の2chにすることにより、座から背に、背から座にと、動きのある振動表現が可能となる。
　　　　　　　　　　　あるいは、低い周波数振動は座部で、高い周波数振動は背部で、あるいは交互になど、より幅広い振動表現が可能となる。

3.5 振動音楽規格 レベル4[*4]

音声チャネル数 　　　　LRの2chとする。
体感振動チャネル数 　　4
　　　　　　　　　　　背部2（肩1、腰1）、座部2（臀腿1、足1）の独立し

| 振動表現の可能性 | 体感振動信号は、肩、腰、臀腿、足、の4chとなるため、下半身から上半身へ、上半身から下半身へと一層細かい動きのある振動表現が可能となる。あるいは、低い周波数振動は足部で、高い周波数振動は腰部で、あるいは交互になど、より幅広い振動表現が可能となる。 |

た4chとする。

4. 感性振動

体感音響装置で、音楽を用いる代りに、鐘の音や波の音の感じを抽象化した信号を、電子回路で合成して駆動すると、非常に高い効果が得られることは最初に記したが、感性振動は振動音楽に至る道筋でもあり、振動音楽の理解のために感性振動について述べる。

4.1 胎児の鼓動と母親の鼓動の相互関係

胎児が何時も聞き、感じている最も主要なものは母親のリズミカルな鼓動であろう。一方、鼓動は胎児にもある。胎児の鼓動は母親の鼓動に比べると早い。このことは胎児から見れば、母親の鼓動は大変ゆっくりしたものとして感じられる。自分（胎児）の鼓動よりゆっくりしていて安定している母親の鼓動は、自分（胎児）の鼓動を忘れさせ安心感をもたらしている。特に、母親が安心して眠っているときの母親の鼓動は最もゆっくりした穏やかなものであり、この効果は最も大きく、胎児も安心して眠っていることだろう。

＊2　規格レベル2は、現在のCDをメディアとして使用できるので、実現しやすい規格である。但し、振動音楽鑑賞機器としては背部座部の2chを駆動可能な構造を必要とする。

＊3　振動信号を独立したchとするので、信号チャネルは4ch必要となる。振動chは帯域巾が狭いので、音声チャネル1ch分に多chを入れることが可能である。

＊4　信号チャネルは独立した6chが必要となるが、振動chは帯域巾が狭いので、音声チャネル1ch分に多chを入れることが可能である。

しかし母親に危険が迫って不安を感じたり驚いたりして、鼓動が激しくなり早くなると、自分（胎児）の鼓動に周期が近付いてきて自分（胎児）の鼓動を意識するようになる。これは胎児にとって危険が迫っていることを意味する。

こうした胎児期の記憶は成人しても意識下に残っていて、心臓の音などをスピーカによって聞かされると、息苦しさを感じたり、不安を感じたりする場合が多い。それは、他人の鼓動も自分の鼓動も、同じ程度の早さであり、胎児期の状態でいえば母親の鼓動が早くなり危険が迫った状態に相当するからであろう。

これは成人すれば自分の鼓動は胎児期に比べ遥かに遅くなるので、胎内にいた状態にするには、鼓動の相対速度を遅く換算する必要があり、リラクセーションを得ようとすれば、現実の母親の鼓動の周期より遥かにゆっくりしたもが必要である。

4.2　感性振動の信号波形の種類

いろいろな波形と効果の研究が進むにつれて、多くの実験と経験の中から、次のような振動心理的効果のあることが分かってきた。

① 感性振動用の波形は、自分の鼓動や呼吸を忘れてしまうような非常にゆっくりした周期の場合、リラクセーションや誘眠の効果が大きい。

② 信号波形の周期を早くし、自分の呼吸や鼓動を意識するようになると、落ち着かなくなったり、緊迫感を与える効果がある。

③ 上記の中間的な周期を持つ信号波は、快活、快適などの心理的効果をもたらす性質がある。

この効果は、先に述べた胎児の鼓動と母親の鼓動の関係と、同じ様な関係であることが分かる。こうしたことから意識下にある胎児期の記憶が、リラクセーション効果を与えたり、緊迫感を与えたりするのだと考えられる。また、このことは振動音響療法における低周波音の脈動とも関連することだと思える。

いろいろな波形と効果の研究が進むにつれて、リラクセーションや誘眠だけでなく、快活な気分の信号や、目覚まし、非常警報など、目を覚まし緊迫感を与える信号も開発された。**表2**（p303-305参照）に筆者が作成したさまざまな感性振動信号波形の特長と効果を示す。

表2 感性振動の信号波形名と効果

1. ゆっくりした周期のリラクセーションなどに適した信号波

波形名	波形の特徴・特性	波形の及ぼす効果と使用法など
二 鐘	二つの梵鐘が、ゆっくりと交互に鳴る様な波	心の疲れを癒し鎮める。リラクセーション、誘眠など。ストレス緩和の効果がある。
唸 鐘	唸りのある梵鐘がゆっくりと鳴る感じの波	心地よい心理的生理的刺激。リラクセーション。
交互波	うねるように揉みほぐすように穏やかに揺らぐ波	穏やかな心地よい心理的生理的刺激。誘眠、リラクセーションなど。疲れを癒し、心と体を揉みほぐすような効果。
砕 波 (サイハ1)	浜に押し寄せ波が砕けるように高まりと解放をゆっくりと繰り返す	穏やかに緊張感を緩和する、リラクセーション。適度な緊張感のある波。（緊張感を緩和するには適度な緊張感のある波を体感した後、刺激の少ない波を体感すると効果が上がる）
泡 波 (サイハ2)	泡立つ波がゆっくりとうねるように繰り返す	疲れを癒す、リラクセーション。泡立ちながら、ゆっくりとうねる波が、疲れを揉みほぐす。
緊 虚	緊張と虚脱。緊張感が最高潮に達したとき、突然空中になげ出されたような浮遊感と虚脱感が全身を浸す。	素晴らしく劇的な心理的生理的効果がある。心理的生理的刺激は大きい波。（心身の強い緊張感を緩和するには、まず刺激の大きい波を体感し順次、刺激の穏やかな波を体感すると効果的である。この波は刺激が大きい分、好みも分かれる）
揺 波	ゆっくりと穏やかに揺らぐ波	心と身体の鎮静。誘眠、リラクセーションなど。最も心理的刺激が穏やかで少ない波。誘眠、リラクセーションの仕上げに体感すると、高い効果が得られる。

　「揺波」「二鐘」「砕波」などの信号波は、自分の鼓動や呼吸を忘れるような非常にゆっくりした周期を持っている。母親が安心して眠っているときの最もゆっくりした穏やかな鼓動に相当するものであり、意識下に残る胎児期の記憶からリラクセーションや誘眠の効果がある。
　また、1／fゆらぎ特性を持つとともに0.04～0.06Hzに線スペクトルが現れるような構成になっている。このため全体的な感じは、1／f^2揺らぎに近い単調な印象を与え、弛緩を生じ、安堵と休眠に導く様な作用をもたらす。

表2 感性振動の信号波形名と効果

2．快適な速度の周期性を持つ、心身の活性化に適した信号波		
波形名	波形の特徴・特性	波形の及ぼす効果と使用法など
二鐘チャイム	高→低、低→高の二種類の振動チャイムが周期的に繰り返される	快活な感じをもたらす適度な刺激感。
メロディチャイム	メロディとリズムを持った振動のチャイム	変化に富んだ、振動感と心理的効果。快活な感じをもたらす適度な刺激感。
鐘風	適度な早さの周期性を持った快適な振動波（鐘のようで鐘とは違う…？）	さわやかな風が吹いたような、一服の清涼剤にも似た、爽快な気分や、快活な気分を誘う効果。気分を活性、快活にする。仕上げに体感すると高い効果が得られる。
交断	交互断続波。高い音と低い音の振動波が、交互に断続する	疲れた体を揉みほぐすような生理的に心地よい刺激感が得られる。心身を活性化する効果。
揺交断	周期に揺らぎのある交互断続波	1/fゆらぎとは少し違うかな？。不思議な刺激感が心地よく、心身を活性化させる効果。

二鐘チャイム、鐘風などの信号波は、
　"1．ゆっくりした周期のリラクセーションなどに適した信号波"と
　"3．速い周期を持ち緊迫感をもたらす、目覚ましや非常警報に適した信号波"
の中間的な周期を持つ信号波で、快活、快適、覚醒状態で精神の安定が得られる状態などの、心理的効果をもたらす性質がある。
以上の1群と2群の信号波を機能的に組み合せた「オートモード」により、「誘眠」「リラクセーション」「心身の活性化」など、より高い効果を得ることも出来る。

表2 感性振動の信号波形名と効果

3．速い周期を持ち緊迫感をもたらす、目覚ましや非常警報に適した信号波

波形名	波形の特徴・特性	波形の及ぼす効果と使用法など
目覚し ソフト	全体的にソフトでこころよい目覚し信号	はじめは、ソフトに静かにゆっくりと…、最後は「鐘風」で心地よく心身を活性化させる。
目覚し ハード	目覚めの悪い人でも必ず目が覚める	はじめはソフトに、それでも起きないとガンガンやる。最後は快活になる振動で仕上げ。
非常1	心理的に緊迫感を与える少しザラザラした感じの特徴ある振動波	非常信号でもはじめはソフトに、そして速やかに強い振動になって非常を知らせる（非常でも、いきなりビックリさせない配慮がなされている）。
非常2 （緊急）	心理的に緊迫感を与える速い周期の振動波	はじめはソフトに、そして速やかに強くて速い周期の緊迫感を与える振動に（非常でも、いきなりビックリさせない配慮がなされている）。

　「目覚し」の信号波は、周期が早くなり、自分の鼓動や呼吸を意識する。このため意識下に残る胎児期の記憶から、落ち着かなくなるような心理的効果がある。
　また、1／fゆらぎ特性を持ちながら5Hz付近に線スペクトルが現れる様な構成になっている。このため全体的な感じは、1／f⁰ゆらぎに少し近い様な感じの、やや刺激の強いものとなり目覚しに適した効果を持つ。
　「非常」の信号波は、自分の鼓動や呼吸を意識する様な早い周期と激しさが有り、意識下に残る胎児期の記憶から、危険が迫っていることを察知する心理的効果を及ぼす。また、1／fゆらぎ特性を持ちながら1Hzと5Hz付近に線スペクトルが現れる様な構成になっている。このため、全体的な感じは、1／f⁰ゆらぎに近い様な感じを与え「目覚し」よりも更に刺激の強い緊迫感を与えて目覚めさせ、非常事態を知らせる。

【注】以上の表2の感性振動波形は筆者が著作権を所有する。

4.3 感性振動の応用、聴覚障害者用非常放送システム

聾唖学校の宿舎に、この感性振動の装置を応用し、耳の聞こえない生徒達に、火災などの「非常」を知らせるシステムが導入され、よろこばれている（聾学校では普通の非常放送設備は役にたたない）。

このシステムには「非常」だけでなく、日常的な「起床」の他に「食事」「学習」「点呼」「風呂」「就寝」などの信号も搭載されている（体感振動は生徒の部屋のベッドに設置されている体感音響装置・ベッドパットによって伝達される）。

4.4 感性振動の応用、受容的音楽療法

音楽は好き嫌いがある。音楽を聴くことを好まない人もいる。こうした人達に対して感性振動は音楽療法と同じ様に、リラクセーション、ペインコントロールなどの効果をもたらすことが可能である。

5. 感性振動から振動音楽へ

感性振動を使用していると、次々と新たな感性振動波形の必要を感じてくる。それは古来、次々と新たな音楽の作品が作り続けられている事実にも似ているのだろう。

感性振動によっていろいろな心理的生理的効果を得られることが分かり、これをさらに押し進めていくと、振動音楽に行き着く。信号波の周波数、エンベロープ、周期、リズムなどをさらに効果的に組み合せていくと体感振動によって、音楽にも似た表現力の可能性が開けてきた。

こうした新たな振動波形の作品を作り利用するためには、特殊な発信回路によって実現する感性振動では対応しきれない。音楽などと同じように、感性振動波形を作品としてソフト化し、内容も一層高度なものとして、CDなどのメディアによって供給される振動音楽へと発展させる必要がある。

こうしたことが可能になるためには、優れた振動音楽が生まれることが必要であり、より多くの才能を持った人達の参画がなければ叶わないことである。振動音楽を発展させるためには、振動音楽の概念、規格を示し、より多くの才能を持った創作者達に参加を呼びかける必要がある。

優れた作品が生まれてくるためには、新しい分野を切り開く意欲に燃える作曲家が必要である。療法用の音楽のためには、音楽療法を熟知している音楽療法士の参画が欠かせない。これら作曲、演奏が出来るためにはそれに必要な機材、楽器、ツールが必要である。振動音楽を制作するための機器（スタジオ機器的なもの）、演奏機器（電子楽器の一種）、鑑賞機器（振動音楽仕様の体感音響装置）などのハードウエアも必要となり、新たな規格によるメディアの必要も起こるであろう。これらのツールを生み出すためには創造的なエンジニアの存在が欠かせない。

新しい分野に取り組むことに意欲的な人々の参画を呼びかけるものである。更に、これらの作品を理解し、享受する人たちが必要である。新しい文化に理解を持ち、そこに可能性を見出す企業の参加が必要である。こうしたことのためには、研究会などを作り推進する必要もあるだろう。

── おわりに

ヒトは大脳が発達し知能が高く聴覚も発達している。「音」を有効な情報の伝達手段として、言語を発達させた。また、音による美的表現芸術として音楽をも発達させた。

このため、20〜20000Hzの可聴周波数帯域の信号を「音」として扱うことが当然のようになっている。音と振動は密接な関係にあるが、振動については見落とされている。しかし、無意識のうちにも体感振動からは非常に多くの影響を受けており、リラクセーション、誘眠、性感、恍惚感、陶酔感、危険の察知などなど、体感振動はヒトの根源的なものに働きかける。

30余年間、体感振動の研究開発に携わり、その研究の中から得た「聴覚振動心理・生理とその効果」を応用すると、体感振動によって、音楽とは異なるが、ある意味で音楽のような表現の可能性があることを見出し、振動音楽を提唱するに至った。振動音楽は従来の音楽と比較すると、生理的感覚に働きかける要素が高く、深い恍惚感、陶酔感やリラクセーション感が得られ易く、ヒトの根源的なものに訴える比率が高い。

振動音楽の実現を可能とする性能を有するVibrotransducer（電気―機械振動変

換器）が開発され、そのハードウエアを手にすることができ、振動音楽を推進することが可能となった。

　今後、体感振動の有用性が更に認識され、振動音楽による受容的音楽療法や、振動音響療法、体感振動療法の普及が待たれる。振動音楽が普及し聴覚障害者もそれを等しく享受できる日が、1日も早く実現されることを願うものである。

music vibration

第Ⅲ章
体感音響装置の振動と低周波振動公害との相違について
情報を持つ体感音響振動の有用性についての概念を体系的に捉えるための考察試論

―― はじめに

　体感音響装置（ボディソニック®）による受容的音楽療法は、心療内科領域では個人クリニック[1]のレベルにまで及ぶ多くの臨床例があるほか、老年医学領域、末期医療、人工透析、成分献血、外科領域、歯科領域などの臨床例でも認められつつある。

　しかし振動の専門家は公害関係の研究者であることが多く「低周波振動公害」も「体感音響装置の振動」も、「振動」という括弧でくくれば同じ振動であることから、時として混乱がある。こうしたことから「人に振動を加えてもよいのか」とか、「低周波振動公害と体感音響装置の振動はどう違うのか」などの疑問も生じる。

　そこで両者の振動の性質や、及ぼす効果の違いを、物理的、生理的、心理的効果などの側面から明確にする。そして「情報を持つ体感音響振動」の有用性についての概念を体系的に捉えるための一歩としての考察を試みる。

―― 方法

　低周波振動公害や地震などの振動と、体感音響装置による体感音響振動との相違を明確にするため、物理的側面、人に及ぼす効果の生理的、心理的側面などを比較する。

1. 低周波振動公害

1.1 発生メカニズムと物理的性質

　新幹線や多数の大形トラックなどが高速走行すると、その重量やエネルギーはともに非常に大きなもので大地をも揺るがす。

　こうして発生する振動は大地という非常に大きな面積と大きな質量であるため、物理的にも必然的に波長が長くなる。このため、可聴域以下の低い周波数帯域（20Hz以下）の振動が発生し、大きな振動エネルギーで波長も長いことから広範囲に伝播することになる。建築現場の杭打ちや大型機械から発生する振動もこれに似た性質を持つものが多い。

　自然現象でも、地震、津波、山崩れなどから発生する地響き（振動）などは、巨大なエネルギーの超低周波振動であり、公害振動と物理的性質が似ている面がある。

1.2 生理的効果

　文献[2,3]によれば、人間にとって医学的に有害な振動周波数帯域は3～6Hz辺りにあることが知られている。以下1.2.1～1.2.4まで、日本音響学会編「騒音・振動（上）」の216頁[3]より引用する。

1.2.1 循環系への影響

　生物には外界からの刺激に抵抗して体の中を安定した状態に維持しようとする働きがあり（恒常性）、これを維持するためには交感神経の反応や、下垂体副腎皮質の系統などが関与すると言われている。振動刺激に対しては、交感神経に影響が表れ6Hz近傍で心血管系の反応が顕著に表れることが認められている。

1.2.2 呼吸系への影響

　呼吸系への影響は、換気量でその変化を認められるが、実験によれば呼吸系の共振周波数と考えられている、3あるいは4～6Hzにおいて著明であることが報告されている。上下振動では呼気の場合6Hz、吸気の場合5Hz、水平振動に対しては呼吸とも3Hzに最大の山があることが認められている。

1.2.3 消化器系への影響

交通車両従業員で胃症状が訴えられる率が高いが、これも4～5Hzにおいて最大の影響が認められている。

1.2.4 内分泌系への影響

内分泌系の影響は動物実験などによると、やはり1G以上の振動で観測されているが、逆の効果の報告もあって明確に説明できない現象もある。

いずれの場合も4～6Hzくらいの所で生理的影響が強くでることが報告されているが、次の人体の全身振動感覚の特性と比較すると興味がある。ヒトの場合と動物の場合の相似比が周波数比、波長比としてでていないので同じような周波数範囲で影響が顕著である点は解明されていない。

1.3 心理的影響

ストレス、不快感、苦痛、不安感、恐怖感などをもたらす場合が多いことが知られている。

2. 体感音響装置の振動

2.1 物理的性質

体感音響装置の振動は、振動には違いないが、その振動エネルギーは公害振動や地震などに比べれば、比べるべくもない程、微弱なものである。

バイブレータやマッサージのそれに比べても微弱で、微妙かつ歪みのない繊細でオーディオ的なものである。

体感音響装置が主として扱う周波数帯域は、20～150Hzである（低周波振動公害で問題になっている3～6Hzの周波数帯域とは異なる帯域）。

2.1.1 情報を持つ体感音響振動

体感できる音の振動を「体感音響振動」と呼ぶ。音楽には、躍動感を与えるもの、静かで鎮静的なものなど、情緒情報のような、さまざまな情報が含まれている。これを物理的に分析すると、曲によって「周波数スペクトル」や「ゆらぎ」

など物理的パラメータが異なることも知られている。従って体感音響装置の振動には情報が含まれており、その違いを体感でき、音楽が変われば及ぼす効果も変わってくる。バイブレータなどの単なる物理的な振動とは大きな違いがある。

2.1.2 信号伝送・変調波との相違点

情報という観点からすれば、ある周波数の振動（超音波など）を搬送波とし、情報信号を変調して伝送する通信技術がよく知られているが、ここで言う情報を持つ体感音響振動は、通信における純粋で効率的な情報のみの伝達手段、テクノロジーとは趣を異にする。

情報を持つ体感音響振動は、物理現象としての、振動・エネルギーの面と、情報の面を合わせ持った、触振動覚的に身体で感じとることの出来る幅広いものと捉えることができる。

また、扱う情報もコンピュータ的な意味でのデータよりも、生命の根源的なものに訴えるような情報の方がウエイトが高いと考えてよいであろう。

2.2　生理的効果

血圧などバイタルサインが好ましい変化を見せたり、最近の臨床報告では、便秘への効果や褥瘡の予防効果など、注目すべき生理的効果が指摘されている（エネルギーが微弱で繊細、周波数帯域も異なるので、公害などの場合のような生理的に害を及ぼすようなものは見あたらない）。

2.3　心理的効果

リラクセーション効果、生理的快感、音の印象を強める効果、音楽の感動や陶酔感を深める効果などがあり、受容的音楽療法に利用されている。

また、衝撃感や振動感を伴うような音（爆発音やSLなどが走る音など）では迫真の臨場感を再現する効果などがある。

―――― 結果

1. 物理的相違点

　低周波振動公害の振動エネルギーは非常に大きく、周波数は20Hz以下、問題になる周波数帯域は3〜6Hz辺りである。
　体感音響装置の振動は小さく、微弱で繊細（低周波振動公害とは比較にならないほど小さい）、周波数は20Hz以上、よく使われる周波数帯域は20〜150Hzである。

1.1　エネルギーの大小の意味するもの
　エネルギーの一種である温度に例をとれば、適温であれば心地よく体にも良いが、高温になれば体調を崩し、更に高くなれば熱傷を起こし、それを超えれば焼死する。温度が低くなってもさまざまなことが起こる。このようにエネルギーの大小の相違は異なった影響を及ぼす。振動においても同じである。

1.2　周波数の相違の意味するもの
　ラジオやテレビの送信に使われる電波、熱線である赤外線、光（可視光）、放射線などは、その現象も効果も全く別のものの様にも見えるが、これらはすべて電磁波であり同一のものである。違いは周波数が異なるだけである。振動でも周波数が異なれば、違う現象を呈する。

2. 生理的効果の相違

　これらの物理的相違が生理的影響として、公害振動では循環系、呼吸系、消化器系、内分泌系などへの障害を与える。他方、体感音響装置の振動は、血圧、バイタルサインなどが好ましい変化をする。

3．心理的効果の相違

　心理面でみても、公害振動では、ストレス、不快感、苦痛、不安感、恐怖感などをもたらす場合が多いのに対し、体感音響装置の振動は、リラクセーション、生理的快感、音の印象を強める、音楽の感動や陶酔感を深めるなどの効果があり、かなり異なるものである。
　心理的効果の違いは、物理的な要素の他に、振動に含まれる情報の相違も大きく関与していると考えられる。低周波振動公害や地震と、音楽とを比較すれば、そこに含まれる情報の相違は容易に推測されよう。

　以上のごとく、振動という括弧でくくれば同じ、公害振動と体感音響装置の振動だが、物理的、生理的、心理的、情報的に、その本質は大きく異なることが理解される。

―――― 考察

1．仮説　振動がもたらす効果の根源的要素

　体感音響振動の効果を考察する手がかりとして、以下のような仮説を考える。

1.1　人間が聴く音の原点は振動を伴っている（意識下に残る胎児期の記憶[4]）

　人間が聴く音の原点は、振動を伴った音を聴いている状態といえる。試みに隣にいる人の胸か背中に手を当てれば、その人の心臓の鼓動が振動として手に感じられるだろう。声を出してもらえば声が振動として伝わってくる。このことから、胎児は母親の鼓動や声を、胎内で体感音響振動を伴った音として聴いていることが納得されるだろう（人間の身体は70％ぐらいが水分である。水や骨は空気よりはるかに振動を良く伝える）。
　母親が健康で情緒が安定している時のリズミカルな鼓動は、胎児に安心感を与える音と振動である。そして鼓動には1/fゆらぎがある。
　体感できる音の振動、すなわち体感音響振動が人間に及ぼす効果の最も根源的

なことが胎児期の記憶にある。胎児期の記憶につながることは、リラクセーション効果をもたらす。

　母親が発する胎内音には母親の健康状態、精神状態など、心理的、生理的なさまざまな情報が含まれている。鼓動ひとつをとっても精神が安定しているとき、寝ているとき、不安なとき、驚いたとき、恐怖感におののいたときでは、速さも強さもゆらぎも異なる。母親の声のトーンなども同様に心理状態を反映する。単なる物理的な振動ではなく「情報を持つ体感音響振動」が、胎児に心理的、生理的にさまざまな影響と効果を及ぼす。

　生まれたばかりの赤ちゃんは胎児期の記憶が十分に残っていて、お母さんに抱かれて母親の鼓動や声が振動を伴った音として伝わると安心する。この状態が人間にとって最も心安らぐ、リラクセーションの原点なのである。

　人間は成長するにつれて、胎児期のことは忘れてしまうが、意識下には胎児期の記憶が残っており、何かの折に胎児期と同じような状態になると、安心したり快くなったりリラックスする。これが、情報を持つ体感音響振動を伝える体感音響装置による効果の根源的な要素である。

1.2　公害振動や地震

　同じ振動でも強過ぎるものは害がある。低周波振動公害がそれである。自然現象でも、地震、津波、山崩れなどから発生する地響き（振動）は、巨大なエネルギーの超低周波振動であり、公害振動と物理的性質が似ている。

　こうした危険を伴う自然現象は避けて身を護るように、生物の歴史始まって以来、何億年もの時間をかけて遺伝子の中に蓄積されたものである。したがって、こうした振動が安らぎをもたらすはずはないし、快いはずもない。地震などの振動ではリラクセーションが得られない所以といえよう。

　原始時代には、敵の襲撃や火山の爆発、地震といった生命にかかわる危険は地面に体と耳をつけてそれを察知した。振動を感じとり、身体で聴くのである。生命に関わることを予知する能力は、自然界の動物と同様、本来ヒトにも備わっているはずであるが、文明の発達とともに耳で聞こえる音だけに頼るようになり、いまはそれが忘れられている。

　知能と聴覚が発達しているヒトにとって、音はきわめて有効な情報の伝達手段であり言葉を発達させた。このために可聴周波数帯域（20-20000Hz）の信号を

音としてだけ捉え、振動として捉えることを忘れている。しかし、無意識のうちにも振動からは大きな影響を受けていると思われる。

1.3 生命の根源に関わるもの

胎児期に赤ちゃんは、お母さんのおなかの中で体感音響振動を伴った音を聴いている。母親のリズミカルな鼓動は、胎児に安心感を与える振動であり、この状態が人間にとって最も心やすらぐ状態の原点であろう。

地震などの危険を察知するのも、やすらぎを得るのも生命に関わるもの、生命の根源に関わるものは振動と共に体で聴いている。体感音響振動を伴った音が印象を強め、人間の根源的なものに訴えかけるような効果を持つのはこのためであると考えられる。

これは生命の根源に関わるサイエンスとして捉えられるであろう。生命の根源に関わるが故に、音楽療法でも効果をもつ可能性があるといえよう。

2. 音楽療法と体感音響振動

2.1 体感音響装置

体感音響装置とは、音と同時に、音楽の主として低音成分をトランスデューサ（電気―機械振動変換器）によって体感音響振動に変えて、身体に体感させながら、音楽を聴くリスニングシステムである。

体感音響振動を伴った音が印象を強め、音楽の感動や陶酔感を深める。また、胎児期の記憶につながることは、リラクセーション効果をもたらす。体感音響振動が生命の根源に訴えるのである。

体感音響装置は、椅子方式の他、ベッドパット方式、ベッドドライバ、クッション、床駆動方式などさまざまなものがあるが、更に医療用として、外科手術台用、分娩台用、人工透析椅子用、献血台用、歯科診療装置用、医療ベッド用などもある。

音楽療法は生命の根源に働きかけるものなので、身体で聴く要素を取り入れた方が効果が高い。受容的音楽療法において、スピーカによって単に音だけを聴かせるのと、体感音響装置によって、音と同時に体感音響振動を付加するのとでは効果の違いがあるのはこのためである。

2.2 生理的効果

音楽療法は「音楽の機能を利用した心理療法」といわれているが、体感音響装置を使用した場合、心理的な効果のみにとどまらないものをみせている。岩谷[5]らの臨床例では、体感音響振動がさまざまな効果を及ぼし、消化管機能が改善されたとも考えられる便秘への効果や、褥瘡の予防効果などを指摘しており、情報を持つ体感音響振動が、直接生理的効果を及ぼしていることを伺わせるものである。

3. その他の応用

3.1 酒類・食品

酒類・食品[6]などの分野への応用も進んでいる。音楽を情報を持った振動エネルギーとして捉え、技術的手段により音楽振動を付与して、酵母菌の活動を活発化したり、アルコールと水の分子構造に影響を与え、味を良くするなど、発酵、熟成に効果を及ぼし好結果を得ている。音楽という情報を持つ振動の、物理的・化学的効果と考えられる。

3.2 聴覚言語学習

音声言語の300Hz以下の周波数の振動を利用して、言葉（外国語）のリズム、イントネーションの学習[7]への応用の研究がある。
また、言葉を振動に変えて聴覚障害者の発話訓練[8]に応用する研究も行われている。

4. 情報を持つ体感音響振動の体系化

振動を物理学とし捉える研究は長い歴史を持ち、工学的にもさまざまな応用がなされてきた。また、工業化社会となってから低周波振動公害などの研究も数多い。公害関係の研究が多いことから、振動は有害なものとしてばかり捉えられている面がある。

こうしたことから、情報を持つ体感音響振動の概念を体系的に捉えることは、あまりなされていない。情報を持つ体感音響振動の概念が一般化されていないことから、特許などの文献の記述においても障害を来していた。

学術的にも「情報を持つ体感音響振動の心理的効果、生理的効果、化学的効果、物理的効果などの応用の有用性の概念を体系的に捉える」ことの必要性を指摘したい。

── おわりに

低周波振動公害や地震などの振動と、体感音響装置の振動の相違を明らかにすると共に、体感音響装置の開発に携わってきた者として、情報を持つ体感音響振動の心理的効果、生理的効果、化学的効果、物理的効果の有用性についての概念を体系的に捉える一歩への考察を試みた。尚、本文は文献[4]の続編としての性格を持ち、ボーンコンダクション理論と大脳生理学的視点からの考察などはそちらにゆずる。

執筆者

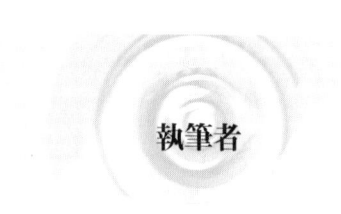

Martha Burke, MS, RMT-BC,
　　Durham VA医療センター（Durham VA Medical Center）の、広汎医療（Extended Care）とリハビリテーション・センターの音楽療法プロジェクト・コーディネータ。さらに彼女は、老化と発達の研究のためのセンター、Duke大学医療センター・Durham, NC.の上級特別研究員（Senior Fellow）。

Jos De Backer
　　Leuven大学とLemmens研究所（ベルギー）での音楽療法研究の準教授、そして責任者。

Charles Butler, MD, PhD, FACS, FACC, FACCP,
　　ミシガン州立大学・外科臨床助教授。また、ミシガンKalamazooのHeritage Medical Productsの最高経営責任者。

Penelope Johnson Butler, MD,
　　ミシガンKalamazooの医師。

June Cain
　　イギリスRadlett、Horizon NHS Trust・Harperbury病院の振動音響療法専門家、そして、音楽と振動音響療法科の上級研究者。

Patxi del Campo San Vincentte
　　音楽療法・芸術とプロセス研究所の、音楽の責任者。音楽療法の責任者。スペインBasque Country大学の卒業後の学位授与プログラム（Post-Graduate Diploma Program）授与。

Cheryl dileo, PhD, RMT-BC
　　フィラデルフィア、テンプル大学・音楽療法教授。ニュージャージー州Cherry Hill、芸術と医学研究所・所長。全米音楽療法協会（National Association for Music Therapy, Inc. USA）元会長。世界音楽療法連盟（World Federation of music Therapy, Inc.）前会長。

Miguel Fernandez
　　スペインAsturiasの、Principado de Asturias高等音楽学校・音響学専任講師。

Jeannine Gingras, MD,
　　Duke大学センター（Duke University Center）・新生児学科の医師。

Jeff Hooper
　　Dundee Healthcare NHS Trustの上級音楽療法士。スコットランドDundeeのStrathmartine病院に本拠を置いている。

Laura Jones, RN, MBA, CORN,
　　　フロリダの、聖ヨセフ・タンパ小児病院（Tampa Children's Hospital at St. Joseph's）の患者医療サービス（Patient Care Services）管理者。

Bill Lindsay
　　　スコットランド Dundee、Strathmartine 病院の臨床心理学者。

Inaki Fernandez Manchola, MD,
　　　ビトリア Osakidetza の Txagorritxu 病院の神経科医。および、スペイン Basque Country 大学・医学教授。

Petri Lehikoinen, MA,
　　　シベリウス・アカデミー（Sibelius Academy）の、特殊教育、音楽心理学、音楽療法の上級講師。そしてフィンランド・ヘルシンキの、脳認識研究施設の研究者。

Jenny McNaught
　　　英国 Radlett の Horizon NHS Trust・Harperbury 病院・音楽と振動音響療法科の振動音響療法専門家、研究者。

Jerri Oehler, PhD, RN,
　　　Duke 大学医療センター（Duke University Medical Center）新生児学科の職員。

Jan Persoons
　　　ベルギー Stokkom、Het Maaslands 研究所、およびベルギー・アントワープ、Voluntas Therapy Center の音楽療法士（orth-agogic music practitionerorth）。

Riina Raudsik, MD,
　　　エストニア Juri 健康センター（Juri Health Centre）所長。

Olav Skille
　　　Levanger Kommune の資料顧問（Data Consultant）。ノルウェー、SINTEF UNIMED の振動音響療法（Vivroakkustikterapi）相談役（Advisor）。Lingrabben Skole の元学長。Vibroacoustics A/S 社・役員（Director Vibroacoustics A/S.）。

Kathy Thomas, PT,
　　　Duke 大学医療センター（Duke University Medical Center）、Durham, NC. の理学療法士。

Esperanza Torres Serna
　　　スペイン Vitoria-Gastez の心理学者、音楽療法士。

Jenny Walsh, RN, CCRN,
　　　Duke 大学医療センター（Duke University Medical Center）・新生児科・職員。

Lyn Weekes, MCSP, SRP,
　　英国Radlett、Horizon NHS Trust・Trust理学療法部長（Trust Physiotherapy Manager）。
Tony Wigram, PhD, LGSM（MT）, RMT, RMTh,
　　デンマークAalbolg大学、音楽療法研究所・博士課程の準教授、所長。英国Harper House Children's Serviceの首席III音楽療法士。英国Horizon NHS Trust地域社会部門（Community Division）健康調査相談役。ヨーロッパ音楽療法委員会コーディネータ。世界音楽療法連盟（World Federation of Music Therapy, Inc.）会長。

参考文献

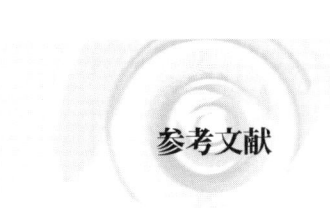

◆第1章

Alford, B. R., Jerger, J. F., Coats, A. C., Bilhingham, J., French, B. O., & McBrayer, R.O. (1966). Human tolerance to low frequency sound. *Transactions of the American Academiy of Opthamology and Otolaryngology, 701*, 40-47.

Berglund, U., & Berglund, B. (1970). Adaption and recovery in vibrotactile perception. *Perceptual and Motor Skills, 30*, pp. 843-853.

Brener, J. (1967). Heart Rate. In: P.H. Venables & I. Martin (Eds.) *Manual of Psycho-Physioliogical Methods* (pp. 103-131). Amsterdam : North Holland Publishing Company.

Broner, A. (1978). The effects of low frequency noise on people - a review. *Journal of Sound and Vibration. 58* (4), pp. 483-500.

Bryan, M., & Tempest, W. (1972). Does infrasound make drivers drunk?. *New Scientist, 3*, 584-586.

Darrow, A. A., & Goll, H. (1989). The effect of vibrotactile stimuli via the Somatron on the identification of rhythmic concepts by hearing impaired children. *Journal of Music Therapy, 26*, 115-124.

Eklund, G., & Hagbarth, K. E. (1965). Motor effects of vibratory muscle stimuli in man. *Electroencephalography and Clinical Neurophysiology, 19*, 619.

Englund, K., Hagelthorn, G., Hornqvist, S., Lidstrom, I. M., Lindqvist, M., Liszka, L., & Soderberg, L. (1978). Infraljudets Effeckter pa Manniskan. In: FMV (Eds.) *Infrasound: A summary of interesting articles* (pp. 22-24). Stockholm: Swedish Defense Material Administration.

Griffin, M. J. (1983). Effects of vibration on humans. In: R. Lawrence (Ed.) *Proceedings of Internoise, 1* (pp. 1-14). Edinburgh: Institute of Acoustics.

Hagbarth, K. E., & Eklund, G. (1968). The effects of muscle vibration in spasticity, rigidity and cerebellar disorders. *Journal of Neurology, Neurosurgery, and Psychiatry, 31*, 207-213.

Kats, D., & Revesz, G. (1954). Musikgenuss bei Gehorlosen. *Zschr Psychol*, BD.99.H.5/6.

Landstorm, U., Danielssen, A., Lindmark, A., Lindqvist, M., Liszka, L., & Soderberg, L. (1981). Fysiologiska effekter framkallade under exponering for infraljud. In: FMV (Eds.), *Infrasound: A summary of interesting articles* (pp. 44-

45), Stockholm: Swedish Material Defense Administration.

Lehikoinen, P. (1988). The Kansas project. Report from a control study on the effect of vibroacoustical therapy on stress. Sibelius Academy, Helsinki, Unpublished paper.

Lehikoinen, P. (1989). Vibracoustic treatment to reduce stress. Sibelius Academy, Helsinki, Unpublished paper.

Madsen, C. K., Standley, J. M., & Gregory, D. (1991). The effect of a vibrotactile device, Somatron, on physiological and psychological responses: Musicians versus non-musicians. *Journal of Music Therapy, 28*, 120-134.

Moller, h. (1984). Physiological and psychological effects of infrasound on humans. *Journal of Low Frequency Noise and Vibrations, 3*, (1), 1-17.

Pujol, K. K. (1994). The effect of vibro tactile stimulation, instrumentation, and precomposed melodies on physiological and behavioral responses of profoundly retarded children and adults. *Journal of Music Therapy, 31* (3), 186-205.

Roland, P. E., & Neilsen, K. V. (1980). Vibratory thresholds in the hands. *Archives of Neurology, 37*, 775-779.

Saluveer, E. & Tamm, S. (1989). Vibroacoustic therapy with neurotic clients at the Talinn Pedagogical Institute. Paper presented at the Second International Symposium in Vibroacoustics, Steinkjer, Norway, 1989. Published ISVA.

Skille, O. (1989a). Vibroacoustic research. In: R. Spintge & R. Droh (Eds.) *MusicMedicine*, St Louis, MO: MMB.

Skille, O. (1989b). Vibroacoustic Therapy. *Music Therapy, 8*, 61-77.

Skille, O., & Wigram, T. (1995). The effect of music, vocalisation and vibration on brain and muscle tissue. Studies in vibroacoustic therapy. In: T. Wigram, B. Saperston & R. West (EdS.) *The Art and Science of Music Therapy : A Handbook*. London: Harwood Academic Publications.

Skoglund, C. R. (1989). Vasodilatation in human skin induced by low amplitude high-frequency vibration. *Clinical Psychology, 9*. 361-372.

Skoglund, C, R., & Knutsson, E. (1985). Vasomotor changes in human skin elicited by high frequency low amplitude vibration. *Acta Physiol. Scand., 125*, 335-336.

Standley, J. M. (1991). The effect of vibrotactile and auditory stimuli on perception of comfort, heart rate and peripheral finger temperature. *Journal of Music Therapy, 28* (3), 120-34.

Stillman, B. C. (1970). Vibratory motor stimuration: A preliminary report. *The Australian Journal of Physiotherapy, 16*, 118-123.

Teirich, H. R. (1959). On Therapeutics Through Music and Vibrations. In: H.

Scherchen (Ed.) *Gravesaner Blatter* (pp. 1-14). Mainz: Ars Viva Verlag.

Verillo, R. T. (1962). Investigation of some parameters of the cutaneous threshold for vibration. The Journal of the Acoustical Society of America, 34 (11), 1768-1773.

Von Gierke, H. E., & Nixon, C. W. (1976). Effects of intense infrasound on man. In: W. Tempest (Ed.) *Infrasound and low frequency vibration* (pp. 115-150). London: Academic Press.

Wedell, C. H., & Cummings, S. B. (1938). Fatigue of the vibratory sense. *Journal of Experimental Psychology*, 22, 429-438.

Wigram, T. (1996). The effects of vibroacoustic therapy on clinical and non-clinical populations. Doctoral dissertation, St. George's Medical School, London University.

Wigram, T. (1993), "The Feeling of sound" - The effect of music and low frequency sound in reducing anxiety in challenging behaviour in clients with learning difficulties. In: H. Payne (Ed.), *Handbook of Enquiry in the Arts Therapies "One River, Many Currents"*. (pp. 177- 197). London, Philadelphia: Jessica Kingsley.

Wigram, T., & Weekes, L. (1987). Report on Levanger Symposium, Norway.In: O. Skille (Ed.) *Komplett rapport fra symposium. Vibroakustik behandlingsmetodikkinnen hpvu og. Poliklinisk Fysikalsk Stimulering*. Levanger, Norway: ISVA Publications.

Yamada, S., Ikugi, M., Fujikata, S., Watanabe, T., & Kosaka, T. (1983). Body sensation of low frequency noise of ordinary persons and profoundly deaf persons. *Journal of Low Frequency Noise and Vibration*, 2 (3), 32-36.

◆第3章

Abeles, H. F., & Chung, J.W. (1996). Responses to music. In: D. Hodges (Ed.) *Handbook of music psychology* (2nd Edition) (pp. 285-342). San Antonio, TX: IMR Press.

Bartlett, D. (1996). Physiological responses to music and sound stimuli. In: D. Hodges (Ed.) *Handbook of music psycholology* (2nd Edition) (pp. 343-386), San Antonio: Institute for Music Research Press.

Dainow, E. (1977). Physical effects and motor responses to music. *Journal of Reseach in Music Education*, 25. 211-221.

Harrer, G., & Harrar, H. (1977. Music, emotion and autonomic function. In: M. Critchley & R.A. Henson,(Eds.) *Music and the brain*. London: Heinemann Medical Books.

Hodges, D. (1980). Physiological responses to music. In.. D. Hodges (Ed.) *Handbook of music psychology* (pp. 392-400). Dubuque, IA: Kendall Hunt Publishing Co.

Lacey, J.I. (1956). The evaluation of autonomic responses: Toward a general solution. *Annals of the New York Academy of Sciences*, 67 123-164.

Maranto, C.D. (1996). Research in music and medicine: The state of the art. In: MA. Froehlich (Ed.). *Music therapy with hospitalized children: A creative arts child life aproach* (pp. 39-66). Cherry Hill, NJ: Jeffrey Books.

Maranto, C.D. (1993a). Applications of music in medicine. In: M. Heal & T.Wigram (Eds.) *Music therapy in health and education* (pp.153-174). London and Philadelphia: Jessica Kingsley Publishers.

Maranto, C.D. (1993b). Music therapy and stress management. In: P. Lehrer & R. Woolfolk (Eds.) *Principles and practice of stress management* (2nd Edition) (pp. 407-443). New York: Guilford Press.

Maranto, C.D. (1992). A comprehensive definition of music therapy with an integrative model for music medicine. In.. R. Spintge & R. Droh (Eds.) *MusicMedicine* (pp. 19-29). St. Louis.. MMB Music.

Maranto, C.D. (1991). A classification model for music and medicine. In: C.D. Maranto (Ed.) *Applications of music in medicine* (pp. 1-6). Washington, D.C.: NAMT.

Maranto, C.D. & Scartelli, J. (1992). Music therapy and psychoneuroimmunology. IN: R, Spintge & R. Droh (Eds.) *MusicMedicine* (pp. 142-154). St. Louis: MMB Music.

Schacter S. (1957). Pain, fear and anger in hypertensives and nonhypertensives. *Pyschosomalic Medicine*, 19 17-29.

Schacter, S. (1964). The interaction of cognitive and physiologic determinants of emotional states. *Advances in Experimental Social Psychology*, 1, 49-80.

Standley, J. M. (1995). Music as a therapeutic intervention in medical and dental treatment: Research and clinical applications. In: T. Wigram, R. West & B. Saperston (Eds.) *The art and science of music therapy : A handbook.* (pp. 3-22). Switzerland: Harwood Academic Publishers.

Standley, J. M. (1992). Meta-analysis of research in music and medical treatment: Effect size as a basis for comparison across multiple dependent and independent variables. In: R. Spintge & R. Droh (Eds.) *MusicMedicine* (pp. 364-378). St. Louis: MMB Music.

Standley, J. M. (1986). Music research in medical/dental treatment: Meta-analysis and clinical applications. *Journal of Music Therapy*, 23, 56-122.

Thaut, M. H. (1989b). The influence of music interventions on self-rated changes in relaxation, affect and thought in psychiatric prisoner patients. *Journal of Music Therapy*, 26, 155-166.

◆第4章

Cass, H., Slonims, V., Weekes, L., Wigram, T. & Wisbeach, A. (1993). Therapy services for Rett Syndrome: How well does provision match Specific needs? Paper presented to the Royal Society of Medicine, London, 1993.

Chesky, K. S., & Michel, D. E. (1991). The music vibration table (MVTtm): Developing a technology and conceptual model for pain relief. *Music Therapy Perspectives*, 9, 32-38.

Chesky, K. S. (1992). The effects of music and music vibration using the MVTtm on the relief of rheumatoid arthritis pain, PhD. Dissertation, University of North Texas.

Skille, O. (1982a). Musikkbadet - Anvendt for de Svakeste. *Nordisk Tidsskrift for Sspeciale Pedagogikk*, 4, 275-84.

Skille, O. (1982b). Musikkbadat - enn musikk terapeutisk metode. *Musikk Terapi*, 6, 24-27.

Skille, O. (1986). *Manual of Vibroacoustics*. Levanger, Norway: ISVA Publications.

Skille, O. (1989a). Vibroacoustic research. In R. Spintge., & R. Droh (Eds.). *Music Medicine*. St. Louis: Magna Music Baton.

Skille, O. (1989b). Vibroacoustic therapy. *Music Therapy*, 8, 61-77.

Skille, O. (1992). Vibroacoustic research 1980-1991. In R. Spintge & R. Droh (Eds.). *Music and Medicine* (pp.249-266) St. Louis: Magma Music Baton.

Skille, O. (1987). Komplett rapport fra symposium. Vibroakustisk Behandlingsmetodikk innen Hvpu Og. Poliklinisk Fysikalsk Stimulering. Levanger, Norway: ISVA publications.

Skille, O. (1991). *Vibioacoustic Therapy: Manual and Reports*. Levanger, Norway: ISVA publications.

Wigram, T., & Cass, H. (1995) The role of music therapy in a clinic for children and adults with Rett Syndrome. Paper presented to the BSMT Conference, London.

◆第5章

Boakes, M. (1990). *Vibrotactile stimulation*. British Association of Occupational Therapists. London.

Bobath, K. (1972B). *The motor defects in patients with cerebral palsy*. London:

Heinemann..
Bobath, K., & Bobath, B. (1972A). Cerebral Palsy. In: Pearson, P.H. & Williams, C. E. (Eds.), *Physical therapy services in the developmental disabilities*, (pp. 31-185). Springfield, IL: Charles C Thomas.
Carrington, M. E. (1980). Vibration as a training tool for the profoundly multiply handicapped child within the family. Paper presented at Castle Priory College.
Jones, M. H. (1975). Differential diagnosis and natural history of the cerebral palsied child. In: Robert L. Samilson (Ed.) *Orthopaedic aspects of cerebral palsy* (pp. 5-26). London: Heinemann.
Lehikoinen, P. (1990). The physioacoustic method. Kalamazoo, Michigan: Nextwave, Inc.
Scartelli, J. P. (1982). The effect of sedative music on electromyographic biofeedback assisted relaxation training of spastic cerebral palsied adults. *Journal of Music Therapy, 19,* 210-218.
Skille, O. (1986). *Manual of vibroacoustics.* Steinkjer, Norway: ISVA Publications.
Skille, O. (1989). Vibroacoustic research. In R. Spintge & R. Droh (Eds.) *MusicMedicine.* St. Louis, MO: MMB.
Skille, O. (1989). Vibroacoustic Therapy. *Music Therapy, 8,* pp. 61-77.

◆第6章

Bean, J. (1995). Music Therapy and the child with cerebral palsy: Directive and non-directive intervention. In: T. Wigram, B. Saperston & R. West (Eds.) *The art and science of music therapy : A handbook.* (pp. 194-208). London: Harwood Academic Publishers.
Bobath, K. & Bobath, B. (1972).,Cerebral Palsy. In: P.H. Pearson & C.E. Williams, (Eds.), *Physical therapy services in the developmental disabilities.* (pp. 31-185). Springfield. IL: Charles C Thomas.
Bobath, K. (1972). *The motor deficits in patients with cerebral palsy.* London: Heinemann.
Cosgriff, V. (1988). Intensive music therapy in a two week residential programme for people with parkinsons disease. *Bulletin: Australian Music Therapy Association, 11,* (4) December, 2-11.
Palmer, F. B., Shapiro, B. K., Wachtel, R. C., Allen, M. C., Hiller, J.E., Harryman,. S.E., Mosher, B. S., Meinert, C. L., & Capute, A. J. (1988). The effects of physical therapy on cerebral palsy: The control child and infants with spastic diplegia. *The New England Journal of Medicine, 318* (13), 803-808.

Wigram, T. & Weekes, L. (1985). A specific approach to overcoming motor dysfunction in children and adolescents with severe physical and mental handicaps using music and movement. *British Journal of MusicTherapy*, *16* (1), 2-12.

Wigram, A., & Weekes, L. (1983). The use of music in overcoming motor dysfunction in children and adolescents suffering from severe physical and mental handicap - A specific approach. Paper presented at the World Conference of Music Therapy, March 1983, Paris.

◆第7章

Matthews, G., Jones, D.M., & Chamberlain, A. G. (1990). Refining the measurement of mood: The UWIST Mood Adjective Check List. *British Journal of Psychology*, *81*, pp.1-26.

Saluveer, E., & Tamm, S. (1989). Vibroacoustic therapy with neurotic clients at the Tallinn Pedagogical Institute. Paper given to the Second International Symposium in Vibroacoustics, Steinkjer. Norway. Published ISVA.

Skille, O. (1991). *Manual of Vibroacoustic Therapy*. Levanger, Norway: ISVA Publications.

Wigram, T. (1993). "The feeling of sound" - The effect of music and low frequency sound in reducing anxiety in challenging behaviour in clients with learning difficulties. In: H. Payne (Ed.), *Handbook of enquiry in the arts therapies, "one river, many currents"* (pp. 177-197). London, Philadelphia: Jessica Kingsley Publications.

◆第8章

Ahles, T. H., Ruckdeschel, J. C., & Blanchard, E.D. (1984). Cancer-related pain - II. Assessment with visual analogue scales. *Journal of Psychosomatic Research*, *28*(2), 121-124.

Anderson, S. A. (1979). Pain control by sensory stimulation. *Advances in Pain Research and Therapy*, 3, 569-585.

Bailey, L. M. (1986). Music Therapy in pain management. *Journal of Pain and Symptom Management*, *1*(1), 25-28.

Burke, M. A. (1994). Use ef physioacoustic intervention in pain management of postoperative gynecological patients. Unpublished Master's Thesis, University of North Carolina-Chapel Hill.

Burke, M. A., Walsh, J., Oehler, J., & Gingras, J. (1995). Music therapy following suctioning: Four case studies. *Neonatal Network*, *14* (7), 41-49.

Chesky, K. S., & Michel, D. E. (1991). The music vibration table (MVT):

Developing a technology and conceptual model for pain relief. *Music Therapy Perspectives*, 9, 32-38.

Gardner, W. J., & Licklider, J. C. R. (1959). Auditory analgesia in dental operations. *The Journal of the American Dental Association*, 59, 1144-1149.

Gardner, W. J., Licklider, J. C. R., & Weisz, A. Z. (1960). Suppression of pain by sound. *Science, 132*, 32-33.

Guieu, R., Pouget J. (1990). Pain relief achieved by transcutaneous electrical nerve stimulation and/or vibratory stimulation in a case of painful legs and moving toes. *Pain*, 42. 43-48.

Lehikoinen, Petri. (1991). *The Physioacoustic Method*. Kalamazoo, MI: Nextwave, Inc.

Locsin, R. G. R. A. C. (1981). The effect of music on the pain of selected post operative patients. *Journal of Advanced Nursing*, 6. 19-25.

Masler, P. M. (1986). The effect of music on the reduction of pain: A review of the literature. *The Arts in Psychotherapy*, 13, 215-219.

Morosko, T. E., & Simmons, F. F. (1966). The effect of audio-analgesia on pain threshold and pain tolerance. *Journal of Dental Reseach Supplement to No.* 6, 1608-1617.

Neale, J. M., & Liebert, R. M. (Eds.). (1986). *Science and Behavior: An Introduction to Methods of Research*. (3rd ed.). Englewood Cliffs, NJ: Prentice-Hall.

Price, D. D., McGrath, P, A., Rafii, A., & Buckingham, B. (1983). The validation of visual analogue scales as ratio scale measures for chronic and experimental pain. Pain, 17, 45-56.

Siegele, D.S., (1974). The gate control theory. *American Journal of Nursing*, 74(3), 498-502.

Skille, O. (1989). Vibroacoustic therapy. *Music Therapy*, 8(1), 61-77.

Steinke, W. R. (1991). The use of music, relaxation, and imagery in the management of post-surgical pain for scoliosis. In Maranto, C. D. (Ed.), *Applications of Music in Medicine*, (pp. 141-162). Washington, D.C.: National Associatiton for Music Therapy, Inc.

◆第9章

Ahles, T. H., Ruckdeschel, J. C., & Blanchard, E.D. (1984). Cancer-related pain - II. Assessment with visual analogue scales. *Journal of Psychosomatic Research*, 28, (2). 121-124.

Cancer pain: A monograph on the management of cancer pain. (1984). A report of the expert advisory committee on the management of severe chronic pain in cancer patients to the Honourable Monique Begin, Minister of National Health and Welfare.

Clum, G. A., Luscomb, R. L., & Scott, L. (1982). Relaxation training and cognitive redirection strategies in the treatment of acute pain. *Pain*, *12*, 175-183.

Fishman, B., Pasternak, S., Wallenstein, S. L., Houde, R. W., Holland, J. C., & Foley, K. M. (1987). The Memorial Pain Assessment Card: A valid instrument for the evaluation of cancer pain. *Canser*, *60*, 1151-1158.

Graham, C., Bond, S. S., Gerkovich, M. M., & Cook, M. R. (1980). Use of the McGill Pain Questionnaire in the assessment of cancer pain: Replicability and consistency. *Pain*, *8*, 377-387.

Locsin, R. G. R. A. C. (1981). The effect of music on the pain of selected postoperative patients. *Journal of Advanced Nursing*, *6*, 19-25.

McGuire, D. B. (1984). Assessment of pain in cancer inpatients using the McGill Pain Questionnaire. *Oncology Nursing Forum*, *11*, (6), 32-37.

Melzack, R. (1975). The McGill Pain Questionnaire: Major properties and scoring methods. *Pain*, *1*, 277-299.

Melzack, R., Weisz, A. Z., & Sprague, L. T. (1963). Stratagems for controlling pain: Contributions of auditory stimulation and suggestion. *Experimental Neurology*, *8*, 239-247.

Neale, J. M., & Liebert, R. M. (Eds.). (1986). *Science and Behavior: An Introduction to Methods of Research* (3rd ed.). Englewood Cliffs, NJ: Prentice-Hall.

Price, D. D., McGrath, P. A., Rafii, A., & Buckingham, B. (1983). The validation of visual analogue scales as ratio scale measures for chronic and experimental pain. *Pain*, *17*, 45-56.

Rhodes, V. A., Watson, P. M., & Johnson, M. H. (1984). Deveropment of reliable and valid measures of nausea and vomiting. *Cancer Nursing*, Feb., pp. 33-41.

Rider, M. S. (1985). Entrainment mechanisms are involved in pain reduction, muscle relaxation, and music-mediated imagery. *Journal of Music Therapy*, *12*, (4). 183-192.

Siegele, D. S. (1974). The gate control theory. *American Journal of Nursing*, *74*, (3), 498-502.

Steinke, W. R. (1991). The use of music, relaxation, and imagery in the management of post-surgical pain for scoliosis. In Maranto, C. D. (Ed.), *Applications of Music in Medicine* (pp. 141-162). Washington, Wells, N. (1982). The effect of relaxation on post-operative muscle tension and pain. *Nursing Reseach*, *31*, (4), 236-238.

Zuckerman, M., & Lubin, B. (1965). *Manual for the Multiple Affect Adjective*

Checklist. San Diego, CA: Educational and Industrial Testing Service.

◆第10章

Fahn, S., & Elton, R.I. (1987). Unified Parkinsons' disease rating scale. In: S. Fahn, C.D. Marsden, D.B. Calne, & M. Goldstein (Eds.), *Recent developments in Parkinson's disease* (Vol. 2) (pp. 153-164). Florham Park, NJ: Macmillan Health Care Information.

Hoen, M.M., & Yahr, M.D. (1967). Parkinsonism: Onset, progression and mortality. *Neurology, 17*, 427-442.

Skille, O., Wigram, T., & Weekes, L. (1989). Vibroacoustic therapy: The therapeutic effect of low frequency sound on specific physical disorders and disabilities. *Journal of British Music therapy, 3*, (2), 6-10.

◆第11章

Saperston, B. (1995). The effect of consistent tempi and physiologically interactive tempi on heart rate and EMG responses. In: T. Wigram, B. Saperston, & R. West (Eds.), *The art and science of music therapy: A handbook* (pp. 58-82). London: Harwood Academic Publications.

Skille, O. (1986): *Manual of Vibroacoustics*. Steinkjer, Norway: ISVA Publications.

Skille, O. (1987). Komplett rapport fra symposium. Vibroakustisk Behandlingsmetodikk innen Hvpu Og. Poliklinisk Fysikalsk Stimulering. Published by the International Society of Vibroacoustic Therapy (ISVA) Norway.

Teirich, H.R: (1959). On Therapeutics Through Music and Vibrations. From: Gravesaner Blatter (Editor H Scherchen) Ars Viva Verlag Mainz. 1959, 13.

◆第13章

Hadsell, N.A., & Coleman, K.A. (1988). Rett syndrome: A challenge for music therapists. *Music Therapy Perspectives*, 5

Hagberg, B., Aicardi, J., Dias, K., & Ramos, O. (1983). A progressive syndrome of autism, dementia, ataxia and loss of purposeful hand use in girls. Rett Syndrome: Report of 35 cases. *Annals of Neurology, 14*, 471-9.

Kerr, A., & Stephenson, J. (1985). Rett syndrome in the west of Scotland, *British Medical Journal, 291*, 579-82.

Kerr, A. & Stephenson, J. (1986). A study of the natural history of Rett syndrome in 23 girls. *American Journal of Medical Genetics, 24*, 77-83.

Montague, J. (1988). Music therapy and the treatment of Rett syndrome.

Pamphlet published by United Kingdom Rett Syndrome Association, Glasgow, England.

Montague, J. (1988). Music therapy in the treatment of Rett syndrome. National Rett Syndrome Association, Scotland.

Rett, A. (1966) *Uber ein cerebral atropisches syndrome bei hyper-ammonamie*. Vienna: Bruder Hollinek.

Wigram, T. (1991). Music therapy for a girl with Rett syndrome: Balancing structure and freedom. In: K. Bruscia (Ed.) *Case Studies in Music Therapy*. Phoenixville, PA: Barcelona Publishers.

◆第14章

Murphy, G., & Wilson, B. (Eds.) *Self-injurious behaviour*. London: BIMH Publications.

Pollinglon, C. (1994) A single case study to compare carry-over effect when different treatment frequencies of vibroacoustic therapy are administered. Unpublished Masters Thesis. University of Nottingham. England.

Skille, O. (1987). Komplett rapport fra symposium. Vibroakustisk Behandlingsmetodikk innen Hvpu Og. Poliklinisk Fysikalsk Stimulering. Published by International Society of Vibroacoustic Therapy (ISVA). Levanger. Norway.

Wigram, T., & Weekes, L. (1990). Treatment and Reseach into the Physiological Effect of Low Frequency Sound and Music on Muscle Tone and Circulation. *European Journal of Humanistic Psychology*, 2, 16-25

Williams, C., & Surtees, P. (1975) Behaviour modification with children: Mannerisms, Mutilation and Management. Therapy. 1975 ed. Brengelmann, J.C.

◆第15章

Ballinger, B.R., & Reid, A.H. (1977). Psychiatric disorder in an adult training center and a hospital for the mentally handicapped. *Psychological Medicine*, 7, 525-528.

Corbett, J.A. (1979). Psychiatric morbidity and mental retardation. In James, F.E., Snaith, R.P. (Eds.) *Psychiatric Illness and Mental Handicap*. London: Gaskell Press.

Guralnick, M.J. (1973). Behavior therapy with an acrophobic mentally retarded young adult. *Journal of Behavior Therapy and Experimental Psychiatry*, 4. 263-265.

Hooper, J., Lindsay, B. (1990). Music and the mentally handicapped: the effect of music on anxiety. *Journal of British Music Therapy*, 4, (2), 19-26.

Hooper, J., Lindsay, B. (1991a). Improving the quality of life through music. *Mental Handicap*, 20, (1), 27-30.

Hooper, J. (1991b). Music hath charms... *Nursing Times*, 87 (37), 40-41.

Lindsay, W.R., Baty, F. (1986a). Abbreviated progressive relaxation: its use with adults who are mentally handicapped. *Mental Handicap*, 14, 123.-126.

Lindsay, W.R., Baty, F. (1986b). Behavioural relaxation training: explorations with adults who are mentally handicapped. *Mental Handicap*, 14, 160-162.

Novosel, S. (1984). Psychiatric disorder in adults Submitted to a hospital for the mentally handicapped. *British Journal of Mental Subnormality*, 30, 54-58.

Stoudenmire, J. (1975). A comparison of muscle relaxation training and music in the reduction of state and trait anxiety. *Journal of Clinical Psychology*, 31(1), 490-492.

◆第16章

Brazelton, T.B. (1973). Neonatal Behavioral Assessment Scale. Philadelphia, PA: Lippincott.

Caine, J. (1991). The effects of music on the selected stress behaviors, weight, caloric and formula intake, and length of hospital stay of premauture and low birth weight neonates in a newborn intensive care unit. *Journal of Music Therapy*, 28(4), 180-192.

Chapmann, J.S. (1975). The relation between auditory stimulation of short gestation infants and their gross motor limb activity. Unpublished doctoral dissertation, New York University.

Collins, S.K. & Kuck, K. (1991). Music therapy in the neonatal intensive care unit. *Neonatal Network*, 9(6), 23-26.

Glass, P. (1994). The vulnerable neonate and the neonatal intensive care environment. In G. B. Avery, M. A., Fletcher, & M. G. MacDonald (Eds.), *Neonatology : Pathophysiology and management of the newborn* (pp. 77-94). Philadelphia: J. B. Lippincott Company.

Leonard, J. E. (1993). Music therapy: Fertile ground for application of research in practice. *Neonatal Network*, 12(2), 47-48.

Oehler, J.M., Eckerman, O. & Wilson, W.H. (1988). Social stimulation and the regulation of premature infants' state prior to term age. *Infant Behavior and Development*, 11, 333-351.

Rosner, B. & Doherty, A. (1979). The response of neonates to intrauterine sounds.

Deveropemental Medicine and Child Neurology, 21: 723 -729.

Standley, J. & Madsen, C. K. (1990). Comparison of infant preferences and responses to auditory stimuli : music, mother, and other female voice. *Journal of Music Therapy, 27*(2). 54-97.

Walker, D., Grimwade, J., & Wood, C. (1971). Intrauterine noise: A component of the fetal environment. *American Journal of Obstetrics & Gynecology, 109*(1),91-95.

Yecco, G. J. (1993). Neurobehavioral development and developmental support of premature innfants. *Journal of Perinatal and Neonatal Nursing, 7*(1): 56-65.

◆第18章

Anderson, S.A. (1979). Pain control by sensory stimulation. *Advances in Pain Reseach Therapy, 3*, 569-585.

Brown, C.J., Chen, A.C.N., & Dworkin, S.F. (1989). Music in the control of human pain. *Music Therapy, 8* (1), 47-60.

Gardner, W.J., Licklider, J.C.R., & Weisz, A.Z. (1960). Suppression of pain by sound. *Science, 132*, 32-33.

Lehikoinen, P.J. (1991). The Physioacoustic Method. Next Wave: Kalamazoo, MI.

Lundeberg, T. (1984). Long-term results of vibratory stimulation as a pain-relieving measure for chronic pain. *Pain, 20*, 13-23.

Moss, V.A. (1988). Music and the surgical patient: The effects of music on anxiety. *AORN Journal, 48*(1), 64-69.

Naukkarinen, H., Lehikoinen, P., Paakkari, T., & Saukkonnen, N. (1990). The Physioacoustic method in the treatment of psychic anxiety. Paper presented at the 5th International Congress of Psychophysiology, Budapest, Hungary.

◆第20章

Lehikonen, P. (1990). *The Physioacoustic Method*. Kalamazoo, MI: Next Wave, Inc. (unpublished).

Leppala, A. (1993). Unpublished patient report.

LIinas, R., & Ribary, U. (1993). Coherent 40-Hz oscillation characterizes dream like states in humans. *Neurobiology, 90*, 2078-2081.

Lundeberg, T., Abrahamsson, P., Bondesson, L. & Haker, E. (1988), Effect of vibratory stimulation on experimental and clinical pain. *Scandinavian Journal of Rehabilitation Medicine, 19*, 149-159.

Naatanen, R. (1992). *Attention and brain function*. New Jersey: L. Erlbaum.

Naukkarinen, H., Lehikoinen, P., Paakkari, T. & Saikkonen, N. (1990), The Physioacoustic Method in the Treatment of the Psychic Anxiety, A Research Paper presented in the 5th International Congress of Psychophysiology, Budapest. Hungary. July 9-13. 1990.

Ronnholm, A. (1993). Unpublished patient report.

◆第22章

Chesky, K. S. (1992). The effects of music and music vibration using the MTVtm on the relief of rheumatoid arthritis pain, PhD. Dissertation, University of North Texas.

Maranto, C.D. (1992). A comprehensive definition of music therapy with an integrative model for music medicine. In: R. Spintge & R. Droh (Eds.) *MusicMedicine* (pp. 19-29). St.Louis.. MMB Music.

Maranto, C.D. (1991). A classification model for music and medicine. In: C.D. Maranto (Ed.) *Applications of music in medicine* (pp. 1-6). Washington, D.C.: NAMT.

Skille, O. (1991). *Manual of vibroacoustic therapy*. Levanger, Norway: ISVA Publications.

Wigram, T. (1987). Manual for the use of Vibroacoustic Therapy Equipment in the C.P.U. Unpublished Manual. North West Hertfordshire District Health Authority.

Wigram, T. (1995). Procedure of Vibroacoustic Treatment. Unpublished Treatment Procedure document. Horizon NHS Trust. England.

Wigram, T. (1995). Current List of Contraindications for Vibroacoustic Therapy. Unpublished document. Horizon NHS Trust. England.

Wigram, T. (1993) "The Feeling of Sound" - The Effect of Music and Low Frquency Sound in rducing anxiety in challenging behaviour in clients with learning difficulties. In: *Handbook of enquiry in the arts therapies, "One river, many currents."* H. Payne (Ed.) (pp. 177-197). London. Philadelphia: Jessica Kingsley Publications.

Wigram, T., & Weekes, L. (1987). Manual for the use of vibroacoustic therapy equipment in the C.P.U.. Unpublished manuscript. North West Hartfordshire District Health Authority.

◆第23章

Skille, O. (1982). Musikkbadat - enn musikk terapeutisk metode. *Musikk Terapi*, 6, 24-27.

Skille, O. (1986). *Manual of vibroacoustics*. Levanger, Norway: ISVA Publications.

Skille, O. (1989a). Vibroacoustic research. In R. Spintge, & R. Droh. (Eds.) *Music Medicine*. St. Louis: MMB.

Skille, O. (1989b). Vibroacoustic therapy. *Music Therapy*, 8, 61-77.

Skille, O. (1992) :Vibroacoustic research 1980-1991. In R. Spintge, & R. Droh (Eds.) *Music Medicine* (pp.249-266) St. Louis: MMB.

Skille, O. (1991). *Vibroacoustic therapy : Manual and reports*. Levanger, Norway: ISVA publications.

Teirich, H.R:(1959). On therapeutics through music and vibrations. In H. Scherchen (Ed.), *Gravesaner Blatter*, (pp. 1-14). Mainz: Ars Viva Verlag.

Wigram, A.L. (1996). The Effect of Vibroacoustic Therapy on Clinical and Non-Clinical Populations. PhD Thesis, St. Georges Medical School, London University, England.

◆第24章

Chesky, K. S. (1992). The effects of music and music vibration using the MTVtm on the relief of rheumatoid arthritis pain, PhD. Dissertation, University of North Texas.

◆第25章

1) 牧野真理子、坪井康次、中野弘二、筒井末春：うつ状態に音楽療法的接近を試みた1例
   日本バイオミュージック研究会誌　1987, Vol.1, P61-66

2) 村林信行、坪井康次、筒井末春：うつ症状の治療に音楽療法を併用した一例
   日本バイオミュージック研究会誌　1988,Vol.2, P62-68

3) 平　陽一、村林信行、坪井康次、筒井末春：心身医学領域における音楽療法の試み
   ――受動的音楽療法の適用と限界について――
   日本バイオミュージック研究会誌　1989,Vol.3, P31-34

4) 村林信行、坪井康次、中野弘一、筒井末春：頭頸部の不定愁訴に対して音楽療法を施行した一例
   日本バイオミュージック研究会誌　1990,Vol.4, P49-54

5) 牧野真理子、坪井康次、中野弘一、筒井末春：摂食障害患者の過食衝動に対する音楽の活用の試み　　日本バイオミュージック研究会誌　1990,12. Vol.5　P15-18

6) 山本晴義：不登校症例に対する音楽療法の活用
   日本バイオミュージック研究会誌　1990,Vol.4, P29-33

7) 牧野真理子、坪井康次、中野弘一、筒井末春：摂食障害患者に対する音楽療法の試み(2)
   日本バイオミュージック研究会誌　1991,8月 Vol.6, P39-42

8) 村林信行、坪井康次、中野弘一、筒井末春：音楽が健常人に及ぼす生理学的変化に

関する検討（第1報）　　　日本バイオミュージック学会誌　1993,2月 Vol.8, P46-51
9) 村林信行、坪井康次、中野弘一、筒井末春：過敏性腸症候群に対する音楽療法
　　日本バイオミュージック学会誌　1993,5月 Vol.9, P39-42
10) 牧野真理子、坪井康次、筒井末春：在日外国人のストレス管理の一手段としての音楽の活用の試み　　日本バイオミュージック学会誌　1993,12月 Vol.10, P39-43
11) 牧野真理子、坪井康次、筒井末春：心療内科クリニックにおける音楽療法の試み
　　日本バイオミュージック学会誌　1994,6月 Vol.11, P39-44
12) 牧野真理子、坪井康次、筒井末春：高齢者に対する音楽療法の試み
　　日本バイオミュージック学会誌　1995,vol.13, P56-59,
13) 田中多聞：老人痴呆の映像・音響療法、ボディソニック・ルーム・テラピー
　　CURRENT THERAPY　1987, Vol.5, No.10, P107-111
14) 岩谷房子、池田典次：末期患者に対する音楽療法の試み――特にボディソニックベッドパットの応用――　　日本バイオミュージック学会誌　1994,6月 Vol.11, P29-38
15) 表　文恵、田島佳代、吉永徳江、浦出節子、原田美恵子、西村明子、尾副節子、下田俊文、春木谷マキ子、黒畑　功、豊中啓尹子：血液透析中における音楽療法の試み
　　大阪透析研究会誌　1990,9月,8巻2号 P173-177
16) 椿原美治：音楽療法最前線（1）　大阪府立病院人工透析室での音楽利用
　　日本バイオミュージック研究会誌　1990,12. Vol.5　P40-43
17) 篠田知璋：芸術療法、慢性透析患者への透析中の音楽療法の試み
　　日本心身医学会誌（心身医学）　1992,2月 Vol.32 第2号, P108-113
18) 会田美香、宗美千子、志水哲雄、北村　真、田中進一：透析患者に対する音楽療法――フリッカーテストによる透析中の疲労度の検討――
　　日本バイオミュージック学会誌　1998,12月 Vol.16,No.2 P187-193
19) 大国典子、小林芳夫、松本一夫、富田忠夫、小川敏彦：成分献血における音楽の心理的効果について――体感音響装置を使用して――
　　日本血液事業学会　第13回（熊本）　1989,10月, P75
20) 小林芳夫、松本一夫、大國典子：成分献血における振動を伴う音楽の心理学的効果
　　日本バイオミュージック研究会誌　1991,8月 Vol.6, P84-87
21) 村山正子、小熊由美、梅垣いつみ：意識下で手術を受ける患者へのボディソニックの導入――不安の軽減と安楽を考える――
　　日本看護学会、第20回、成人看護（青森）　1989, P199-202
22) 千島康稔、西條正城、吉田豊一、青木文彦、佐々木恵一、清水　調、村沢承子、松崎昇一：形成外科手術患者に対する音楽療法――サーモグラフィーを用いた皮膚温測定による評価――　　日本バイオミュージック学会誌　1994,6月 Vol.11, P20-28
23) 岡光京子、佐藤禮子：子宮摘出術を受ける患者の術前不安の緩和（その1）
　　日本看護学会、第19回　成人看護（島根）　1988, P81-83
24) 榎澤美紀、角川佳子、岩谷房子、近藤ヨウ子、宮崎加奈子：人工肛門造設患者の術

前・術後における精神的、肉体的慰撫の試み──体感音響システムの活用──
　　日本ストーマ学会誌　1993,12月 Vol.9,No.2, P11-17
25) 黒須一夫、土屋友幸：体感音響装置（ボディソニック）の歯科領域への応用
　　日本バイオミュージック研究会誌　1991,8月 Vol.6, P72-83
26) 秋山尚美：音楽療法最前線（5）音楽に満ちあふれた分娩室──楽しくリラックスした出産を──　　日本バイオミュージック学会誌　1992,5月 Vol.7, P65-67
27) 矢島卓郎：重症心身障害児に対する体感音響装置による音楽療法の適用
　　日本バイオミュージック学会誌　1999,6月 Vol.17,No.1 P116-125
28) 筒井末春：心身症・内科の疾患と不眠
　　日本医師会雑誌　第105巻．第11号　1991,6月　FC16-FC18
29) 小松　明：音・音楽・振動と眠り──情報を持つ体感音響振動の誘眠効果考察試論──「睡眠と環境」　　日本睡眠環境学会誌　第3巻、第1号　1995.12, P108-116
30) 荒井純子、田中ネリ、日野原重明、篠田知璋：健常者におけるボディソニックの影響──生体反応観察と自己報告による体験印象──
　　日本バイオミュージック研究会誌　1989,Vol.3, P24-30
31) 吉川昭吉郎、野毛　悟：人間の知覚に対する音と振動の相補効果に関する研究
　　日本バイオミュージック研究会編「音楽療法の実践」　1991、P155-168
32) 吉川昭吉郎、野毛　悟、田辺雅英：純音の頭内定位に対する振動の寄与
　　日本バイオミュージック研究会誌　1991,8月 Vol.6, P50-54
33) 久能弘樹、野毛　悟、吉川昭吉郎：脊柱の振動伝達特性の姿勢依存性に関する検討
　　日本音響学会講演論文集　1991,10月、P453-454
34) 五十嵐一郎：20～40C/S振動を床に伝える、重低音再生の興味ある実験
　　ラジオ技術　1963,4月号 P60-65
35) 永見　勝：ステレオ再生スピーカシステム　　　特公昭44-21697
36) 小松　明：壁全体が音源となる新しいSP、エコニック・サウンドトランスデューサー
　　無線と実験誌　1970,1月号, P136-139
37) 小松　明：面音源を実現させた新しい振動ユニット、エコニック・サウンドトランスデューサの特徴と性能
　　ラジオ技術誌　1970,4月号, P251-254
38) 小松　明：壁自体が音源となる4チャンネル音場再生に適したボード・スピーカについて　　　無線と実験誌　1971,3月号, P123-128
39) 小松　明：身体で聴く音響装置、ボディソニック・システム
　　日本オーディオ協会誌（JAS JOURNAL）　1981,Vol, 21 No.6, P54-60
40) 小松　明、佐々木久夫 編：「音楽療法最前線」増補版
　　人間と歴史社 1996.12
41) 小松　明：ボディソニック・システム
　　日本バイオミュージック研究会誌　1987 Vol.1 P93-104

42) ペタル・グベリナ、北原一敏、内藤史朗：話しことばの原理と教育——言調聴覚法の理論——　明治図書出版　1981,9月
43) 増田喜治、小松　明：リズム教育を重視したLLシステムの設計と実践
　　語学ラボラトリー学会、第29回（筑波）　1989, P29-31
44) 鈴木　薫、安藤　直：ボディソニック・システムの外国語習得への利用
　　愛知女子短期大学研究紀要　第26号　人文編　1993,3月, P93-103
45) 小松　明、小圷博子：低周波数と触振動覚を活用した聴き取りと発話の訓練（第1報）
　　第12回、日本言調聴覚論協会　1993,7月　拓殖大学（高尾）
46) 木村政康：振動器を活用した音声聴取と発音指導
　　語学ラボラトリー学会（LLA）第35回全国研究大会発表要綱、1995/7 P157〜159
47) 後藤慶子：振動器を構音訓練に用いた口蓋裂児の1症例
　　日本聴能言語学会 第21回学術講演会予稿集、1995/6, P74
48) 永田勝太郎、日野原重明：音楽療法の研究（第1報）、不安定高血圧治療における体感音響システムの効果　　心身医学26　1986
49) 座談会「健康と音楽（2）」——健康科学、予防医学的視点から音楽療法を考える——
　　　出席者：筒井末春、吉川昭吉郎、山田恭太　　司会：小松　明
　　日本バイオミュージック学会誌　1994,6月 Vol.11, P45-52
50) 小松　明：ボディソニック・システム
　　日本バイオミュージック研究会誌　1988 Vol.2, P76-82
51) 小松　明：体感音響振動の効果メカニズム試論——ボディソニックによる音楽療法の効果は何故起こるのか——
　　日本バイオミュージック学会誌　1992, Vol.7, P28-36
52) 小松　明：体感音響装置の振動と低周波振動公害との相違について——情報を持つ体感音響振動の有用性についての概念を体系的に捉えるための考察試論——
　　日本バイオミュージック学会誌　1995, vol.13, P48-55,
53) 小松　明：《最近の技術》音楽振動の食品分野への利用の可能性——音楽振動を付与したワインの醸造から——
　　日本食品機械研究会誌「食品加工技術」　1991,Vol.11,NO.4, P179-P189
54) 小松　明：音、音楽を科学する——音楽振動を付与したワインの醸造から——
　　日本バイオミュージック研究会誌　1990,12. Vol.5　P46-54
55) 篠田知璋：音楽療法の歴史
　　日本バイオミュージック研究会編「音楽療法の理解」1990, P11
56) C・ザックス著・柿木吾郎訳：「楽器の歴史・上」　　全音楽譜出版社 1965, P130

◆第26章
　1) 小松　明：ボディソニック・システム

日本バイオミュージック研究会誌　1988 Vol.2, P76-82
2) 小松　明：体感音響振動の効果メカニズム試論―ボディソニックによる音楽療法の効果は何故起こるのか―　日本バイオミュージック学会誌　1992, Vol.7, P28-36
3) 小松　明：音・音楽・振動と眠り―情報を持つ体感音響振動の誘眠効果考察試論―
　　「睡眠と環境」日本睡眠環境学会誌　第3巻、第1号　1995.12, P108-116

◆第27章
1) 牧野真理子、坪井康次、筒井末春：心療内科クリニックにおける音楽療法の試み
　　日本バイオミュージック学会誌　1994, vol.11, p39-44.
2) 振動公害に関する調査研究報告書
　　小林理学研究所、1973
3) 子安　勝編著：音響工学講座4　騒音・振動（上）
　　日本音響学会編、コロナ社刊　1978, p216.
4) 小松　明：体感音響振動の効果メカニズム試論
　　日本バイオミュージック学会誌　1992, vol.7, p28-36.
5) 岩谷房子、池田典次：末期患者に対する音楽療法の試み、
　　日本バイオミュージック学会誌　1994, vol.11, p29-38.
6) 小松　明：音楽振動の食品分野への利用の可能性
　　日本食品機械研究会誌　1991, vol.11, p179-189.
7) 増田喜治：からだに教える英語のリズム構造―触振動覚を利用して―
　　日ノ本学園短期大学　研究紀要　1989, vol.17, p97-124.
8) 小松　明、小圷博子：低周波数と触振動覚を活用した聴き取りと発話の訓練（第1報）
　　第12回、日本言調聴覚論協会　1993

索引

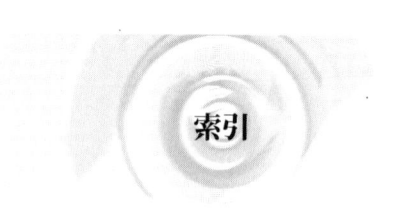

Bodysonic®（ボディソニック®）
　　　　　　　　　　264, 268, 272, 282, 310
EMG（筋電図記録法）　　　　　　　　50
EMGバイオフィードバック　　　　　49
GI機能　　　　　　　　　　　　　　105
GSR　　　　　　　　　　　　　32, 277
Heritage Medical Products社　　　208, 261
INV　　　　　　　　　　　　　　　107
　INV尺度　　　　　　　　　　　　108
　Rhodes INV　　　　　　　　　　 111
Lドーパ　　　　　　　　　　　　　123
MAACL（Multiple Affect Adjective Check List：複合感情形容詞チェックリスト）
　　　　　　　　　　　　　　　107-8
MMBP　　　　　　　　62-5, 68, 72, 77-81
Music Vibration Table（MVT™）　 41, 262-3
NGチューブ　　　　　　　　 117, 119-20
NICU（新生児集中治療室）　　　183-6, 202
Next Wave社　　　　　　　　　　　261
ortho-agogic　　　　　　　　　　 145-6
PCA　　　　　　　　　　　　　　　104
　PCAポンプ　　　　　　　　　　 105-6
PPI　　　　　　　　　　　　　 111, 116
PPI scale（Present Pain Intensity scale：疼痛強度尺度）　　　　　　　　　 107-8
Physioacoustic®
　　　　　96-8, 103-5, 107-9, 116, 120-1, 207-11, 213
　Physioacoustic®療法
　　　　　96-8, 102-3, 116-7, 120, 208, 211-3, 223-7
　Physioacoustic®メソッド　　　 220-6, 262
Quantum Rest　　　　　　　　　　　263
Qの値（Quality factor）　　　　　　　24
ROM（range of motion：関節可動域）
　　20, 52, 54, 56-60, 62-8, 70, 72, 77-81, 96-7, 99, 101-3,

162, 164-7
Somasonics社　　　　　　　　　　4, 260
Somatron®
　　　175-81, 184-5, 187, 189-90, 192-4, 197, 200, 260
Thor of Genesis　　　　　　　　　　264
TVR（Tonic Vibration Reflex：緊張性振動反射）　　　　　　　　　　　　　　8
UPDRS（Unified Parkinson's Disease Rating Scale：統一パーキンソン病判定表）
　　　　　　　　　　　　　　　124, 126
UWIST-MACL（UWIST Mood Adjective Check List.：UWIST気分形容詞チェックリスト）
　　　　　　　　　　83, 85-7, 93, 133-5, 137-8
VA　　　　　　　　　　　　82, 93, 246, 250
VAT（Vibroacoustic therapy）　　 142-3, 145
VA療法
　　2-5, 18, 30, 38, 43, 48, 50-1, 57, 60, 64-6, 70, 72, 77-84, 86, 88, 91-4, 130-2, 139-40, 169, 216-8, 242, 246-50, 254-9, 275, 287, 296
VAS（視覚的アナログ尺度）
　　　　　　　98-9, 101, 107-8, 111-2, 116
Vibroacoustics A/S社　　　　　　　　261

◆◆◆

アーノルド・キアリ奇形　　　　　　196
アテトーシス　　　　　　　　　　　　48
　アテトーシス様障害（athetoid disability）　78
インターロイキン-1　　　　　　　　　32
インピーダンス肺撮影法（impedance pneumography）　　　　　　　　　　　　12
ウィルコクソン順位和検定法　　 55-6, 77, 111
エアゾール療法　　　　　　　　　　201
エネルギー覚醒（energetic arousal）

	83, 85-6, 88, 91, 133-5, 138
エピネフリン	213
エンドルフィン	223
カイ二乗（χ^2）検定	111
クローヌス（clonus：間代性痙攣）	8, 49, 187-8
コルチゾール	32
ストレスホルモンレベル	32, 36
スプリング負荷・ストレインゲージ（spring loaded strain gauge）	60
スペクトル	21, 312
ダウン症候群	142
ドーパミン	123
トランスデューサ（電気―機械振動変換器）	26, 264, 269-71, 273, 285, 287, 317
ノンパラメトリック統計検定	71
パーキンソン病	8-9, 122-4, 128
バイオフィードバック	104, 276
バイタルサイン	109, 185, 198, 200, 272, 313-4
ハサミ動作（scissoring）	51
パッチーニ小体	5-6
ピタゴラス音階	254
ファンクション・ジェネレータ	52, 66, 85, 130, 162, 231
フェンタニール	104, 188
フラクタル	257
プラセボ	49, 56, 64, 77-8, 81, 83, 139, 166-7, 225, 236
プラセボ治療	41, 64-5, 70, 77-8, 80-2, 165
プラセボ条件	50, 54, 56, 58-9, 63, 77, 170-1
フリードマン・カイ二乗（Friedman Chi squared）	72
フリードマン二元分散分析（Friedman 2-way Anova）	72
ヘテロダインプロセス（heterodynous process）	29
ベヒテレウ病	41
マン・ホイットニー検定	171
マンデルブロー集合	257
メタドン	111
モーション効果	140, 246

ラマーズ法	36
レット症候群	42, 150-1
レニン―アンジオテンシン	235-6
レヴィー小体	123

❖❖❖

圧力プローブ	13
位相歪み	28
胃瘻造設チューブ	201
運動失調	48
横変位	23
折りたたみナイフ様痙攣（clasp knife）	48-9
音響的励振	10
化学療法	37, 116, 197
可撓性	23
過呼吸	42, 150-1, 154, 157
回折	23, 28
快感度（hedonic tone）	82-3, 85-6, 88, 91-3, 132-5, 137-8
外果	164
開心術（直視下心臓手術）	206-8
拡大時間（dilation time）	36
寛解	41
患者管理鎮痛法（Patient Controlled Analgesia -PCA）	104-6
冠状動脈バイパス	207, 211
基音	21-2, 26-7, 29
気管支肺異形成（BPD）	182, 184, 188, 193
気管支痙攣	43
気管内チューブ	184-5
気胸	190
気腫	42, 207
拮抗筋	8-9, 49
気道クリアランス	207
気道抵抗	35
球面波	22
胸腔チューブ	190
共振周波数	24, 208, 222, 311
共鳴（resonance）	10, 15, 24, 27-8, 59, 161
共鳴現象	16, 24, 27

強直 (tetany)	41, 208	三重バイパス形成	212
狭心症	247	三半規管	13
筋強剛	9	子宮頸癌	105-6
筋緊張		子宮内膜癌	105-6
2, 8, 35-6, 42, 48-51, 56, 58-60, 62, 65, 67, 78, 80, 122,		子癇前症	188
143, 145-7, 150, 157, 160, 163, 172, 222, 224, 226,		自傷	43, 176, 179
244, 246		自傷行動	160, 167-9, 171-2, 224, 248
筋痙攣	48	自閉症	43, 142-3, 147, 224
緊張覚醒 (tension arousal)		嗜眠状態	226
	83, 85-6, 88, 91, 133-5, 138	縦変位	23
緊張性痙攣	48	充満圧 (filing pressure)	213
屈筋緊張の増大	49	受振	22, 24, 26
屈筋痙攣	51, 54-5, 57, 60, 165-6	腫長	207
屈折	23, 28	受容器 (receptor)	5-7, 15, 22, 29, 41
くも膜下化学療法管理	197	純音	12, 21, 28, 206-8, 214, 254
痙縮	8, 164-5, 246	小児脳症	142
痙性		静脈内カテーテル	197-8
42, 48-9, 51, 59-60, 62, 67, 77-9, 122, 143, 217, 226,		触振動覚	
228, 246, 253		4, 7, 27, 184, 191-4, 271, 286-7, 292, 297-9, 313	
痙性障害	62, 160	褥瘡	43, 223, 268, 272, 277, 280-2, 285-6, 313, 318
痙性片麻痺	8	伸張反射	48-9
痙攣	2, 8-9, 42, 48, 59, 79-80, 227, 235	心筋梗塞	36, 247
結合組織炎	41	心臓機能	212-3
血栓症	247-8	心拍機能	209
肩甲帯	69	心膜手術環境	206
見当識障害	11-2	心理学的同調化	37
腱反射	49	振戦	123, 128
抗痙攣薬	235	振動アプリケータ (Vibratory applicators)	7
攻撃行動	43, 160-1, 167	振動モータ (Vibratory motor)	8
攻撃性	2, 176, 224	振動音響 (Vibroacoustics)	
好酸球増多性肺浸潤 (PIE)	190	3, 40, 44, 93, 122, 126-8, 174-5, 196, 200, 230	
拘縮	49, 60, 63	振動音響刺激 (vibroacoustic stimuli)	
硬直	48, 128, 147-8, 183-4, 217		29, 231
高調波 (harmonics)	21, 294, 296	振動音響装置	
高頻度酸素換気 (HFOV)	190	50-1, 55, 64, 70, 79, 124, 140, 152, 154, 156, 160, 162,	
股関節の亜脱臼	51, 58	179, 197, 230, 240-3, 245, 260, 263	
呼吸窮迫症候群 (RDS)	188, 190	振動音響療法	
固縮	123	2-3, 40-2, 62, 82, 139, 142-6, 150-1, 153, 155, 160,	
腰椎穿刺	197-8	197, 204, 216, 230-6, 240-2, 252, 260	
骨髄穿刺	198	振動音響療法科	160-1, 169

振動板	26	多発性硬化症	42
振動変位（活動性）	24	弾性	21, 23
振動変換器		注視不全麻痺	216
107, 207, 221, 261-2, 264, 268-9, 271, 285, 287, 294, 297-9, 307, 317		中枢性運動障害 (central motor disorders)	9
		聴覚野	221
振幅変調	130-2, 134, 140, 254, 259	腸管閉塞	105
振幅変調波	24	超低周波音波	5, 9, 10-4, 16, 18
振幅変調率	132-3	調和級数	21
神経伝達物質	123, 222	鎮痙効果	43, 235
腎臓炎症 (kidney inflammation)	235	鎮静作用	197
水頭症	202	椎間板ヘルニア	247
髄膜炎	16	抵抗 (resistance)	22
正弦音	21	定在波	26
正弦波音	4, 7, 24, 26, 52, 66, 85, 130-1, 133-4, 169	低周波音	
正弦波発振器	28	3, 5, 9-11, 13, 15, 18, 30, 38, 52, 55, 60, 62, 66, 71, 78, 83-5, 124, 130-2, 134, 139, 152, 157, 165, 169, 208, 218, 221-2, 224, 241, 243, 247, 261-2, 287-8, 296, 302	
赤外線サーモグラフィ	6-7		
脊椎性四肢麻痺	8		
線維筋痛 (fibromyalgia)	217-8	低周波発振器	24, 128, 254, 259
全身振動	58, 312	手の握り締め動作 (hand clasping)	150
喘息	42-3, 248	手の絞り動作 (hand wringing)	150-2, 157
全体的覚醒 (general arousal)		手むしり動作 (hand plucking)	42, 150-2, 157
	83, 85-6, 88, 91, 133-5, 138-9	電磁バイブレータ	5-6
疝痛	41, 48	伝達媒体	22-3
蠕動	105, 117	伝播	16, 23, 26, 122, 263, 270, 284, 311
喘鳴音	43	橈骨動脈	52, 67
譫妄状態	36	動脈管開存 (PDA)	190
走査	208, 221-3, 262	同調興奮相 (synchronized excitatory phase)	
送振 (transmitter)	22		48
体感振動		疼痛温度計 (Pain Thermometer)	98
245, 261, 264, 268-9, 271, 273-5, 286-7, 290-4, 296, 299-301, 306-8		内斜視	216
		内転筋	58
体感振動メソッド	220-1	内転筋痙攣	51
体感振動装置	242, 262, 265	二分脊椎	196
体感振動療法	245-6, 260, 268, 276, 287, 308	尿路カテーテル法	197
大転子	164	脳室腹膜短絡術	202
大動脈弓	200	脳性小児麻痺	42
大動脈内バルーンポンプ	210	脳性麻痺	48-51, 58-9, 62, 77, 142-3, 160, 202, 224
大動脈弁狭窄	210, 214	脳脊髄液	202
多動症	179	嚢胞性繊維症	42, 196
多発関節炎	41	倍音	21-2, 26-9, 254, 257, 291, 296

倍音フラクタル	256
肺気腫症	42
発振（oscillation）	20-1, 24, 26, 175
鼻のカニューレ	190
波面	22, 26
反射	23, 226
反応性気道疾患	200
腓腹筋痛	208
皮膚電気抵抗（GSR）	31-2, 277
複合音（Complex Tone）	22, 27-9
腹腔神経叢（solar plexus）	17-8, 146
腹部膨満	105-6
部分音	21
部分高調波（partial harmonics）	21
部分不協和音（partial inharmonic）	21-2
閉塞性肺疾患	207
平面波	22
変染色性白質ジストロフィー	42
弁置換	207
補助換気	183-4, 190
本態性悪性高血圧症	232
末梢静脈部位	204
脈動（する）正弦波低周波音	50-1, 64, 66, 82, 94, 130, 132, 139-40, 261
脈動低周波音	50, 123, 131-2, 139, 152, 163
無作為単純盲検試験（single-blinded randomized study）	123
夜尿症	235
有痛性痙攣	48, 143
容量負荷試験	209
抑鬱	206, 212, 223-4, 250
抑制的興奮（inhibitory excitation）	48
卵巣癌	105-6
理学療法	42, 62, 78, 80, 96-9, 101-3, 143, 145, 167, 208, 210, 214, 222, 245, 250
梨状筋症候群	227
励振	10, 23-4, 26
連続波音	132-3, 139-40
連続波正弦波音	133-4
連続波低周波音	131-2, 138-9

訳者あとがき

　1999年秋、人間と歴史社代表の佐々木久夫氏から、アメリカで出版されたVibroacoustic Therapyの翻訳についての打診を受けた。また、本を出すにあたっては、この領域の日本の現状も書き、訳・著で出したいとの意向も示された。非常に興味があることなので、後先のことも考えずに引き受けさせていただいた。

　訳者の仕事の都合やさまざまな事情もあって翻訳はなかなか軌道に乗らなかった。それでも各章の標題、見出し項目などを訳していくと本の全体像が見えてきた。2001年1月、準備を整えて作業に掛かると、翻訳をしているというよりもこの本を懸命に貪り読んでいる感じになった。ある部分では失望し、ある部分では興味を持ち、そしてある部分では打ちのめされるような強い衝撃を受けた。翻訳をしながら、訳者の内部では混乱と葛藤が続いていた。休みの日は何時も朝5時半か6時には仕事に取り掛かり、終わるのは夜の11時過ぎだった。そして翻訳は'01年8月に第1稿を終えることができた。

　序文にも書かれている通り、本書は"MUSIC VIBRATION"と題された音楽振動の治療の可能性、振動音響療法に関する世界最初の専門書である。編者で主執筆者でもあるTony Wigram, PhDはWFMT（世界音楽療法連盟）会長であり、もう1人の編者で執筆者でもあるCheryl Dileo, PhDはWFMT前会長である。こうした音楽療法界のトップが、振動音響療法、体感振動療法という新しい領域の研究と実践、推進に精力的に取り組んでいることに心を動かされる。

振動音響療法の適用領域と音楽療法への示唆

　98年の資料によれば、振動音響療法が有効なものとして、腹痛、喘息、失語症、自閉症、褥瘡、脳卒中、脳性麻痺、循環系の問題、疝痛、昏睡、衰弱、嚢胞性線維症、糖尿病、月経困難、気腫、筋痛症、二日酔い、頭痛、不眠症、背痛、

腰痛、生理痛、偏頭痛、ベヒテレフ病、筋痙攣、肩こり、便秘、パーキンソン病、関節炎、術後のケア、生理前の緊張・不安、レット症候群、リューマチ、スポーツ傷害、ストレスなどがあげられている。

　第22章で"振動音響療法は音楽療法か？"との問があるが、厳密な音楽療法の定義からいうと"音楽療法とは異なるもの"ということになるだろう。しかし、ゆるやかな広義の音楽療法という視点から見れば、受容的音楽療法の一種と見ることができなくもなかろう。音楽療法の視点から見れば上記適用領域の範囲は、音楽療法のそれよりも大幅に拡がっており、振動音響療法が生理的効果の高いことを物語っている。

　"日本における音楽振動の利用状況"で記した通り、わが国でのこの領域の捉え方は"体感音響装置を利用した受容的音楽療法"であり、その研究・臨床報告は、心療内科領域、老年医学領域、末期医療領域、人工透析、成分献血、外科領域、ストーマ、歯科、産科など、医学の広い分野に及んでいる。

　音楽の心理的、行動科学的な面ばかりでなく、音楽や音を、振動の面からも捉えることにより、音楽療法のブレークスルーを見出す1つの方法を示唆しているように見える。音楽というある意味ではとらえどころのないものを扱う音楽療法は、それを科学的にすることの困難性を痛感することが多い。音楽や音を振動の面から捉えると、それをサイエンスの土俵に乗せる糸口の1つが見出せる可能性を感じさせる。訳者はこの視点に立って酒類の発酵・熟成に音楽振動の応用を試み、興味深い結果を得ている。

経済性、合理性を満たすほどの効果

　第2部の研究、臨床・事例報告には、興味深い報告が多数見られる。療法としての効果のみならず、経済性、合理性の面から振動音響療法、体感振動療法の適用が検討されているものもあり、それは高い生理的効果があるからこそ可能なことなのであろう。

　第6章「高い筋緊張と痙性の複合障害患者への、音楽と運動に基づく理学療法と比較した振動音響療法の効果」では"脳性麻痺を伴う小児と成人に対する治療では、理学療法が効果的介入であるとされるが、このような治療は非常に労働集約的である。さらに、筋肉活動と関節の運動の双方での、運動の不足と拘縮の増

大の結果生ずる固定した屈曲変形の発現を防ぐためには、患者は毎日1回ないし2回のセッションを必要とする。現在このような治療に供する財源は、週1回ないし2回以上のセッションを行うことすら、まれである"として、経済性、合理性の面からも振動音響療法の適用を研究している。

　第18章「心臓外科患者に対するPhysioacoustic®（体感振動）療法」では"治療のコストと質という相矛盾する問題が、現代のヘルスケアの実践にはつきまとっている。政府は年々厳しさを増す国家予算に直面している。来世紀に向けて、成功する臨床家とは、治癒を速め、病気に掛かるコストを減らすような新らしい技術を応用することができる者となるであろう"として"我々はより作用時間の短い麻酔薬へ切り換えることができた。鎮痛および鎮静薬の使用が減少し、患者はより早期に離床できた。人工呼吸器を使用する時間の平均は17時間から7時間へと減少した。心臓外科手術室の滞在時間は平均36時間から18時間へと減少した。入院日数は、平均9日から5日へと減少した。これら全てが、我々の病院の心臓手術患者に関する経費の削減を素晴らしく促進した"と、Physioacoustic®（体感振動）療法の注目すべき効果を報告している。

クライエントと患者が混在する（振動音響の本質）

　本書を読んでいるとクライエント（Client）と患者（Patient）が混在しているものがあることに気付く。音楽療法の文献を見慣れたものにとっては奇異に映るかも知れない。しかしこのことこそが振動音響療法、体感振動療法の本質をよく表しているのだと思える。この療法は、音楽療法、理学療法、医療が扱ってきた領域などにまたがっているからであり、関わる人達も、音楽療法士、医師をはじめとする医療関係者、理学療法士、作業療法士、心理学者…と多岐にわたるからである。

体感振動療法の訳語について

　「体感振動療法」の名称であるが、第24章の原文ではVibrotactile Therapyとなっている。直訳すれば「触振動覚療法」である。これに関連し第25章で触れているが、触振動覚は聴覚障害児（者）の音声言語リハビリテーションなどで、手、

指先などに音声の振動を付与し聴覚の補助手段とする研究が先行してきた。この振動は言語を識別する左脳的振動である。弁別能力は手、指先が最も高い。これに対して体感振動療法では身体全体に振動を付与し、リラクセーションを得るなどを目的としている。これは右脳的ないし生理的なもので触振動覚とは目的も作用も異なる。わが国では身体に振動を付与する装置を"体感音響装置"と呼び、身体に付与する振動を"体感振動"と呼称しているので、Vibrotactile Therapyの訳文は"体感振動療法"とした。

欧米研究者のポテンシャリティの高さ

　振動音響療法における体感振動の発生はスピーカによっている。スピーカで音楽によって十分な体感振動の発生を得ようとすると、実用的ではないような過大な音量となってしまう問題が起こる。fc130Hz位の低域通過フィルタによって低音域のみを取り出し振動発生することによりこの問題はある程度軽減されるが、100Hz前後の周波数の音が耳につきやすく、オーディオ全体としての周波数特性バランスを著しく崩してしまう問題が起こる。

　こうしたハードウエア上の欠点を克服する手段として"正弦波の低周波音圧を、治療目的に使用する音楽に混ぜて使用する"方法を見いだした。低周波音と音楽との違和感を緩和したり、効果を高めるために低周波音を脈動化する方法も見いだした。

　特定の症状に対し特定の周波数の低周波音を使用することによる、高い治療効果を見いだしていった。ハードウエアの欠点を逆手にとり、特定の症状と特定の周波数の関係を研究したことにより振動音響療法を完成させた。これらのことは第1章に記されている。

　音楽とは異質な低周波音と音楽の融合を図る振動音響用音楽の制作の方法が第23章に書かれている。第22章には、治療方法の指針、手順、禁忌リストも示されている。振動音響療法の資格さえも視野に入れている。訳者は、こうした欧米の研究者たちのポテンシャリティの高さと、システマチックなものの考え方に圧倒され、打ちのめさるような強い衝撃を受けた。

　一方、わが国の体感音響装置は、高性能な動電形のトランスデューサ（電気―

機械振動変換器）の使用と適切な振動分布、高度な信号処理技術によって、音楽のみで効果的な体感振動を発生可能な性能を有している。このため音楽とは異質な低周波音を混ぜる必要がなかった。音楽の多様な周波数成分による振動と、適切な振動分布によって吐き気などを催すことのないことにより、通常の音楽聴取と同じように、任意の時間聴取することが可能である。音楽振動は、音楽の旋律、リズム、和声、ダイナミックスなどの音楽の情報を持っており、音楽の1/fゆらぎによる快い体感振動である。ゆらぎ波による自然感、快さが、音楽による体感振動を伴った音が音楽の印象を強め、音楽の感動や陶酔感を深める。

こうした効果による音楽の癒しが、医療のさまざまな場面における心身の不安や苦痛の緩和に役立ち、症状の改善にも良い効果をもたらしている。こうしたことが、わが国では、振動音響療法、体感振動療法とは言わずに"体感音響装置による受容的音楽療法"と捉えられている理由でもあると考えられる。

技術の立場から言えば、体感振動の効果は感覚的にどの周波数が効果的（快い、心地よい）であると感じるかは、ハードウエアの振動特性に大きく左右されることを訳者は多くの研究・実験の中で経験してきた。結論的にいえば低域再生特性の性能向上とともにその周波数は下がってきている。最近の特性の良くなった装置を使用すると、25～40Hzの周波数帯を心地よいとする者が多い。

ハードウエアである体感音響装置の開発はわが国の方が早かったと思うが、音楽振動の音楽療法的な利用は欧米の方が1歩先行した。そして欧米と日本では歴史的に全く別の道を辿ってきたにもかかわらず、欧米と日本でほぼ同じ時期に医学領域での適用が行なわれ、リラクセーション効果が高いこと、生理的効果が高いことなど、共通することが多いことに深い興味を覚える。

今後わが国は、今までの研究に加え、振動音響療法の「特定の症状に特定の周波数を使用する」要素を採り入れ、海外との研究交流を深めていくことが望まれる。この本の出版がその契機になることを願うものである。

謝辞

翻訳に当たっては人間と歴史社の田中栄氏の支えなくしては、この本の翻訳は

できなかったことを記し、田中氏に深くお礼申し上げる。この本は、音響・振動、音楽療法、医学の各領域にまたがり、特に医学の専門用語が沢山でてくるので、福井和彦医学博士に翻訳した原稿に目を通していただくことをお願いし、多くの指摘・助言を頂いた。また、優れた感性・見識によって、大変素晴らしい装幀をして頂き、図表関係の処理でも大変お世話になった人間と歴史社・妹尾浩也氏と清水亮氏、さらに丹念な校正で完成度を高めて下さった鯨井教子氏にお礼申し上げる。

　振動音響療法に関する世界最初の専門書を翻訳するという名誉を与えてくださった、人間と歴史社・佐々木代表に深く深く感謝申し上げる。訳者が大腸回盲部腫瘍摘出術を受け無事退院してしばらくした後、佐々木氏は「何かやっておきたいことはあるか」と訳者に聞いてくれた。そしてこの度、訳者が最も重大な関心を持っている領域の本を、訳・著で出すよう計らって下さった。その配慮に深く頭を下げて心からお礼を申し上げるものである。

2003年2月　小松　明

■ 訳者略歴

小松　明 こまつあきら

1937年東京生まれ。工学博士。体感音響装置（ボディソニック）開発者、特許多数。日本バイオミュージック学会幹事、全日本音楽療法連盟理事・初代事務局長、桐朋学園大学音楽療法講座講師、ボディソニック（株）常務取締役研究開発センター担当などを歴任し、現在、日本音楽療法学会理事、日本住宅環境医学会理事、日本言調聴覚論協会理事。運動療法─寝たきり防止施設開発協会理事。

主な論文・著書に「体感音響振動の効果メカニズム試論」「体感音響装置の振動と低周波振動公害との相違について」「音・音楽・振動と眠り」「音楽振動の食品分野への利用の可能性」「音楽療法最前線」（人間と歴史社）など多数。

振動音響療法
音楽療法への医用工学的アプローチ

初版第一刷　2003年3月31日

編著者
トニー・ウィグラム，チェリル・ディレオ

訳者
小松　明

発行者
佐々木久夫

発行所
株式会社 人間と歴史社
〒101-0062　東京都千代田区神田駿河台3-5
電話 03-5282-7181（代）　FAX 03-5282-7180
Homepage ; http://www.ningen-rekishi.co.jp

装幀
妹尾浩也

印刷
株式会社シナノ

©2003 in Japan by Ningentorekishisya
ISBN 4-89007-134-2 C2047

落丁・乱丁本はお取り替えします。定価はカバーに表示してあります。

音楽療法関連書籍

音楽療法最前線・増補版
小松 明・佐々木久夫●編

心身の歪みを癒し修復する音楽療法とは何か。当代きっての自然科学者たちが、振動、1/f ゆらぎ、脳波、快感物質など現代科学の視点から音楽と生体との関わりを説き明かす。
巻末資料―◆全日本音楽療法連盟認定音楽療法士認定規則◆音楽療法士専攻コースカリキュラムのガイドライン◆国内文献一覧表　その他。

A5判上製　400ページ　本体3500円

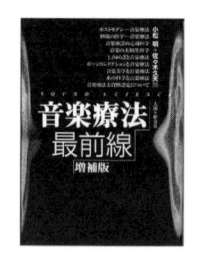

第五の医学　音楽療法
田中多聞●著

老年医学の研究者である著者が、痴呆をもつ高齢者のリハビリテーションを目的に研究・考案した音楽療法の手法と実際。豊富な臨床例に裏づけられたスクリーニングから治療にいたる「音楽療法の処方」を紹介。

四六判上製　349ページ　本体2500円

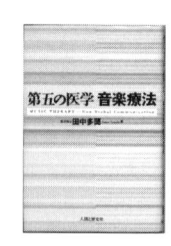

原風景音旅行
丹野修一●作曲　折山もと子●編曲

心身にリアルに迫る待望のピアノ連弾楽譜集。
CD・解説付！

菊倍判変型並製　48ページ　本体1800円

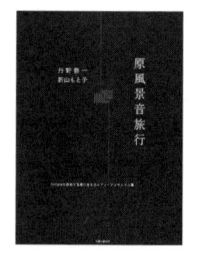

表示価格は税別

======== 音楽療法関連書籍 ========

音楽療法事典

ハンス=ヘルムート・デッカー=フォイクト 他●編
阪上正巳 他●訳

1996年ドイツで出版された世界初の音楽療法事典の邦訳。音楽療法の世界的な現況を展望する。さらに「芸術と心と身体」のかかわりに関する諸概念を列挙。執筆陣は、心理学、精神分析、教育、福祉、哲学、音楽美学など、広い分野から募られている。心理療法士のハンドブックとしても推薦。

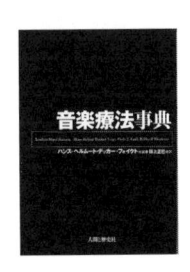

A5判上製　582ページ　本体8400円

即興音楽療法の諸理論【上】

ケネス・E・ブルーシア●著　林 庸二 他●訳

セラピストを介する音楽療法において、「即興」の役割は大きい。本書では、アルバン、オルフ、ノードフ・ロビンズ、プリーストリーその他、即興演奏を治療に用いる音楽療法家たちの諸理論と実践形態を要約・解説・分析する。

A5判上製　424ページ　本体4200円

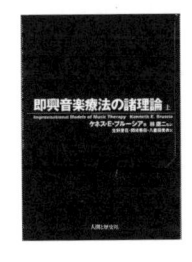

魂から奏でる
――心理療法としての音楽療法入門

ハンス=ヘルムート・デッカー=フォイクト●著
加藤美知子●訳

生物・心理学的研究と精神分析的心理療法を背景として発達・深化してきた現代音楽療法の内実としてのその機能、さらに治療的成功のプロセスを知る絶好のテキストブック。

四六判上製　500ページ　本体3500円

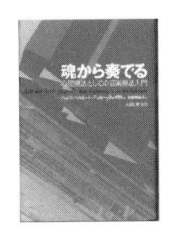

表示価格は税別

===== 音楽療法関連書籍 =====

実践・発達障害のための音楽療法

E・H・ボクシル●著　林 庸二・稲田雅美●訳

数多くの発達障害の人々と交流し、その芸術と科学の両側面にわたる、広範かつ密度の高い経験から引き出された実践書。理論的論証に裏打ちされたプロセス指向の方策と技法の適用例を示し、革新的にアプローチした書。

最新刊

A5判上製　300ページ　本体3800円

障害児教育におけるグループ音楽療法

ノードフ&ロビンズ●著
林 庸二●監訳　望月 薫・岡崎香奈●訳

グループによる音楽演奏は子どもの心を開き、子どもたちを社会化する。教育現場における歌唱、楽器演奏、音楽劇などの例を挙げ、指導の方法と心構えを詳細に述べる。ノードフ・ロビンズの音楽療法は特殊教育の現場で多大な実績をあげており、世界的な評価を得ている。日本においても、彼らのメソッドを応用する音楽療法士は多い。

A5判上製　308ページ　本体3800円

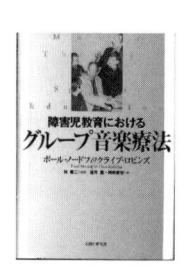

響きの器

多田・フォン・トゥビッケル房代●著

〈生きていること〉と音楽—
ひとつひとつの「音」に耳を澄ますことから「治療」が始まる！
ある音楽治療家の軌跡！

A5判変型上製　218ページ　本体2000円

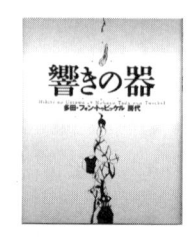

表示価格は税別